谨以此书,

纪念越医大家邵兰荪先生逝世一百零二周年!

1922 年，国家级非物质文化遗产"绍派伤寒"的杰出代表人物邵兰荪先生逝世。邵兰荪一生忙于诊务，并无专著传世，唯有处方为病家留存珍藏。

1937 年，越医大家曹炳章重金收集邵兰荪的处方，整理编辑成册，定名为《邵兰荪医案》正式出版，越医名家史介生受邀为医案评注并作序。

2022 年，越医名家史介生编辑的《邵兰荪医案续集》手稿真迹首次被发现，凝聚了他毕生心血收集、编辑的邵兰荪医案，憾未定稿。

2023 年，浙江震元股份组织人员校订《邵兰荪医案续集》，共审定医案 42 类 700 则，使之成为学习邵兰荪学术思想的重要途径，研究绍派伤寒临床实践的真实样本。

2024 年，《邵兰荪医案续集》正式出版发行。

邵兰荪医案续集

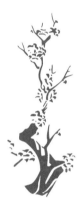

原著　邵兰荪

原编　史介生

主编　吴海明

全国百佳图书出版单位

中国中医药出版社

·北京·

图书在版编目（CIP）数据

邵兰荪医案续集 / 吴海明主编 . -- 北京：中国中
医药出版社，2024.6
ISBN 978-7-5132-8695-4

Ⅰ . ①邵… Ⅱ . ①吴… Ⅲ . ①医案—中国—清代
Ⅳ . ① R249.49

中国国家版本馆 CIP 数据核字 (2024) 第 058923 号

中国中医药出版社出版

北京经济技术开发区科创十三街 31 号院二区 8 号楼
邮政编码　100176
传真　010-64405721
山东临沂新华印刷物流集团有限责任公司印刷
各地新华书店经销

开本 787×1092　1/16　印张 28.5　字数 522 千字
2024 年 6 月第 1 版　2024 年 6 月第 1 次印刷
书号　ISBN 978-7-5132-8695-4

定价　138.00 元
网址　www.cptcm.com

服 务 热 线　010-64405510
购 书 热 线　010-89535836
维 权 打 假　010-64405753

微信服务号　zgzyycbs
微商城网址　https://kdt.im/LIdUGr
官 方 微 博　http://e.weibo.com/cptcm
天猫旗舰店网址　https://zgzyycbs.tmall.com

如有印装质量问题请与本社出版部联系（010-64405510）

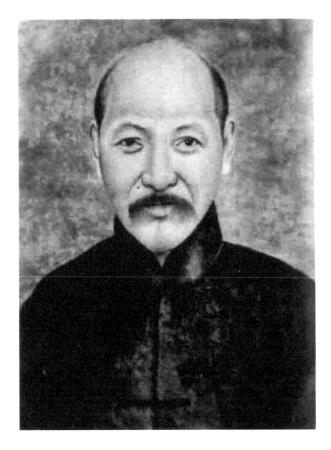

邵兰荪像 ❶（1864—1922）

❶ 资料来源：魏治平，谢恬 . 医林翰墨 [M]. 上海：上海科学技术出版社，2016：400.

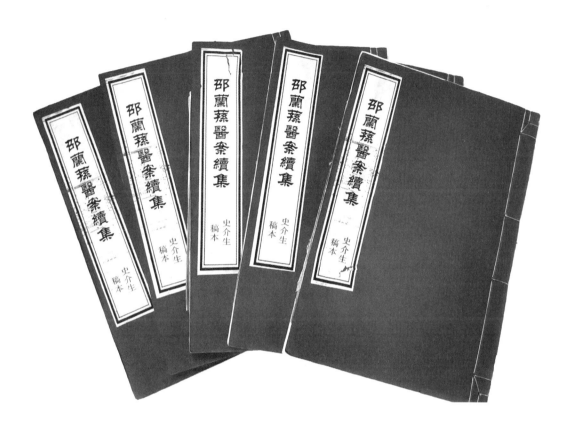

邵兰荪医案续集（史介生稿本）

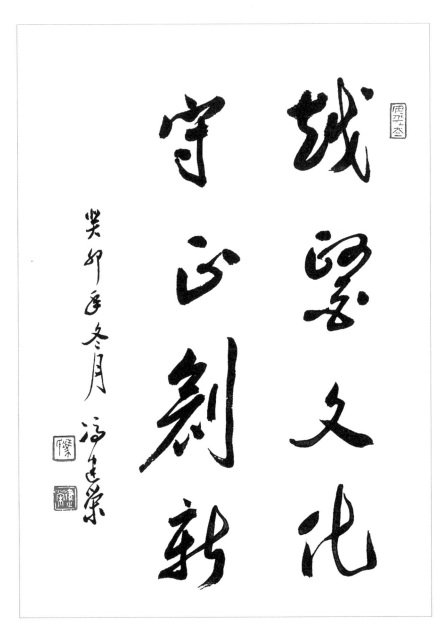

冯建荣 **❶** 题辞

---

❶ 冯建荣，浙江省绍兴市第八届政协党组副书记、副主席，绍兴市文史研究馆馆长。

越醫經典

澤被後世

甲辰年

郑淳理[1] 题辞

---

① 郑淳理，浙江省绍兴市第三、第四、第五届政协副主席、第三批全国名中医，绍兴市首批"医师终身荣誉"获得者。

范　序

　　浙派中医，源远流长，流派纷呈，"绍派伤寒"是植根于古越大地、最具浙江特色的医学流派。邵兰荪是清末民国初期的越医名家，医术精湛，医德高尚，是绍派伤寒的杰出代表人物。他擅长治疗外感时病、妇人经带等病，其临床诊治，注重化湿，用药轻灵，声名远播，求医者络绎不绝，"户限为穿"。惜邵兰荪忙于诊务，无暇著书立说。在其逝世后，绍派名医曹炳章、裘吉生等花重金收集病家留存的处方，编辑成《邵兰荪医案》《邵氏医案》，分别收载于《中国医学大成》《珍本医书集成》，邵兰荪医案始得以面世并得到广泛重视。邵兰荪医案，是研究邵兰荪学术思想的主要载体，也是了解绍派伤寒辨证方法、用药特点的重要途径，具有很高的学术价值。

　　史介生是曹炳章先生的得意门生。曹炳章编撰《邵兰荪医案》，其医案评注、作序等，均由史介生具体完成。他的评注画龙点睛，要言不烦，对邵兰荪先生的赞许和景仰溢于言表。他在《邵兰荪医案》序言中说："倘如同志尚有珍藏者，希即续行刊布，俾以嘉惠来兹。"《邵兰荪医案续集》是史介生协助曹炳章编完《邵兰荪医案》后继续努力收集邵兰荪医案，并用毕生精力进行编撰的一部书稿，但由于种种原因没有定稿刊行。对这样一部手抄本进行整理，难度不小。在识读方面需要克服时代间隔、地域特征等因素的限制，重要的是应遵循原著的思想。因而，在整理过程中，对医案的比较与甄别、删减与补阙等都花费了巨大的精力。

　　为了更全面、完整地体现史介生书稿的真实全貌，此次整理选择难度更大、更具挑战性的全文影印加释文对照的方式，充分体现了整理者传承越医文化、留存先辈精华真迹的初心，以及一丝不苟、孜孜以求的学术态度，同时也有利于读者的探讨与研究。

　　附录既有尊重原著又方便读者的《文字律正对照》，又有回顾邵兰荪研究成果和最新思考的《邵兰荪学术思想探讨》，以及帮助年轻中医破解中药剂量的特有记录方式的难题——《中药剂量的传统记录方式简析》。

　　浙派中医传承的路很长，需要我们不断探索和实践。《邵兰荪医案续集》整理出版不失为一种有益的尝试，是为之序。

2024 年 3 月于浙江中医药大学

注：范永升，浙江省中医药学会会长、浙江中医药大学原校长、首届全国名中医、国家万人计划教学名师、国家"973"项目首席科学家、中国中西医结合学会名誉主委。

原序 ❶

张仲景著《金匮玉函经》，为万世医学之准绳；司马迁为淳于意立传，即后世医案之权舆。但历代医案，类多自己编述，殊少遗方于人。其中发明新理、表示心得者，固属不少，然而夸张虚语、欺诳后学者，亦所难免。盖完全是功则归己、过则诿人之心理，一经治愈，即称验案，此种自负之通弊，甚无功效之足言。惟叶香岩之医案，录自门人之手，细心参玩，精义环生，洵堪称为临证之指南焉。

但江浙为滨海之邦，居温带之地，温热之症，十中可占八九。伤寒之病，百中只得二三。良由地势卑下，气候多温，以西金肃杀之气，北风凛冽之威，感之而多伤寒之症者，不同也。所以叶香岩极少伤寒之案，王孟英善用清凉之剂，而当世服其卓识，良有以也。

吾绍先哲有邵兰荪先生者，系王馥原先生之高足。其临证则四诊必详，而处方则率多桴应，所以名噪浙东者，垂四十年。且其诊笺，遵喻嘉言之《寓意》，仿叶天士之程式。方上立案，案中拟方。对于病家，既可征明病象之进退，若逢同道，亦可讨论治法之步骤。今不佞与曹炳章先生，兼搜并蓄，共得其方案约计二百余十则，虽未能窥其全豹，而立法处方，大致楚楚，堪与叶案媲美。惟治伤寒之案，尚付阙如，诚如《医宗金鉴》所谓大江以南多伤温之意夫。倘如同志尚有珍藏者，希即续行刊布，俾以嘉惠来兹。今不佞不揣谫陋，略分门类并附管窥之见，以冀高明之教正焉。是为序。

民国二十二年十月绍兴史久华介生识于右军祠畔之寓次

---

❶　原序：史介生原作，录自《邵兰荪医案》。

前言

　　国学大师章太炎云："中医之成绩，医案最著。欲求前人之经验心得，医案最有线索可寻。循此专研，事半功倍。"一语道出了医案的重要作用。在组织整理"越医文化展"展品时，我们从绍兴著名收藏家王德轩先生的丰富藏品中惊喜发现《邵兰荪医案续集》（史介生稿本）。震元堂作为越医文化最具代表性的传承基地，传承越医学术精华，我们义不容辞。

　　浙江中医源远流长，名医多，名著繁。"浙派中医"十大流派中，绍兴独占两席，一曰温补学派，一曰绍派伤寒，可见越医文化之鼎盛。邵兰荪为绍派伤寒的杰出代表，2022年恰逢邵兰荪先生逝世一百周年，也是震元堂创始270周年，我们决定启动组织整理并抢救性出版《邵兰荪医案续集》，其意义更加不同寻常。经过团队同仁一年多的辛苦努力，终于成稿，即将付梓，抚卷细思，倍感欣慰。

　　一、绍派伤寒——"浙派中医"的杰出代表

　　"绍派伤寒"，主要是指以浙江绍兴地区为主的医家，在当地特殊的地理、气候和人文条件下，以温热外感病，尤其是湿温病，作为研究对象，把伤寒学与温病学理论相互融合，探究广义伤寒病的诊断和治疗方法而形成的一个特殊的医学流派。绍派伤寒的理论渊源可上溯至《黄帝内经》（简称《内经》）、《伤寒论》及明代张景岳的《伤寒典》。清代俞根初著成《通俗伤寒论》，为"绍派伤寒"理论的奠基之作。后世誉张景岳为绍派伤寒的开山鼻祖，俞根初为集大成者；何廉臣等继承张景岳、俞根初的医学思想，从实践出发，发展"绍派伤寒"理论；邵兰荪、胡宝书等众多名家继承并发扬光大，使之作为一个独特的医学流派自立于医林。《通俗伤寒论》，经绍地名医何秀山对其逐条酌加按语，何廉臣重新校勘，何廉臣之子何幼廉、何筱廉及门人曹炳章共同编校、补苴，徐荣斋对《通俗伤寒论》十二卷本进行重订，编撰成《重订通俗伤寒论》。后由连建伟修订《重订通俗伤寒论》为《三订通俗伤寒论》，使得《通俗伤寒论》理论体系更为合理、系统而缜密，以《通俗伤寒论》为理论依托的"绍派伤寒"更趋完善。

　　绍派伤寒将温病学派理论精髓与江浙地区的湿热气候及地域环境相结合，辨证施治，对于温热病，尤其是湿温病方面有独到的见解。并在中医四诊的基础上创立了腹诊方法，丰富了疾病的诊断方法。在治疗上温凉分治燥邪，透达以通外邪，化湿用药轻灵，注重治养结合，平素提倡饮食起居调理，顺应四时以合阴阳。❶

二、邵兰荪——绍派伤寒的杰出代表

绍派伤寒诸医家，大多勤于笔耕，不乏以著述而名闻遐迩者。唯邵兰荪每日应诊从早至晚，户限为穿，无暇著述，但依然德高望重，全浙皆知。以绍兴医家而名播全浙，不以著述行世而名，确是临床大家、伤寒专家。

邵兰荪（1864—1922），名国香，兰荪为其字。浙江绍兴人，世居绍兴县（今柯桥区）杨汛桥镇。家境清贫，自幼过继给以挑痧镇惊为业的叔父邵瑞如。其初随叔父学习，未及成人即在乡里行医，人称"小郎中"。后拜当地名医王馥原为师，生平推崇叶天士《临证指南》及程国彭《医学心悟》二书，对外感时病、妇人经带的诊治颇有心得，医誉甚高，求医者每日络绎不绝。至今当地仍流传着一首民谣："活神仙，何处逢？杨汛桥，小郎中。"❷

据陈觉民介绍，邵兰荪个性鲜明，看病时经常骂人。初诊患者，有的是饮食不节致病，要骂；有的是寒暑失慎致病，要骂。复诊患者，不遵守他的嘱咐，病情有了变化，他也要骂。有的患者起初请别的医生诊治无效，再去求邵兰荪治疗，当他看到前医所处的药方，照例又得大骂一番。总之，在邵兰荪那儿看病的，不遭受几句骂，是绝无仅有的事。❸

三、邵兰荪医案——越医临床杰出案例

邵兰荪不仅是绍派伤寒的杰出代表，更是名闻遐迩的越医临床大家。因他一生忙于诊务，并无专著存世，只有部分药方因病者服药后有效而特地收藏。邵兰荪谢世后，曾有一块银元收其一张处方者。曹炳章、裘吉生等花重金收集处方进行编辑，邵兰荪医案始得以面世。从邵兰荪医案中，可以比较清晰地反映出绍派伤寒的学术思想、用药特点和临床实际，因此具有很高的学术价值。

迄今为止，共有三种邵兰荪医案正式出版。一是《邵兰荪医案》，由曹炳章收集编辑，延请史介生评注并作序，收载在其所辑的《中国医学大成》（上海大东书局，1937年），分31类，计210个病例；二是《邵氏医案》，由裘吉生收集编辑，收载在其所辑的《珍本医书集成》（上海世界书局，1935年），未分类，计214个病例；三是《重订邵兰荪

---

❶ 沈元良.绍派伤寒学术思想举隅[J].光明中医，2006，21（6）：1-2.
❷ 沈钦荣，毛小明，方春阳.越医文化[M].上海：上海科学技术出版社，2017：42.
❸ 张居适，沈钦荣.越医薪传[M].北京：中国中医药出版社，2013：181.

医案》（中国中医药出版社，2019 年 1 月），由王静波重新校订《邵兰荪医案》，书末"增补医案"收载浙江中医药大学收藏的《邵兰荪医案真迹》，计 38 个病例。

未出版的邵兰荪医案已发现数种，如《邵兰荪累验医案》，潘国贤教授整理，浙江省中医进修学校（浙江中医药大学前身）油印本；《周辑邵氏医案评议》，周毅修所辑，由周明道、沈敏之编著评议，浙江省中医学会萧山市分会内部刊行；另据沈钦荣介绍，尚有林之愚辑本（5 卷手稿本）、孙懿人辑本（21 卷手稿本）。❶

四、史介生及其编辑的《邵兰荪医案续集》

史介生（1896—1968），字久华。史介生幼年习儒，入私塾八年，攻读《四书》《五经》及诸子百家。因其不第，改习岐黄，是位近代儒医，先后在绍兴老三瑞、天和堂、天保堂等药店坐诊，并积极参加凌霄社、仁寿施医局、救济院等团体义务施诊、施药。后随曹炳章先生，为其誉抄医稿，校勘医籍，摘录资料，深得曹公青睐，为《中国医学大成》的编写工作作出了一定的贡献。其曾在绍兴市卫生局编写《经验单方集》，并在绍兴医专中医进修班执教。❷

史介生著有《重订敖氏伤寒金镜录》，并发表了大量医学论文。民国时期，《国医砥柱月刊》《绍兴医药月报》均为具有较大影响的医学期刊。史介生是《国医砥柱月刊》的期刊撰述主任，发表论文 27 篇（包括长篇），位列主要撰稿人第 3 位（按论文数计，下同）❸。在《绍兴医药月报》发表论文 13 篇，位列主要撰稿人第 9 位❹。史介生发表于 1920 年《绍兴医药学报》的《答武昌叶健生问猴枣》一文，系我国首次较详细描述猴枣来源及性状的论述❺。

史介生是曹炳章的弟子，曹炳章编撰《中国医学大成》，很多工作系史介生所为。其中《邵兰荪医案》，医案收集、评注、作序等，更是其一手操办。史介生对邵兰荪的学术思想研究较深，医案评注画龙点睛，要言不烦，且语言特色鲜明，令人莞尔。一是夸赞之情溢于言表，"确是对症疗法""治法极为适当""用药极为稳妥""立法秩序井然"，以及"良方""妙品""妙剂"等溢美之词随处可见。二是不同观点直言不讳，如对湿热未清用石斛，"虽滋胃液，未免有恋湿之患"；风温咳嗽用姜半夏，"虽能消痰止咳，尚宜慎用"；尿血屡发，用血余炭之外，"尚堪兼用陈棕灰，则更为特效"；疝气用橘核，"若再参用荔枝核、山楂核等味，尤为灵效"，确为真知灼见。

❶ 张居适，沈钦荣.越医薪传 [M].北京：中国中医药出版社，2013：762-763.
❷ 郑淳理，等.绍兴医学史略 [M].中华全国中医学会浙江省绍兴县分会，1984：110.
❸ 李亚楠.民国期刊《国医砥柱月刊》之文献研究 [D].陕西中医药大学，2021.
❹ 付书文.民国中医药期刊的文献计量分析 [D].中国中医科学院，2012.
❺ 周跃华.猴枣基原及相关问题的研究探讨 [J].中草药，2020，51（16）：4355-4361.

关于邵兰荪医案，目前已经出版的共计 462 个病例，无论病者数量，还是病症分类，均有一定的局限性，无法全面准确地反映邵兰荪学术思想，继续收集、整理、出版邵兰荪医案，显得犹为迫切。迄今已经发现但尚未正式出版的邵兰荪医案有多个版本。

此次在发现《邵兰荪医案续集》（史介生稿本）后，绍兴市博物馆马上组织召开了专题会议，参加人员有收藏家本人、越医研究者、文物保护专家和古籍研究专家。会上收藏家介绍了《邵兰荪医案续集》（史介生稿本）的淘宝过程及装订、保管过程，文物保护和古籍专家对稿本进行了仔细鉴定。书稿共五册，新衬装，各册用纸皆夹杂不一，有朱丝栏、青丝栏、绿丝栏等，部分用纸书口下端刻印"亿锦干制""同义泰人记"字样，"亿锦干""同义泰"皆晚近绍城文具纸铺名号。各种笺纸行格不一，致医案文字之钞录亦行格不一。全书多以墨笔誊写，少量以钢笔誊录。纸张、行格、用笔之各异，推测是书编辑非成于一时，实为累年寓目，随手钞录，箧藏散页，厚积而终合订成册者。书之卷端，题"邵兰荪医案续集 绍兴史介生编辑"，书中不分卷次，部分医案天头注以"重"或"重出"字样，示重复誊录。书中间有涂乙或以贴签校改者。少量医案以朱笔标注，示重定门类，如"划咳嗽""划遗精"等。凡此种种，皆表明史介生编辑此书之用心用力，亦足证此书为史介生编辑过程中之未定稿本。此稿本是首次发现的由史介生编辑的邵兰荪医案真迹，但保管存在瑕疵，有抢救性整理出版的必要性、迫切性。

史介生编辑的《邵兰荪医案续集》，收集医案达 700 则，其分类与《邵兰荪医案》一脉相承，医案类别更加丰富（共 42 类，多于《邵兰荪医案》的 31 类），具有更高的学术价值，也更加方便后来者研究、学习、借鉴。

同时，史介生对编辑出版《邵兰荪医案续集》早有企盼，可惜因种种原因未能付梓。史介生在《邵兰荪医案》序言说"倘如同志尚有珍藏者，希即续行刊布，俾以嘉惠来兹。"我们整理、校订、出版史介生编辑的《邵兰荪医案续集》，也算是完成史介生未完成的事业。

《邵兰荪医案续集》编委会

2024 年 3 月

整理说明

　　《邵兰荪医案续集》由史介生编辑，原稿无序言、无评注。全书由收藏家分别装订成五册，书首有分类目录，书中医案有部分重复、残缺等。此次整理，分类、文字识别等参阅民国时期出版的《邵兰荪医案》《邵氏医案》，近年出版的《重订邵兰荪医案》，以及内部刊行的《邵兰荪累验医案》（潘国贤整理）、《周辑邵氏医案评议》（周明道、沈敏之编著评议），具体的工作主要按以下原则进行。

一、医案分类依据与变化

　　手稿本卷首，列有前后两目录，前目以墨笔誊写，题"邵兰荪医案续集目录"，拟订四卷，卷次分类略近《邵兰荪医案》；后目以钢笔誊写，题"邵兰荪医案续集目录 史介生编"，不分卷次，因医案是陆续搜集，数量渐有添加，分类逐渐扩至四十余门，后目相当于前目的细化版，但又略有出入。结合手稿正文的具体医案，此次整理，将两份目录进行整合，共分为42类。正文中各卷首仍保留细目，各门类后括号所列为医案序号。

　　前后目录在整合中，以下门类有所调整：

　　1. 寒、肥气：前目有，后目无。因寒类正文无医案，故删；肥气类正文有医案，故保留。

　　2. 湿：前目为"湿"，后目分为"湿热""寒湿"。正文医案分"湿热""寒湿""湿"三类。在具体医案中分类多有交错，一些医案寒热偏胜不明显，一些医案寒热偏胜比较明显，以不分寒热较妥，故从前目。

　　3. 耳目口鼻：前目有"咽喉""牙疳"，后目有"耳目口鼻""牙疳"。正文中"耳目口鼻"，包括牙疳、咽喉类医案，故从正文，合而为"耳目口鼻"。

　　4. 怔忡心悸：前目无，后目为"怔忡"。正文为"怔忡心悸"，故从正文。

　　本书医案分类略同于《邵兰荪医案》，但门类数由31类增至42类。两书比较，本书主要有四个变化：一"增"。增加了《邵兰荪医案》没有涉及的类别，如痧秽、痰、衄血、肺痈、痘瘰、肥气、消渴、黄疸、痉厥、便血、便秘、肝气、肝胃、噫嗳等。二"分"。将呕吐噎格一分为二。三"减"。删减了一些门类，如喘、遗尿、疝气。四"改"。因胸痹是由心脉痹阻所致，以短时胸部闷痛，重则胸痛彻背，喘息不能平卧等为主要临床表现；而肺痹是由外邪闭阻肺气或因"皮痹"日久不愈，病情发展所致，常见症状为恶寒，发热，咳嗽，喘息，胸满，烦闷不安等。因《邵兰荪医案》"胸痹"类及本书"肺痹"类收载的相关医案，皆由肺气窒痹所致，改称肺痹，更为允当。

二、医案甄选与图文对照

稿本为未完成稿，医案尚需甄别和筛选。稿本中，部分医案（共 40 个）用朱笔或墨笔标注"重""重出"，系已经标示的重复医案，此次整理时予以直接删除；部分医案标注"划咳嗽""划遗精"等，系誊录时分类有误，后期已经标注改正，整理时予以调整分类。

稿本中还有部分医案（共 136 个）前后文重复，甚至有一些（共 20 个）与已经出版的邵兰荪医案重复，整理时均予以去重。对前后文重复的医案，按分类正确优先原则，保留分类正确的医案；同一分类内的，保留前一则医案。

另有部分医案分类尚待商榷，经反复探讨后，予以调整分类，并在图题中以"应为某某类"进行标注。

收藏家在拿到手稿后，进行了初步整理（粘贴、分册、装订封面等），致使部分稿页顺序有些乱（也可能是前一收藏家保管时，稿页已经存在一定错乱），整理中发现一些上下文无法衔接的不完整医案共 13 个。为确保所辑医案的完整性和准确性，对内容不完整的残缺医案进行了删除。

为尽量保存手稿原貌，本书采用高清扫描图与释文对照的方式，每页彩图都标示相对应的释文编号。少数医案无法以图片顺序一一对应，在释文后另外标注对应的图片编号。

三、医案数量、诊次与完整性

"案中有初诊之方而无末诊者，或有善后养胃之方而无初诊者，恕难一一搜集。"本书收载 700 则医案，共涉及 649 个病例，其中四诊、三诊各 2 例，二诊 41 例，其余均只收集到一诊（不一定是初诊）。就单一病者而言，大部分医案无法准确反映药后的疗效和变化，也无从了解上一诊的具体细节，虽说"每案有效与否，虽则难以确定，但其理之所存，即法之所在，明哲之士，自能意会"，其完整性仍是一个缺憾。

四、病者姓名和家庭住址

与《邵兰荪医案》医案以"住址 + 姓氏"开头不同的是，本书医案经由史介生收集、编辑、誊录，病者家庭地址全部未予保留。大部分医案开头保留一个姓氏，部分以"某"字代替，另有小部分既无姓氏也无"某"字。整理时基本以原稿为准。

五、医案序号

《邵兰荪医案》和《邵氏医案》，均无医案顺序编号，后人在学习、研究、交流中，要准确指向具体医案，殊为不便。有感于此，全书整理完毕后，按先后顺序，对所有医案标注序号。

六、医案编排和中药标注调整

手稿中医案的书写格式差异颇大，此次整理，统一按三段顺序进行编排。

第一段：序号，姓氏，脉案，时间。

第二段：处方。

第三段：煎煮方法，帖数。

处方中，一些中药的特殊加工（如杵、拌、染、去刺、去毛、去壳、去头、去心）、特殊用法（如包煎、后下、冲、吞）和特别说明（如即八月札、即青葙子），原稿均有标注，但标注位置差异很大，前后左右都有，此次整理，统一调整到中药剂量之后并加括号。

七、文字处理

1. 原稿为繁体字竖排，此次整理改为简化字横排，采用现代标点方法，对原稿进行标点。

2. 原稿中一般笔画之误及明显的错别字，均予径改。

3. 原稿中的异体字、古今字、俗写字，如"沈"与"沉"、"穉"与"稚"等，统一以规范简化字律齐。

4. 原稿中月份或时日等与现代表述方式不一致，仍按原文收录，不予规范化处理。

5. 原稿用特别图形记录的，直接改作文字，如"荷叶一△"，改为"荷叶一角"；"荷叶边一〇"，改为"荷叶边一圈"。

6. 原稿中药物名称，如灯芯、紫苑、蒺利、苪莉等属于笔画（音）差异者，均径改为规范药名，不出注。

7. 原稿中用绍兴方言记录的，于首见处出注。

为方便读者理解，特在附录1列表介绍原稿中药物名称及其他用词与规范用语的比较。

原稿中药物剂量是传统记录方式，其计量单位与数字的组合呈现为比较特殊的图形，此次校订直接改为文字。为方便读者理解，特在附录3专文介绍。

目 录

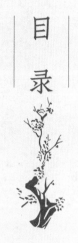

卷 一　　　　　　　　　　　　　　　　　　　　　　　*001*

（一）风（001～023）　　　　　　　　　　　　　　002

（二）暑（024～108）　　　　　　　　　　　　　　016

（三）湿（109～204）　　　　　　　　　　　　　　064

（四）痧秽（205～211）　　　　　　　　　　　　　118

（五）燥（212～227）　　　　　　　　　　　　　　122

（六）温热（228～279）　　　　　　　　　　　　　134

卷 二　　　　　　　　　　　　　　　　　　　　　　　*165*

（一）耳目口鼻（280～287）　　　　　　　　　　　166

（二）咳嗽（288～324）　　　　　　　　　　　　　170

（三）痰（325～331）　　　　　　　　　　　　　　194

（四）衄血（332～334）　　　　　　　　　　　　　198

（五）咳血（335～344）　　　　　　　　　　　　　200

（六）肺痈（345）　　　　　　　　　　　　　　　　206

（七）肺痿（346～349）　　　　　　　　　　　　　208

卷 三 *229*

一 肝风（371～386） 230

二 痉厥（387～395） 240

三 肝气（396～398） 244

四 肥气（399～400） 246

五 噫嗳（401～403） 248

六 呕吐（404～408） 250

七 噎膈（409～411） 254

八 脘痛（412～431） 256

九 腹痛（432～439） 272

十二 虚劳（361～370） 222

十一 消渴（360） 220

十 怔忡心悸（357～359） 218

九 不寐（353～356） 214

八 痘瘄（350～352） 210

卷 四 *339*

一 肿胀（554～580） 340

二 遗精（581～587） 356

三 淋浊（588） 360

四 疮疡（589～594） 360

五 调经（595～610） 364

六 带下（611～623） 374

七 胎前（624～636） 384

十六 黄疸（551～553） 336

十五 疟疾（533～550） 326

十四 痢疾（498～532） 308

十三 便血（494～497） 306

十二 便秘（489～493） 302

十一 泄泻（445～488） 280

十 肝胃（440～444） 276

（八）产后（637～649） … 390

附录一　文字律正对照 … 402

附录二　邵兰荪学术思想探讨 … 405

附录三　中药剂量的传统记录方式简析 … 419

后记 … 425

卷一

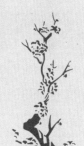

一　风（001～023）

二　暑（024～108）

三　湿（109～204）

四　痧秽（205～211）

五　燥（212～227）

六　温热（228～279）

一 风（001～023）

【001】

某 风热呛咳，脉浮滑，胸次痛，舌红潮热。尤恐变幻。正月廿七日

桔梗一钱半 蝉衣一钱半 元参三钱 前胡一钱半 银花一钱半 象贝三钱 牛蒡子一钱半 广郁金三钱 桑叶三钱 滁菊二钱 焦栀三钱 （引）鲜竹叶卅片

二帖。

【002】

某 屡受风邪，呛咳痰阻，脉滑左弦，便利，腹中仍痛。姑宜清气、和中、疏风。三月廿五日

广藿香一钱半 川贝一钱半 砂仁七分（冲） 桔梗一钱 白芷八分 荆芥一钱半 广橘红一钱 苏梗一钱半 炒麦芽三钱 通草一钱半 扁豆衣三钱

清煎，三帖。

【003】

某氏 风热呛咳，胸闷气逆，左脉涩数，气口滑，心虚悸惕，癸水先后不一。宜栝蒌薤白汤主治。午月八日

栝蒌皮一钱半 薤白一钱 光杏仁三钱 元参三钱 抱木茯神四钱 丹参三钱 紫菀一钱半 川贝一钱半 桔梗一钱半 炒枣仁三钱 炒远志肉八分 （引）灯心七支

四帖。

【004】

某 风湿相搏，寒热交作，身疼，汗出不解，脉浮濡，舌微黄，溲溺赤。宜瓜蒌

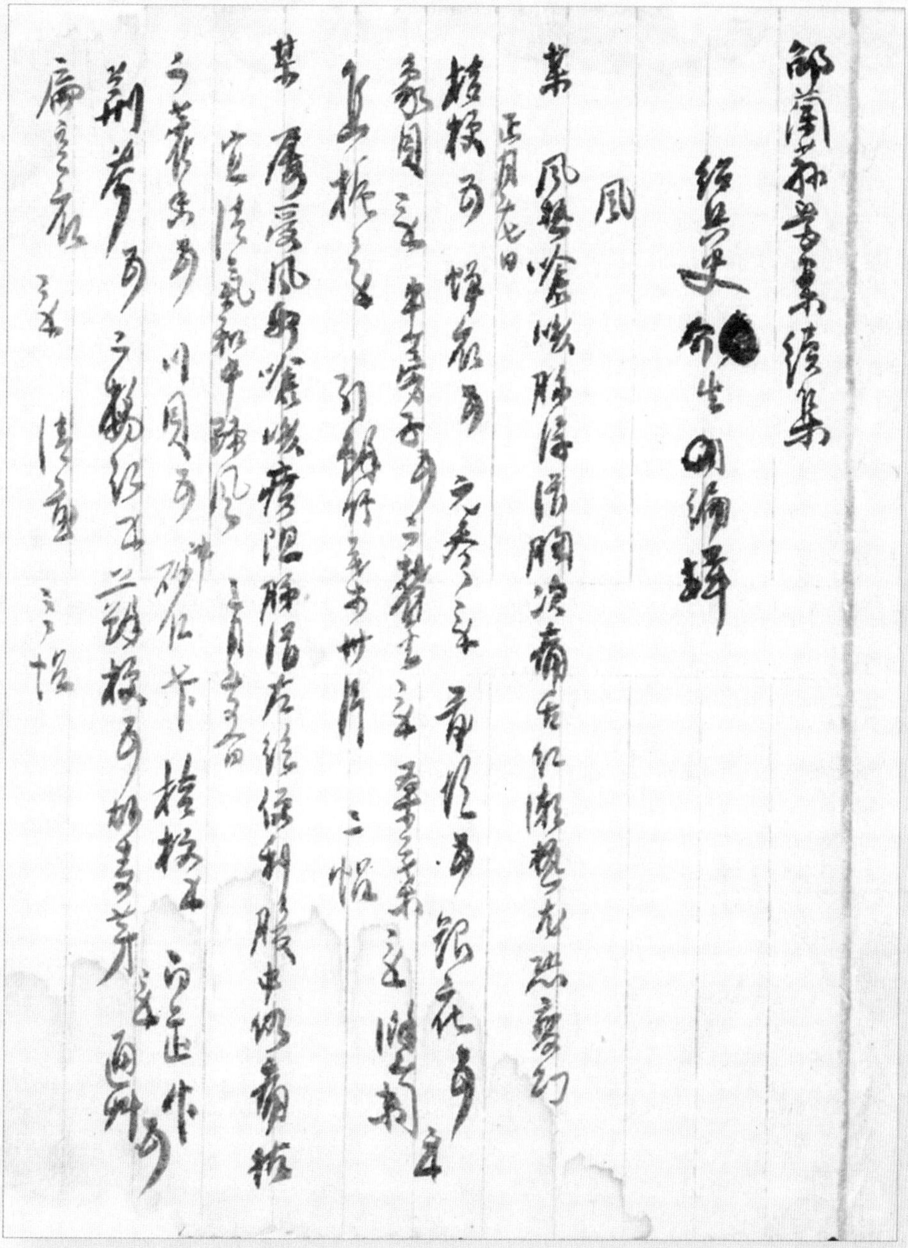

图 001　史介生手稿 / 风（1）❶

❶　本图释文见第 001、002 案。

桂枝汤加减治之。八月十八日

瓜蒌根三钱　桂枝五分　生甘草五分　大豆卷三钱　原滑石四钱　炒黄芩一钱半　大腹绒三钱　光杏仁三钱　晚蚕沙三钱（包下）　淡竹叶一钱半　威灵仙一钱半　（引）桑梗尺许

两帖。

▌005▐

某氏　癸水逾期，腹痛脘闷，夹杂风邪，头痛呛咳，脉左涩，右寸浮弦。宜活血、理气、疏风。杏月初二日

当归一钱半　川芎一钱　制香附三钱　白芷八分　苏梗一钱半　炒青皮八分　广木香七分　光杏仁三钱　炒谷芽四钱　川楝子一钱半　佛手花八分

清煎，三帖。

▌006-1▐

某　舌白根厚，头疼发热，四肢酸楚，脘闷，脉浮滑，由感冒夹食所致。防变。午月十四日

香茹八分　午时茶一钱半　山楂三钱　炒黄芩一钱半　厚朴一钱半　连翘三钱　仙半夏一钱半　白蔻仁八分（冲）　白芷八分　广藿香二钱　桔梗一钱半　（引）桑枝尺许

二帖。

▌006-2▐

又　舌转黄厚，汗出热不解，脉濡溲赤，头胀肢楚，便结。宜清利，防变。午月十八日

瓜蒌皮三钱　大豆卷三钱　光杏仁三钱　焦山栀三钱　炒枳实一钱半　神曲四钱　原滑石四钱　炒黄芩一钱半　炒麦芽三钱　淡竹叶一钱半　苦丁茶一钱半

清煎，二帖。

▌006-3▐

又　大便已通，脉濡，人迎大，热缓，头重晕眩，舌厚灰黄，溲赤。还防变端。午月二十日

焦栀三钱　淡竹叶一钱半　麦芽三钱　大豆卷三钱　原滑石四钱　光杏仁三钱　陈皮一钱半　铁皮鲜石斛三钱　晚蚕沙三钱　棉茵陈三钱　贯仲二钱

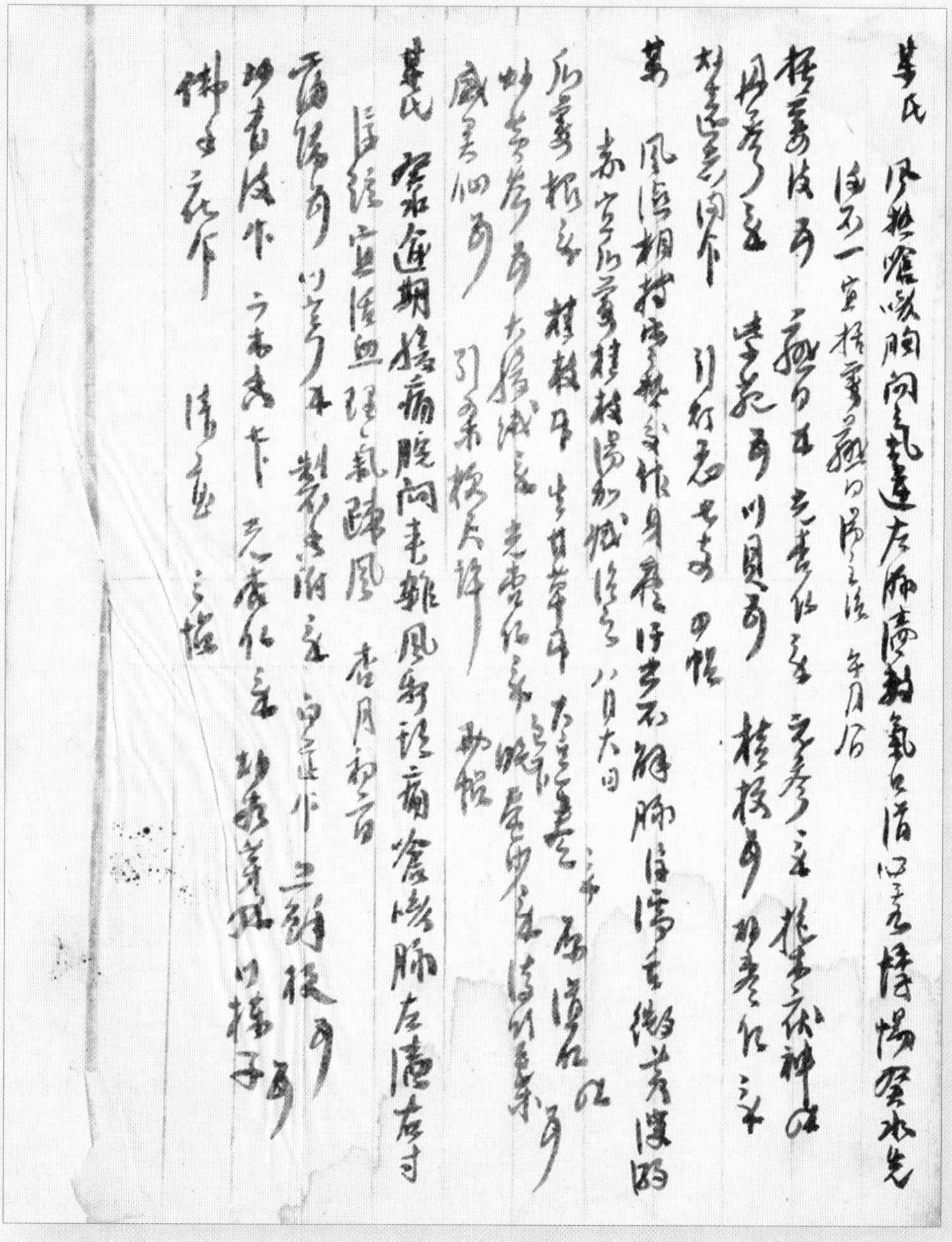

图 002　史介生手稿 / 风（2）[1]

---

[1]　本图释文见第 003 ～ 005 案。

清煎，二帖。

▌007▐

某　呛咳未除，脉弦滑，风邪未净，肝热上冲。仍遵前法加减再进。十一月廿日

冬桑叶三钱　金沸花三钱（包下）　紫菀一钱半　苏梗一钱半　光杏仁三钱　代赭石三钱
白前一钱半　佛耳草三钱　广橘红一钱　石决明四钱（生，杵）　川贝一钱半（不杵）　（引）鲜
竹肉❶一丸

三帖。

▌008▐

某　稚孩，风邪发热，脉浮滑，呛咳，便泻黏稠。症属重险。宜开达为主，防
变，候正。四月初七日

桔梗一钱半　前胡一钱半　贯仲二钱　炒枳壳一钱半　蝉衣一钱半　连翘三钱　丝通草
一钱半　山楂三钱　水红子一钱半　大豆卷三钱　广橘红一钱半　（引）鲜竹肉一丸

二帖。

▌009▐

莫娣　头痛呛咳，欲呕，由风邪袭肺所致，脉涩右细，癸来腹痛，舌滑微黄。宜
疏散为主。正月廿八日

光杏仁三钱　丹参三钱　桔梗一钱半　佩兰三钱　苏梗一钱半　延胡二钱　广橘红一钱
茺蔚子三钱　制香附三钱　川芎一钱　广藿香二钱

清煎，三帖。

▌010▐

傅　风湿相搏，身疼发热，脉浮弦，足跗痹痛，心泛❷，便利。症非轻。宜蠲痹散
加减治。七月初七日

独活一钱半　防己一钱半　海桐皮三钱　广藿香二钱　原滑石四钱　片姜黄八分　厚朴
一钱半　生米仁四钱　豨莶草三钱　丝通草一钱半　白蔻仁八分（冲）　（加）桑梗尺许

二帖。

---

❶　鲜竹肉：绍兴方言，指鲜竹茹。
❷　心泛：绍兴方言，意思是恶心。

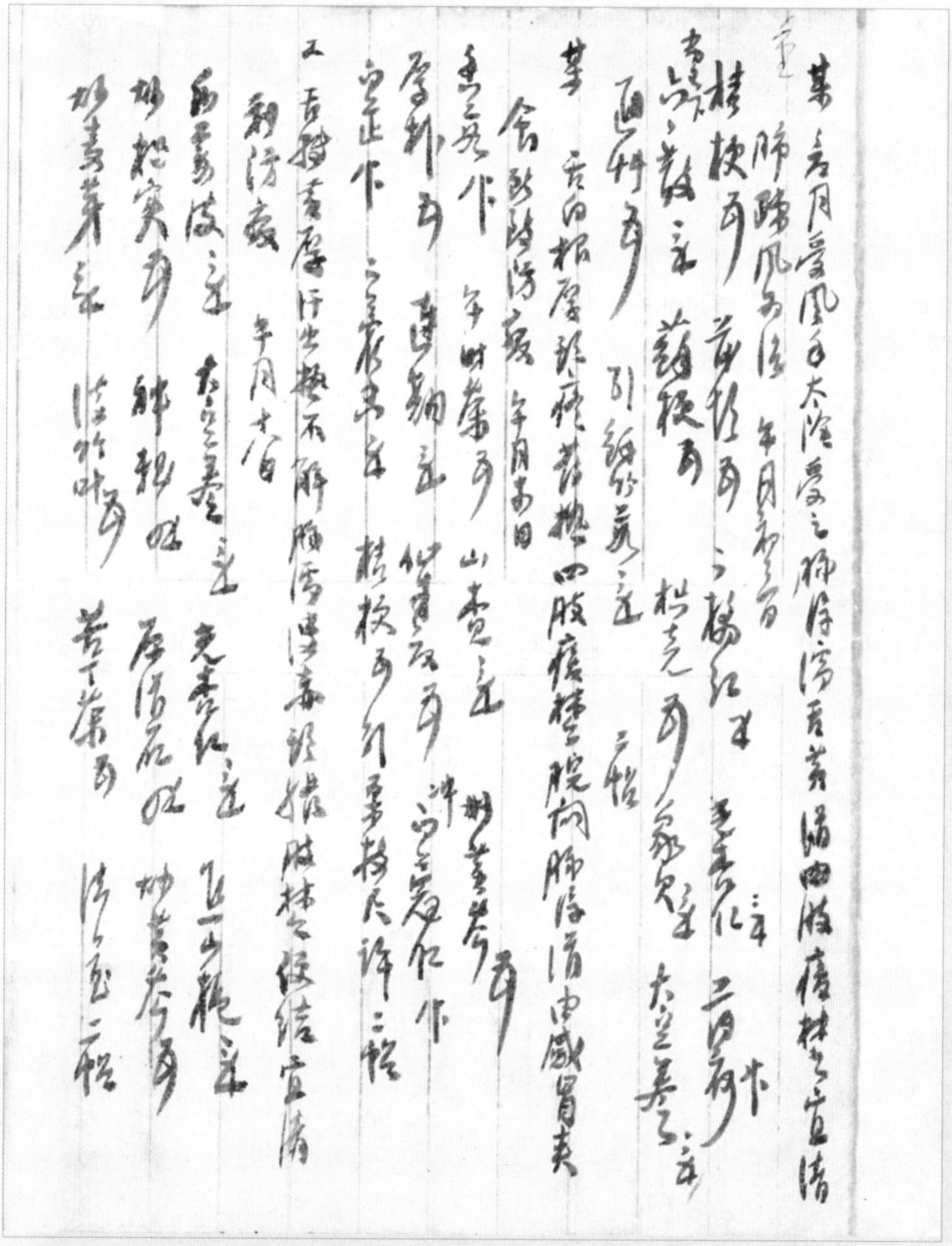

图 003　史介生手稿 / 风（3）[1]

❶ 本图中第 1 案为已标示的重复医案。释文见第 006-1、006-2 案。

▌011▋

王　风湿外袭，寒热如疟，脉涩滞左濡，舌白，面跗浮。恐化胀。桂月初四日

棉茵陈三钱　桂枝八分　大豆卷三钱　大腹绒三钱　白蔻仁八分（冲）　木防己一钱半　厚朴一钱半　丝通草一钱半　生米仁四钱　光杏仁三钱　炒黄芩一钱半　（引）桑枝尺许

三帖。

▌012▋

叶　风湿内并，寒热如疟，脉浮濡，身痛，肢尖冷，舌滑白，面目黄，溲赤胃钝，大便结。宜瓜蒌桂枝汤加减治之。十一月七日

瓜蒌皮三钱　桂枝六分　炙甘草五分　棉茵陈三钱　炒黄芩一钱半　光杏仁三钱　大腹绒三钱　原滑石四钱　炒谷芽四钱　仙半夏一钱半　陈皮一钱半　（引）桑梗尺许

三帖。

▌013▋

舌微白，脘闷，大便忽泻，脉细左弦，寒热交作，呛咳，肢楚胃钝，小溲乍赤。宜活人败毒散加减治之。

酒炒柴胡一钱　羌活一钱半　桔梗一钱半　前胡一钱半　独活一钱半　枳壳一钱半　川芎一钱　赤苓三钱　厚朴一钱　范志曲三钱　丝通草一钱半

三帖。

▌014▋

十一次　迩由感冒，头胀鼻塞，脉涩数，脘痛腰疼，带注，舌根嫩黄。宜疏散以清热平肝。午月十二日

川芎八分　苏梗一钱半　桔梗一钱　川贝一钱半　焦栀三钱　地骨皮三钱　川石斛三钱　光杏仁三钱　蔻壳一钱半　左金丸八分　绿萼梅一钱半　木蝴蝶四分

清煎，四帖。

▌015▋

唐　女孩，风邪袭肺，呛咳发热，关纹青紫，舌微白。宜止嗽消痰为治。五月十五日

蒸百部五分　炙甘草五分　光杏仁三钱　紫菀一钱半　橘红八分　前胡一钱半　仙半夏

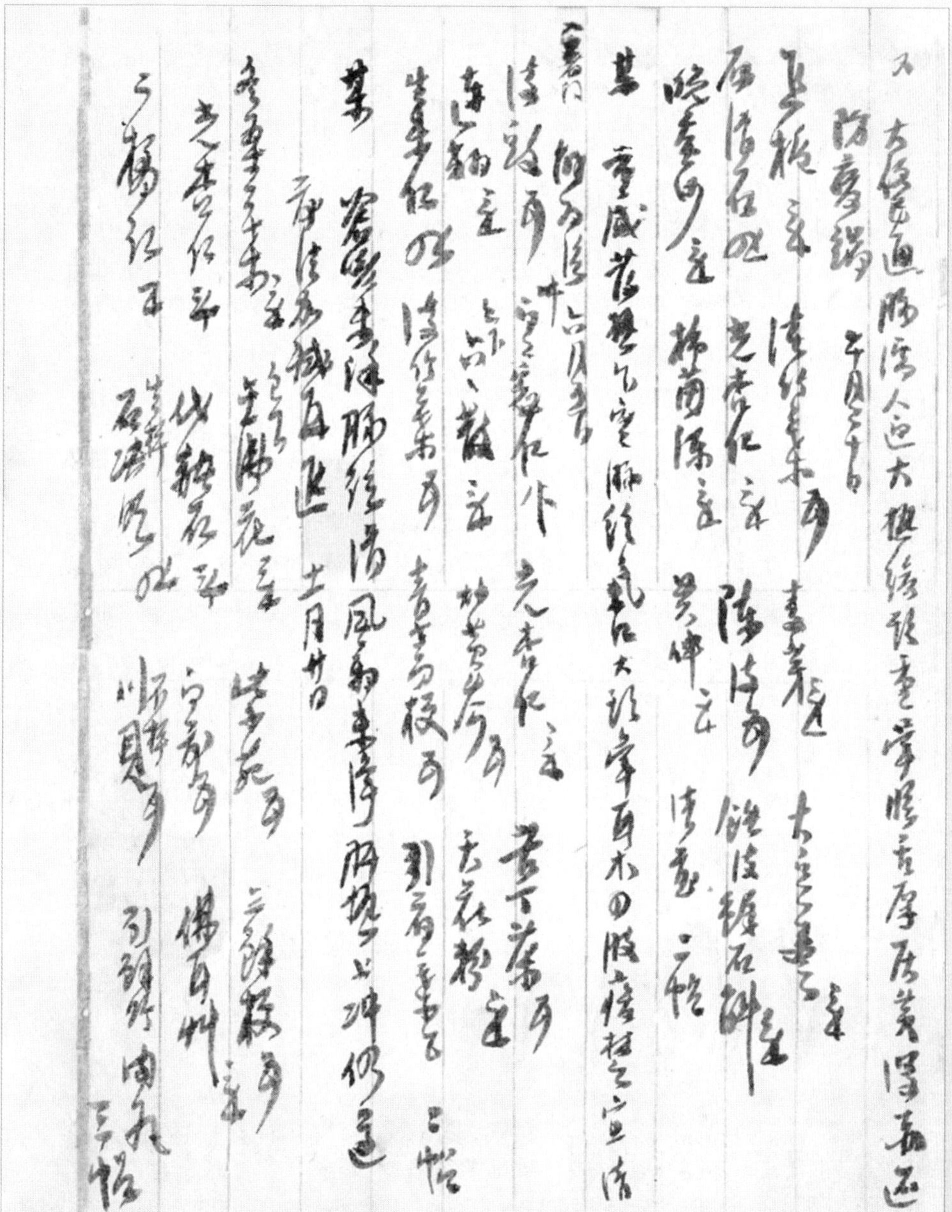

图 004　史介生手稿 / 风〔4〕❶

---

❶　本图中第 2 案已标示"入暑门"。释文见第 006-3、007 案。

009 ▶

一钱半　炒黄芩一钱半　苏梗一钱半　荆芥一钱　象贝三钱　（引）竹肉一九

二帖。

▌016▌

徐　夏月受风，手太阴受之，脉浮濡，舌黄滑，四肢酸楚。宜清肺疏风为治。午月初三日

桔梗一钱半　六一散三钱（布包）　光杏仁三钱　前胡一钱半　苏梗一钱半　象贝三钱　广橘红一钱　枳壳一钱半　薄荷八分　大豆卷三钱　丝通草一钱半　（引）鲜竹茹三钱

二帖。

▌017▌

沈　风湿未罢，脉濡，右浮弦，舌心空，足膝拘急，不耐步履，午后潮热。姑宜清热、祛风、利湿。六月廿五日

秦艽一钱半　生米仁四钱　防己一钱半　独活一钱半　五加皮二钱　豨莶草三钱　黄草川石斛三钱　新会皮一钱半　晚蚕沙三钱（包下）　海桐皮三钱　鹿含草一钱半　地骨皮四钱

清煎，四帖。

▌018▌

李　风邪袭络，夹食化热，脉浮濡，舌黄厚，咳逆痰阻，胸前刺痛，大便自利。症非轻，慎恐变幻，候正。

冬桑叶三钱　橘络一钱半　象贝三钱　干地龙一钱　广郁金三钱　炒枳壳一钱半　丝瓜络一钱半　丝通草一钱半　银花一钱半　大豆卷三钱　栀子炭三钱　生麦芽三钱

清煎，二帖。

▌019▌

唐　风湿寒热，舌白，肢冷脘闷，脉浮濡，溲赤。宜宣明桂苓甘露饮加减。六月十五

茯苓四钱　桂枝五分　泽泻三钱　棉茵陈三钱　滑石四钱　炒黄芩一钱半　炒青皮八分　白蔻仁八分（冲）　丝通草一钱半　枣槟三钱　威灵仙一钱半

清下，二帖。

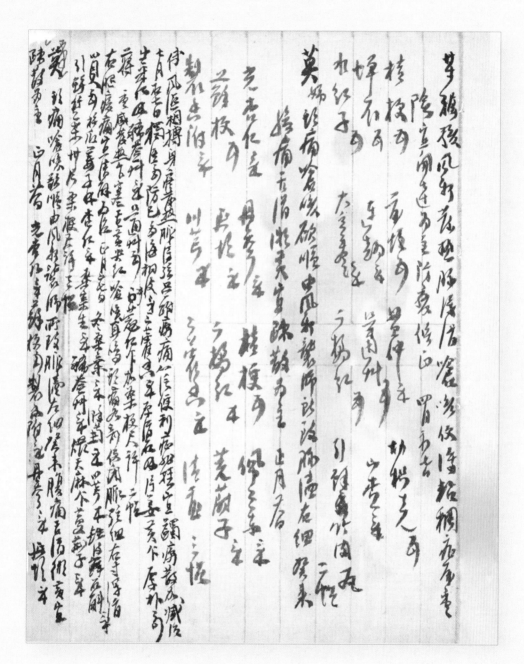

图005　史介生手稿/风（5）❶

❶　本图中第4案为未标示的重复医案，第5案为已标示的重复医案。释文见第008～010案。

▌020▐

方　风热呛咳，脉络如鱼骨，身热，面浮形羸。宜防成痦。七月初九日

冬桑叶三钱　炒知母一钱　桔梗一钱　白前一钱半　广橘红一钱　光杏仁三钱　金沸花三钱（包下）　炒姜蚕三钱　兜铃子一钱　象贝三钱　佛耳草一钱半　（引）鲜枇杷叶三片（去毛）

三帖。

▌021▐

胡　手心犹热，汗出，身发疹痦瘙痒，此风湿外泄，舌白根微黄。仍遵前法加减为妥。七月二十日

丹参三钱　抱木茯神四钱　合欢皮三钱　地骨皮三钱　川贝一钱半　夜交藤三钱　谷芽四钱　地肤子三钱　生米仁四钱　桑寄生三钱　佩兰三钱　（引）灯心七支

四帖。

▌022▐

王　前药已效，热已继缓，脉浮濡，身疼。尤宜防变。八月初九日

瓜蒌根三钱　桂枝五分　生甘五分　焦神曲四钱　焦栀二钱　赤苓四钱　大豆卷三钱　原滑石四钱　炒黄芩二钱　防风一钱半　光杏仁三钱　（引）桑枝尺许

二帖。

▌023▐

张　风湿相搏，身疼汗出，发热，脉浮濡，肢冷，舌白腻。症属重险，宜防柔痉，候正。八月初二日

瓜蒌根三钱　桂枝六分　生甘草五分　川芎一钱半　防风一钱半　炒黄芩一钱半　大豆卷三钱　光杏仁三钱　原滑石四钱　晚蚕沙三钱（包下）　木防己一钱半　（引）桑梗尺许

二帖。（注：023案的手稿见图189，第3案）

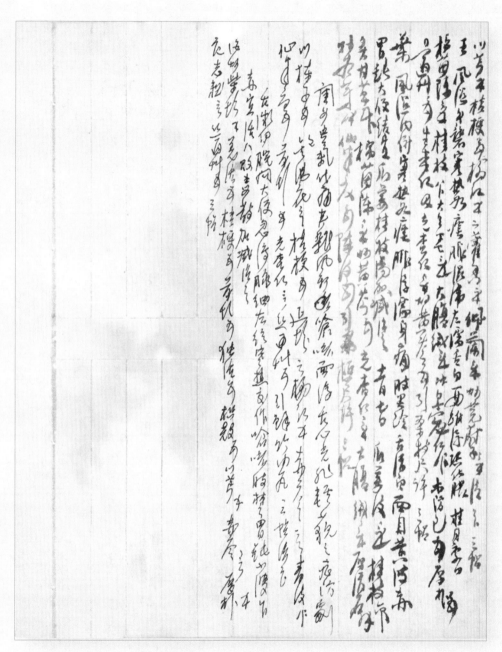

图 006　史介生手稿/风（6）[1]

❶　本图中第 3 案与《邵氏医案》重复。释文见第 011 ～ 013 案。

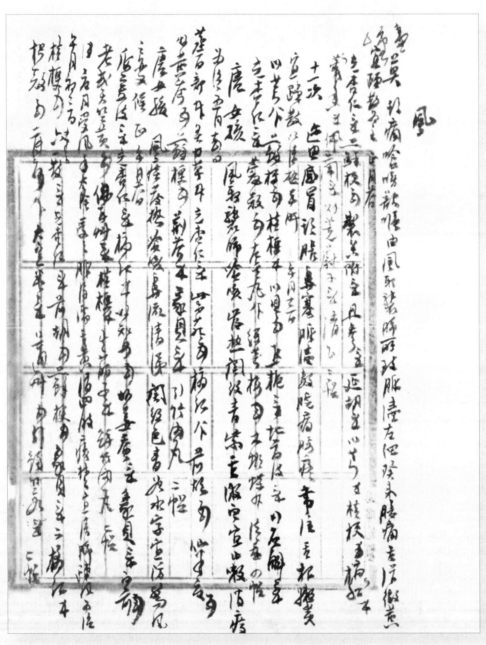

图 007　史介生手稿 / 风（7）[1]

---

[1]　本图中第 1 案为已标示的重复医案，第 4 案为未标示的重复医案。释文见第 014 ～ 016 案。

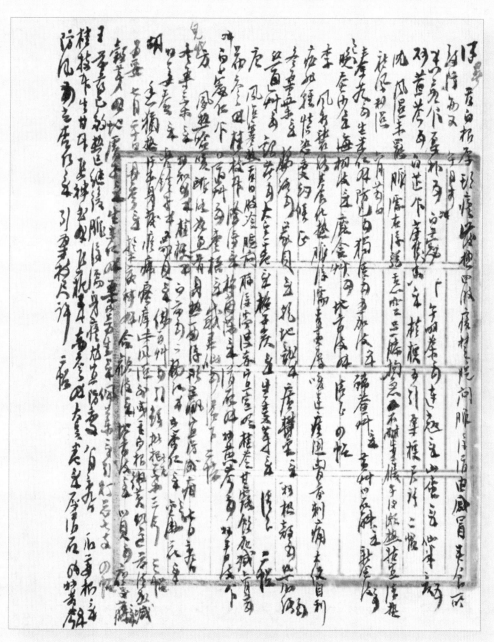

图 008 史介生手稿/风（8）❶

❶ 本图中第 1 案为未标示的重复医案。释文见第 017 ～ 022 案。

二 暑（024～108）

▌024▐

宋　暑热内逼，脘格恶心，便闭溲短，脉滞左弦细，舌黄厚，状若结胸。症属重险，宜防厥闭，候正。六月十八日

栝蒌皮三钱　炒小川连六分　仙半夏一钱半　麸炒枳实一钱半　广郁金三钱　淡竹叶一钱半　广藿香二钱　蔻壳一钱半　石菖蒲五分　通草一钱半　神曲三钱　（引）丝瓜叶三片

清水煎，二帖。

▌025▐

某　闺女，秋暑内逼，舌绛，神昏谵语，脉沉弦，身热，溲赤而短，口渴，邪热已及营络。姑宜清营络为主。症非轻藐，勉为立法，候正。八月十二日

紫雪丹二分（冲）　连翘三钱　淡竹叶一钱半　玳瑁八分　元参三钱　银花一钱半　石菖蒲五分　贯仲二钱　扁豆衣三钱　炒知母一钱半　天花粉一钱半　（引）活水芦根五钱

一帖。

▌026▐

某　稚年，前药已效，胸前发出痦疹，乃气分之邪渐得外泄，热已神爽，病减之象，脉濡舌滑。余烟未熄，不致变端无虞。六月望日

淡竹叶一钱半　连翘二钱　大豆卷三钱　贯仲二钱　蔻壳一钱半　生米仁四钱　原滑石四钱　焦栀三钱　焦曲四钱　通草一钱半　银花一钱半　（引）荷叶边一圈

两帖。

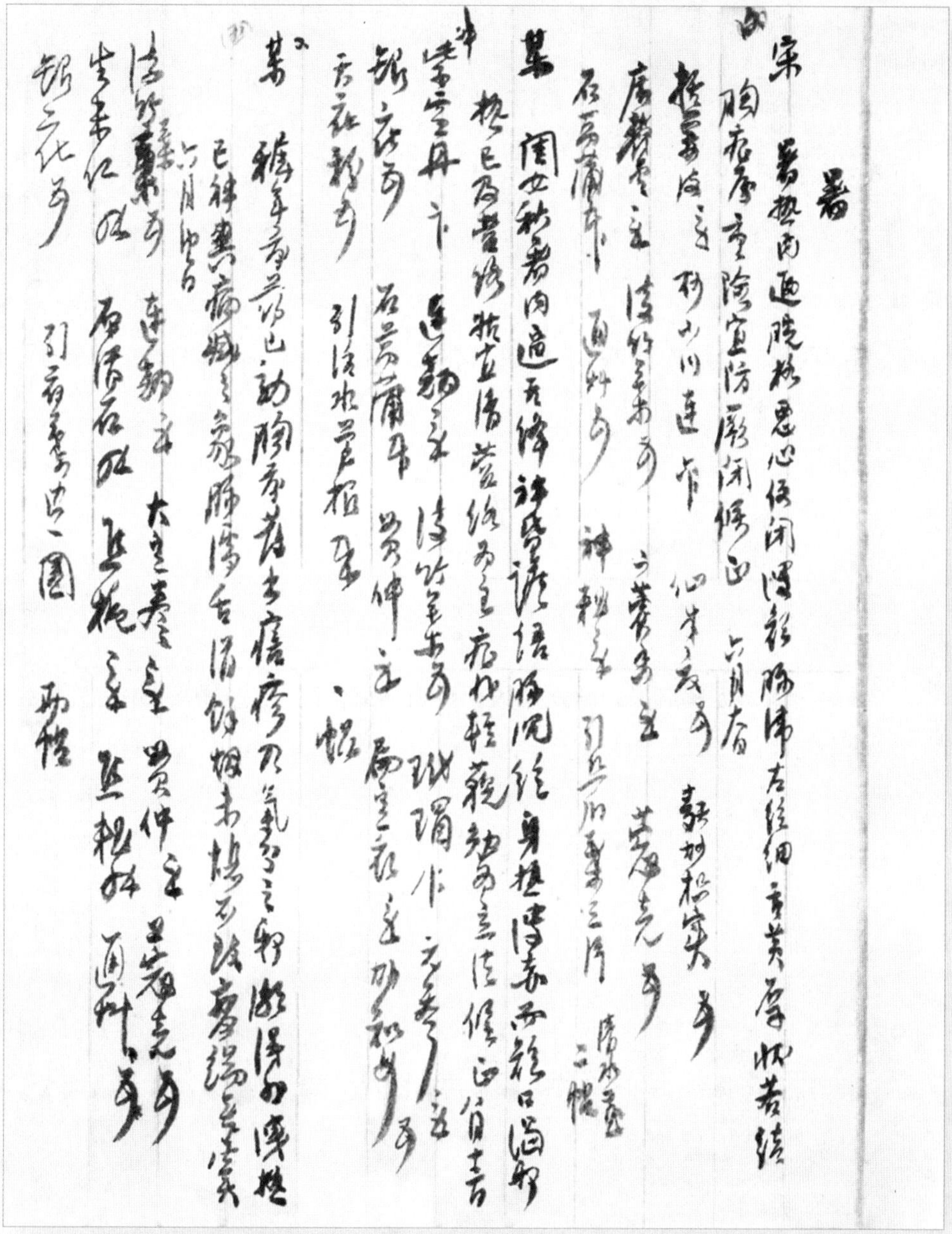

图 009　史介生手稿 / 暑（1）[1]

❶ 本图中释文见第 024 ～ 026 案。

▌027▌

某　暑邪寒热，脉弦，头疼咳逆，舌白滑，肢楚溲赤。宜治手太阴，防血溢。六月十四日

香茹一钱　光杏仁三钱　桔梗一钱半　淡豉一钱半　广橘红一钱　焦神曲四钱　扁豆皮三钱　白蔻仁八分(冲)　薄荷一钱　六一散三钱(包下)　青蒿梗一钱　(引)鲜荷叶一角

二帖。

▌028▌

某　冒暑受风，身痛，发热头痛，口渴心泛，舌黄便结，腰疼如折，舌黄。势在非轻，尤防痉厥，候正。六月五日

香茹八分　连翘三钱　大豆卷三钱　淡竹叶一钱半　广郁金三钱(原,杵)　炒枳壳一钱半　神曲三钱　焦栀二钱　苦丁茶一钱半　天花粉二钱　光杏仁三钱　(引)丝瓜藤一把

二帖。

▌029-1▌

某　暑热内逼，舌焦口燥，脉劲烦热，神识乍惯，脘闷。势在重险，尤防厥闭，候正。六月十五日

焦栀三钱　铁皮鲜石斛三钱　石菖蒲五分　紫雪丹乙分❶　淡豉一钱半　连翘三钱　益元散三钱(包下)　银花一钱半　天花粉三钱　杏仁三钱　淡竹叶一钱半　(引)鲜荷叶边一圈

一帖。

▌029-2▌

又　舌焦略退，脉劲，内风鸥张，胸颈瘄疹已现不多，热犹未净，阴液耗少，神识乍惯。还防变端，候正。六月十七日

淡竹叶一钱半　铁皮鲜石斛三钱　焦栀三钱　贯仲二钱　连翘三钱　原滑石四钱　大豆卷三钱　银花一钱半　天花粉三钱　扁豆衣三钱　炒姜蚕三钱　(引)竹叶心卅片　荷叶边一圈　西瓜翠衣五钱

二帖。

---

❶　乙分：即一分。

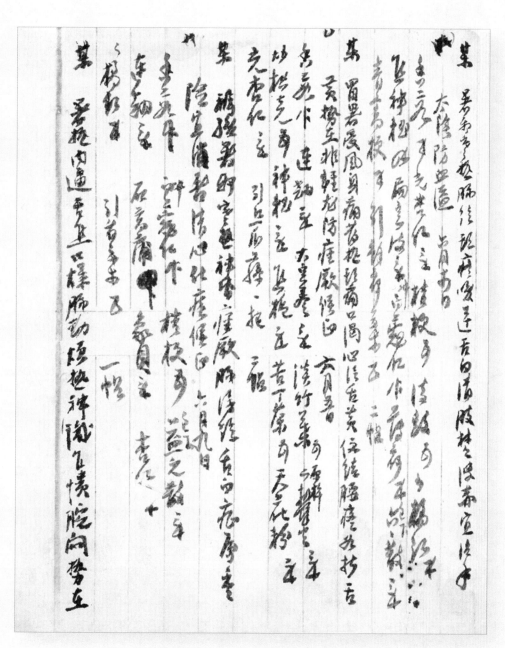

图 010　史介生手稿/暑（2）❶

▋030▋

某　闺女，暑邪，烦热口燥，舌黄尖红，咽中不爽，脘闷肢楚，目白赤。当宜清解，宜治防剧。六月十二日

淡竹叶一钱半　桔梗一钱半　天花粉三钱　碧玉散三钱（包下）　连翘三钱　银花一钱半　炒枳壳一钱半　蝉衣一钱半　薄荷一钱　淡豉一钱半　绿豆衣三钱　（引）活水芦根五钱

二帖。

▋031▋

某　舌色如前，脉濡右滑，暮夜潮热，暑湿未清。姑宜清暑和中为治。六月十三日

藿梗一钱半　青蒿梗一钱　生米仁四钱　炒谷芽四钱　扁豆衣三钱　地骨皮三钱　茯苓三钱　焦神曲四钱　白蔻仁八分（冲）　六一散三钱（包下）　丝通草一钱半　（引）鲜荷叶一角

▋032▋

某氏　暑热伤气，湿热发热，脘闷恶心，脉虚左濡细，舌滑白，癸水适至。宜清利，防剧。六月卅日

广藿香一钱半　泽兰一钱半　午时茶一钱半　仙半夏一钱半　白蔻仁八分（冲）　香附二钱　连翘三钱　省头草三钱　大豆卷三钱　通草一钱半　扁豆衣三钱　（引）丝瓜藤一把

二帖。

▋033▋

某　迩由寒暑互伤，头痛，发热乍寒，舌根厚，胃钝神倦。宜清暑、消食、和中为主。六月十二日

香茹七分　广藿香二钱　通草一钱半　范曲一钱半　厚朴一钱　炒枳壳一钱半　山楂三钱　青蒿一钱　六一散三钱（包下）　午时茶一钱半　炒麦芽三钱　（引）荷叶一角

三帖。

▋034-1▋

某　暑风夹湿热，呛咳，寒热交作，脉虚，舌白微黄，脘闷，恶心欲呕，溲赤。宜治手太阴为主。六月十三日

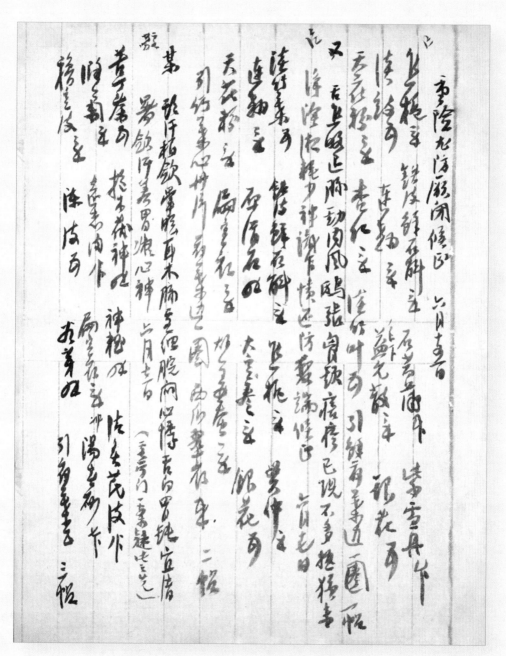

图 011　史介生手稿／暑（3）❶

❶　本图中第 2 案标示"虚劳"。释文见第 029-2 案。

021 ▶

香茹一钱　桔梗一钱半　前胡一钱半　广藿香一钱半　六一散三钱（包下）　白蔻仁八分（冲）　连翘二钱　象贝三钱　淡豉一钱半　神曲四钱　枳壳一钱半　（引）鲜荷叶一角

二帖。

034-2

又　余暑湿热未清，脉濡，脘闷咳逆较差，舌薄滑。宜清气和中为治。六月望日

桔梗一钱半　厚朴一钱　枳壳一钱半　藿梗二钱　六一散三钱（包下）　扁豆衣三钱　赤苓三钱　通草一钱半　白蔻仁八分（冲）　焦曲四钱　光杏仁三钱　（引）鲜荷叶一角

三帖。

035

某　脉虚，伤暑，头汗潮热，心悸脘闷，肢楚舌黄，腰痛头疼。宜清暑益气为治。六月望日

东洋参五分　当归一钱半　焦曲四钱　广藿香一钱半　六一散三钱（包下）　麦冬三钱（去心）　扁豆衣三钱　麦芽三钱　茯神四钱　陈皮一钱半　淡竹叶一钱半　（引）荷叶一角　丝瓜叶三片

两帖。

036-1

某　暑邪，发热乍寒，脉浮弦，气口滑，呛咳，身痛肢楚。宜清解为治，防重。午月初十日

香茹八分　桔梗一钱半　藿香二钱　荆芥一钱半　白蔻仁八分（冲）　象贝三钱　光杏仁三钱　白芷八分　淡豉一钱半　前胡一钱半　苏梗一钱半　（引）鲜竹肉一九

二帖。

036-2

又　寒热不清，脉濡咳逆，四肢酸痛，舌白，中心微黄。宜清利为妥。午月十二日

大腹绒三钱　大豆卷三钱　藿香二钱　炒枳壳一钱半　光杏仁三钱　焦栀三钱　滑石四钱　丝瓜络一钱半　桔梗一钱半　前胡一钱半　炒黄芩一钱半　（引）鲜竹肉一九

二帖。

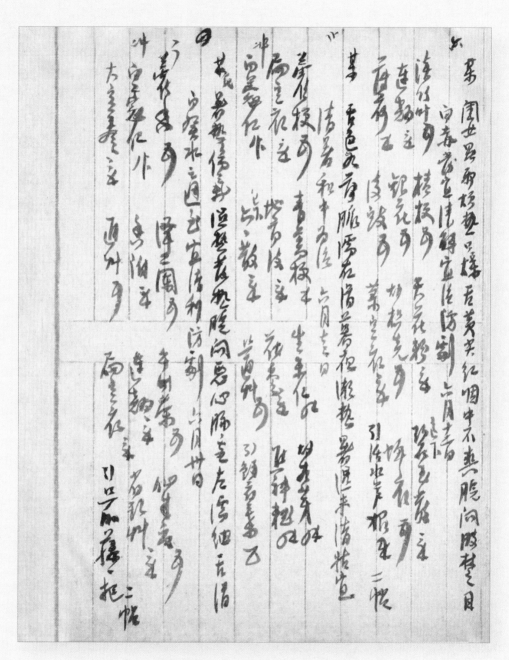

图 012　史介生手稿/暑（4）❶

❶　本图中释文见第 030 ～ 032 案。

▌037-1▌

某　闺女，伏暑，脘闷窒格，潮热，便利心泛。宜清三焦为妥，防变。小春十八日

广藿香二钱　仙半夏一钱半　炒枳实一钱半　蔻壳一钱半　炒小川连六分　赤苓四钱　六一散三钱（包下）　陈皮一钱半　厚朴一钱　炒黄芩一钱半　省头草三钱

清煎，二帖。

▌037-2▌

又　闺女，清三焦颇效，顷脉濡细，舌黄较薄，脘闷不饥，伏暑未清。还宜前法加减为妥。小春二十日

广藿香一钱半　仙半夏一钱半　六一散三钱（包下）　广郁金三钱（不杵）　炒小川连五分　赤苓三钱　省头草三钱　炒麦芽三钱　厚朴一钱半　焦神曲三钱　炒枳壳一钱半

清煎，三帖。

▌038▌

某　稚孩，暑热伤气，舌黄厚，脉濡数，身热腹痛，缘邪火内郁不得发越，气粗。症属重险，宜防痉疢，候正。六月五日

淡竹叶一钱半　光杏仁三钱　贯仲二钱　麦芽三钱　连翘三钱　滑石四钱　桔梗一钱半　炒黄芩一钱半　玉枢丹二分（研冲）　大豆卷二钱　枳壳一钱半　广郁金三钱（原，杵）　（引）荷叶一角

一帖。

▌039-1▌

某　寒暑互伤，头胀发热，肢楚，脉虚右濡细，舌滑白，脘闷便利。宜治防变。六月十三日

香薷八分　桔梗一钱半　午时茶一钱半　广藿香二钱　厚朴一钱半　扁豆衣三钱　赤苓四钱　山楂四钱　六一散三钱（荷叶包煎）　白蔻仁八分（冲）　通草一钱半　（引）勒人藤脑❶十四个

二帖。

---

❶　脑：亦写作脑头，系绍兴方言，指植物的嫩芽部分。

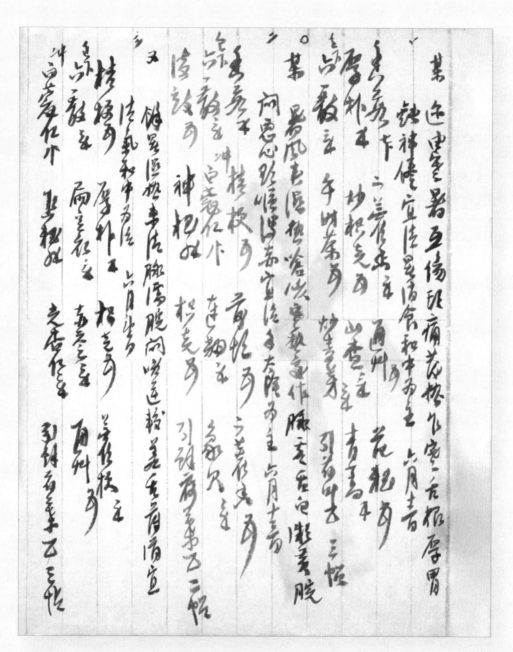

图 013　史介生手稿／暑（5）❶

❶　本图释文见第 033、034-1、034-2 案。

▌039-2▌

又 案列于前，汗出热不解，呛咳欲呕，气急胸闷，脉濡，舌滑嫩黄。仍遵前法为妥。六月望日

香薷七分 桔梗一钱半 藿香二钱 淡竹叶一钱半 扁豆衣三钱 赤苓三钱 六一散三钱（荷叶包下） 连翘三钱 白蔻仁八分（冲） 象贝三钱 生米仁四钱 （引）活水芦根半两

两帖。

▌040▌

某 音嘶稍爽，呛咳亦减，脉濡细，舌白溲赤，余暑不清。仍遵前法加减为妥。

天花粉三钱 马兜铃一钱 冬桑叶三钱 白前一钱半 光杏仁三钱 射干一钱半 银花一钱半 蔻壳一钱半 益元散三钱（包下） 川贝一钱半（不杵） 广橘红一钱 （引）荷叶一角

三帖。

▌041▌

叶 寒暑互伤，以致寒热交作，头晕而痛，脉濡数，舌白，大便不爽，溲赤。宜轻解为治，防剧。七月初二日

香薷一钱 薄荷一钱（后下） 仙半夏一钱半 淡竹叶一钱半 连翘三钱 白蔻仁八分（冲） 炒黄芩二钱 光杏仁三钱 淡豉一钱半 大豆卷三钱 滑石四钱 青蒿子八分 （引）荷叶一角 桑梗尺许

两帖。

▌042-1▌

雷 热邪内逼，气机阻遏，舌白脘闷，便溺不爽利，脉虚右弦濡。宜治防重。六月四日

瓜蒌皮三钱 炒枳壳一钱半 丝通草一钱半 淡竹叶一钱半 广郁金三钱（原，杵） 原滑石四钱 蔻壳一钱半 炒黄芩一钱半 光杏仁三钱 陈皮一钱半 焦栀三钱 （引）荷叶半张

三帖。

▌042-2▌

又 暑热未清，舌转嫩黄，呛咳胸闷，大便不爽利，溲溺赤涩，脉濡数右滑，头

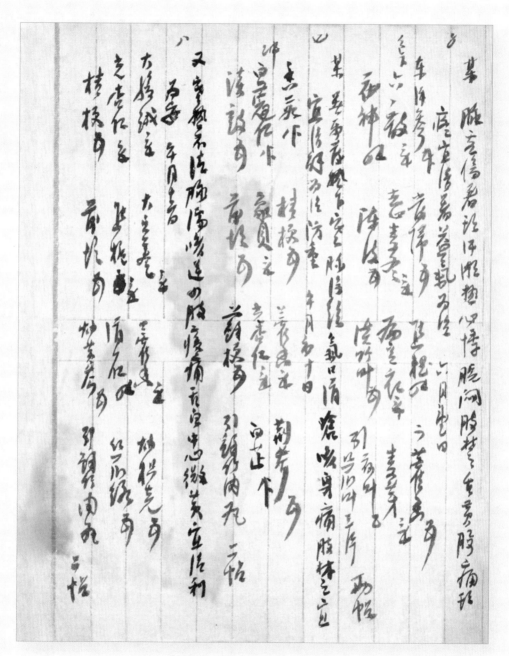

图 014　史介生手稿／暑（6）[1]

---

❶　本图释文见第 035、036-1、036-2 案。

胀肢楚。仍遵前法加减为妥。六月八日

瓜蒌皮三钱　淡竹叶一钱半　桔梗一钱半　炒小川连五分　广郁金三钱（原，杵）　象贝三钱　炒枳壳一钱半　广橘红一钱　杏仁三钱　六一散三钱（包下）　焦栀三钱　（引）荷叶一角

三帖。

▌043▐

钟　当经行冒暑受风，头晕肢木，倏热乍寒，脉浮虚，舌黄脘闷，大便欲解不爽，偶有恶心。宜香薷饮加减治之，防剧。六月廿四日

香薷一钱　瓜蒌皮三钱　淡竹叶一钱半　广藿香一钱半　厚朴一钱　焦山栀三钱　鸡苏散三钱（包下）　陈皮一钱半　白蔻仁八分（冲）　焦神曲四钱　光杏仁三钱　（引）鲜荷叶一角

两帖。

▌044▐

徐　伏暑秋发，身热溺赤，脉濡数，舌黄根厚。症非轻，宜防昏蒙之变。八月十二日

焦神曲三钱　连翘三钱　大腹绒三钱　大豆卷三钱　光杏仁三钱　苦丁茶一钱半　原滑石四钱　茯苓皮四钱　晚蚕沙三钱（包）　炒麦芽三钱　淡竹叶一钱半　（引）鲜荷叶一角

二帖。

▌045-1▐

项　秋感引动伏暑，头胀，发热乍寒，脉浮濡左弦，舌黄滑，溲赤，身疼肢楚。宜清解为治，防变。八月初七

焦神曲四钱　薄荷一钱　大豆卷三钱　淡豉一钱半　连翘三钱　炒黄芩一钱半　炒青皮八分　赤苓三钱　藿香二钱　青蒿一钱　丝通草一钱半

清下，二帖。

▌045-2▐

又　案列于前，神识昏寐，牵强较差，语言蹇涩，舌焦，左脉劲，气口滑，口燥喜饮，热犹不解。症尚重，仍宜羚羊角散加减治之，候正。八月初九日

羚羊角七分（先下）　连翘三钱　独活一钱半　当归一钱半　甘菊二钱　石菖蒲七分　酒

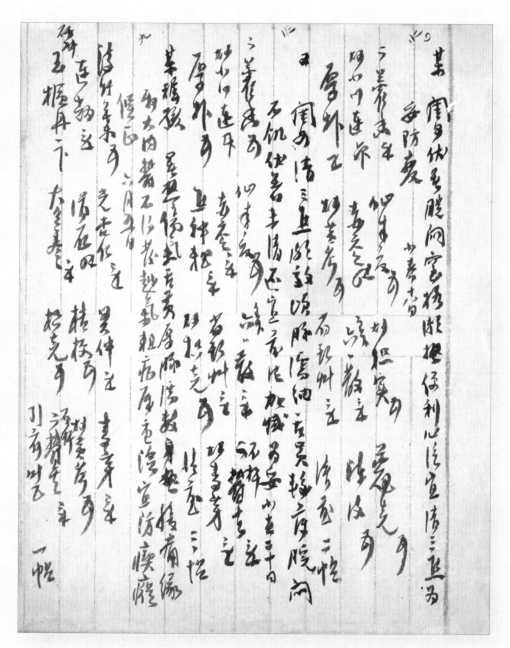

图 015　史介生手稿／暑（7）[1]

❶　本图释文见第 037-1、037-2、038 案。

炒柴胡_{八分}　广橘红_{一钱半}　钩钩_{三钱}　瓜蒌子_{三钱}　桔梗_{一钱半}　（引）活水芦根_{五钱}

乙帖。

▌045-3▌

又　前药已效，神识已清，脉寸滑，左关弦，子后恶寒发热，语涩，大便仍闭，舌焦稍和，口燥喜饮。宜逍遥散加减治之，候正。八月十二日

酒炒柴胡_{一钱}　当归_{一钱半}　炙甘草_{七分}　炒白芍_{一钱半}　炒远志肉_{八分}　天花粉_{三钱}
瓜蒌子_{四钱}　抱木茯神_{三钱}　甘菊_{二钱}　铁皮鲜石斛_{三钱}　石菖蒲_{五分}　（引）鲜竹叶_{卅片}

二帖。

▌045-4▌

又　胸颈白痦已达，气分之邪渐得外泄，脉弦滑，大便仍闭，内风鸥张，舌沙黄，热犹不解，语涩。症尚重，宜清上焦，不致变端无虑，候正。八月十四

瓜蒌子_{四钱}　甘菊_{二钱}　苦丁茶_{一钱半}　石菖蒲_{五分}　炒远志肉_{八分}　桔梗_{一钱半}　炒条芩_{二钱}　广橘红_{一钱}　杏仁_{三钱}　连翘_{三钱}　钩钩_{三钱}　焦山栀_{三钱}　（引）鲜竹叶_{卅片}

二帖。

▌046▌

戚　伏暑秋发化蒙，进芳香，神识已清，脉濡左弦，舌黄口燥。宜防痉厥，候正。八月初八日

薄荷_{一钱半}　牛蒡子_{三钱}　蝉衣_{一钱半}　石菖蒲_{五分}　炒姜蚕_{三钱}　橘红_{一钱}　贯仲_{二钱}
连翘_{三钱}　甘菊_{二钱}　广郁金_{三钱}　天花粉_{一钱半}　（引）活水芦根_{五钱}

二帖。

▌047▌

王　伏暑寒热，积食作痛，脉弦，气口大，舌滑便泻。姑宜和中清利。八月十九日

广藿香_{二钱}　白蔻仁_{八分（冲）}　焦神曲_{四钱}　青蒿梗_{八分}　扁豆衣_{三钱}　炒麦芽_{三钱}
丝通草_{一钱半}　山楂_{三钱}　新会皮_{一钱半}　川楝子_{一钱半}　延胡_{二钱}　（引）鲜荷叶_{一角}

三帖。

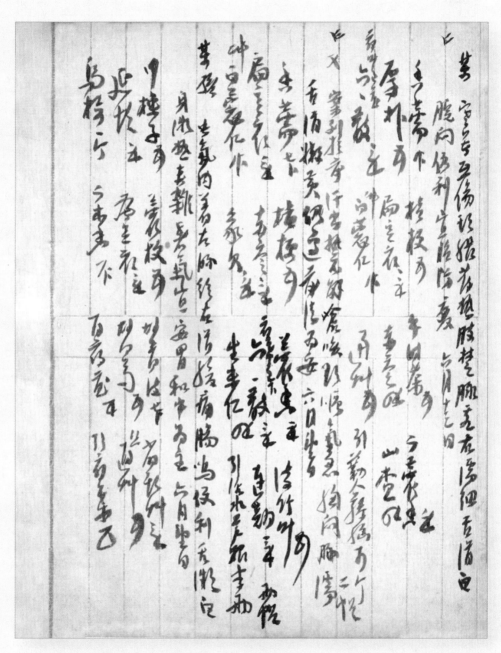

图016　史介生手稿／暑（8）

---

❶　本图中第 3 案为未标示的重复医案。释文见第 039-1、039-2 案。

▌048▐

汪　手太阴伏暑，呛咳发热，脉弦细数，舌滑白，身疼，溲赤，胸次刺痛。宜清气、和络、消痰。八月十三日

桔梗一钱半　川贝一钱半　六一散三钱（包）　光杏仁三钱　连翘三钱　广橘红一钱　丝瓜络三钱　广郁金三钱　白蔻仁八分（冲）　冬桑叶三钱　苦丁茶一钱半　（引）鲜荷叶一角

二帖。

▌049▐

徐　伏暑秋发，头疼身痛，发热乍寒，脉濡数，左寸浮弦，舌根黄厚。宜防昏蒙之变，候正。八月十七日

薄荷一钱半　连翘三钱　炒黄芩三钱　淡豉一钱半　牛蒡子二钱　荆芥一钱半　广藿香二钱　枳壳一钱半　焦神曲四钱　大豆卷三钱　丝通草一钱半　（引）鲜荷叶一角

二帖。

▌050▐

徐　潮热不清，舌厚微黄，脉弦濡，胃钝溲赤。姑宜清利为治。八月十七日

苦丁茶一钱半　原滑石四钱　大豆卷三钱　焦神曲三钱　连翘三钱　炒黄芩一钱半　青蒿一钱　光杏仁三钱　炒麦芽三钱　蔻壳一钱半　焦栀三钱　（引）荷蒂一个

三帖。

▌051▐

孙　伏暑秋发，汗出热不解，脉濡数，舌厚黄滑，自利，溲短赤。慎恐昏变。八月二十日

焦神曲四钱　连翘三钱　益元散三钱（包下）　淡竹叶一钱半　大豆卷三钱　苦丁茶一钱半　银花一钱半　赤苓三钱　丝通草一钱半　瓜蒌根三钱　栀子炭三钱　（引）鲜荷叶一角

二帖。

▌052▐

方　暑湿客气，脘闷便溏，不时微热，脉濡细，舌微黄，溲赤。姑宜清利。八月初九日

省头草三钱　原滑石四钱　大豆卷三钱　光杏仁三钱　扁豆衣三钱　丝通草一钱半

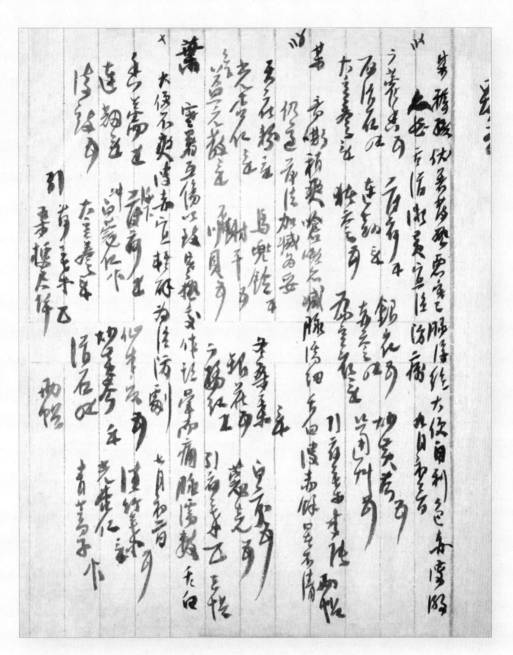

图 017　史介生手稿／暑（9）❶

❶　本图中第 1 案为未标示的重复医案。释文见第 040、041 案。

033　▶

棉茵陈_{三钱}　蔻壳_{一钱半}　生米仁_{四钱}　茯苓_{三钱}　佛手花_{八分}

清煎，三帖。

█ 053 █

何　暑风，发热乍寒，脉浮弦，头疼，胸次痛，舌滑溲赤。宜防失血。午月廿九日

香茹_{八分}　连翘_{三钱}　薄荷_{八分}　桔梗_{一钱半}　广郁金_{三钱}　光杏仁_{三钱}　大豆卷_{三钱}　象贝_{三钱}　广橘红_{一钱半}　广藿香_{二钱}　白蔻仁_{八分（冲）}　丝通草_{八分}　（引）鲜荷叶_{一角}

二帖。

█ 054 █

许　暑邪夹杂湿热，身疼汗出，发热，脉虚濡，舌黄滑，寤不成寐，脘闷。宜栀豉主治。六月十七日

炒栀子_{三钱}　淡豉_{一钱半}　焦神曲_{三钱}　大豆卷_{三钱}　炒黄芩_{一钱半}　藿香_{二钱}　丝通草_{一钱半}　连翘_{三钱}　六一散_{三钱（包下）}　仙半夏_{一钱半}　石菖蒲_{五分}　（引）鲜荷叶_{一角}

二帖。

█ 055 █

高　暑热上郁，左颐肿，耳木头晕，脉虚数，经停潮热，舌黄。宜清解为治。六月十三日

苦丁茶_{一钱半}　焦栀_{二钱}　元参_{三钱}　薄荷_{八分}　连翘_{三钱}　银花_{一钱半}　广橘红_{一钱半}　象贝_{三钱}　甘菊_{一钱半}　生谷芽_{四钱}　炒黄芩_{一钱半}　（引）鲜菊叶_{二片}

三帖。

█ 056 █

高　疙瘩不退，溃烂处流水，脉濡数，舌黄滑，大便已通，神识较爽，咳痰尚存。还宜前法加减再进为妥。六月三十日

银花_{二钱}　川贝_{一钱半}　莹白金汁_{一两（冲）}　广橘红络各_{一钱半}　光杏仁_{三钱}　冬桑叶_{三钱}　射干_{一钱}　焦山栀_{三钱}　贯仲_{三钱}　生谷芽_{四钱}　连翘_{三钱}　（引）西瓜翠_{三钱}

三帖。

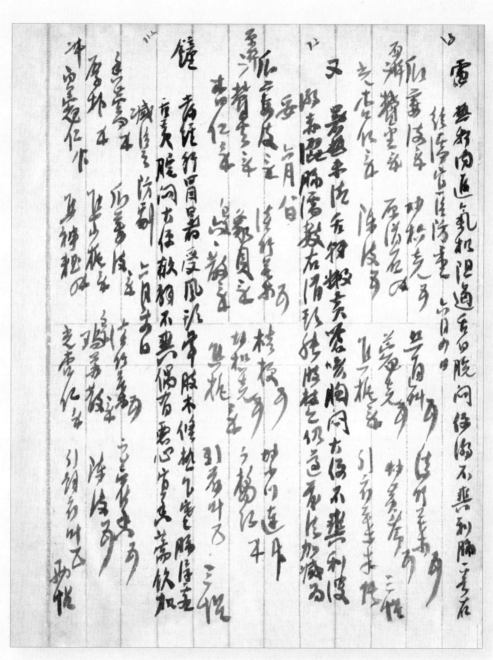

图 018　史介生手稿 / 暑〔10〕❶

---

❶　本图释文见第 042-1、042-2、043 案。

┃057┃

张　秋感发热，当脘食阻而痛，脉浮弦，头疼身痛，呕渴，舌微黄。症属重险。宜防厥闭，藉辛寒彻邪，候正。

仙半夏一钱半　煅石膏三钱　淡豉一钱半　厚朴一钱　广郁金三钱　山楂三钱　薄荷一钱半　枳壳一钱半　广藿香二钱　牛蒡子一钱半（杵）　焦神曲三钱　（引）香橼叶三片

二帖。

┃058┃

夏　暑风袭肺，头胀呛咳，气冲嗳逆，脉虚按之弦细，舌根厚嫩黄，胸闷。宜清气和中。六月十四日

桔梗一钱半　象贝三钱　白蔻仁八分（冲）　焦神曲二钱　广郁金三钱　丝通草一钱半　前胡一钱半　广橘红一钱　光杏仁三钱　炒枳壳一钱半　射干一钱　（引）鲜枇杷叶七片（去毛）

二帖。

┃059┃

傅　暑湿伤气，头晕耳木，脉弦濡，舌黄滑，肢楚溲赤。宜防昏变。六月廿三日

苦丁茶一钱半　原滑石四钱　淡竹叶一钱半　白芷八分　连翘三钱　大豆卷二钱　炒栀子三钱　光杏仁三钱　石菖蒲五分　焦神曲三钱　丝通草一钱半　（引）丝瓜叶三片

二帖。

┃060┃

沈　痰红已除，脉两手皆弦，腹痛舌黄，乃余暑尚存，肝气偏横。仍遵前法加减为妥。六月廿七日

陈杜栝蒌皮三钱　川贝一钱半（不杵）　淡竹叶一钱　川楝子一钱半　延胡二钱　石决明六钱（生，杵）　橘络一钱半　光杏仁三钱　炒栀子三钱　广郁金三钱　木蝴蝶四分　鲜荷叶一角

四帖。

┃061┃

傅　舌腻边白，头疼较减，顷脉弦细，暑风未清。还宜前法加减再进。六月廿二日

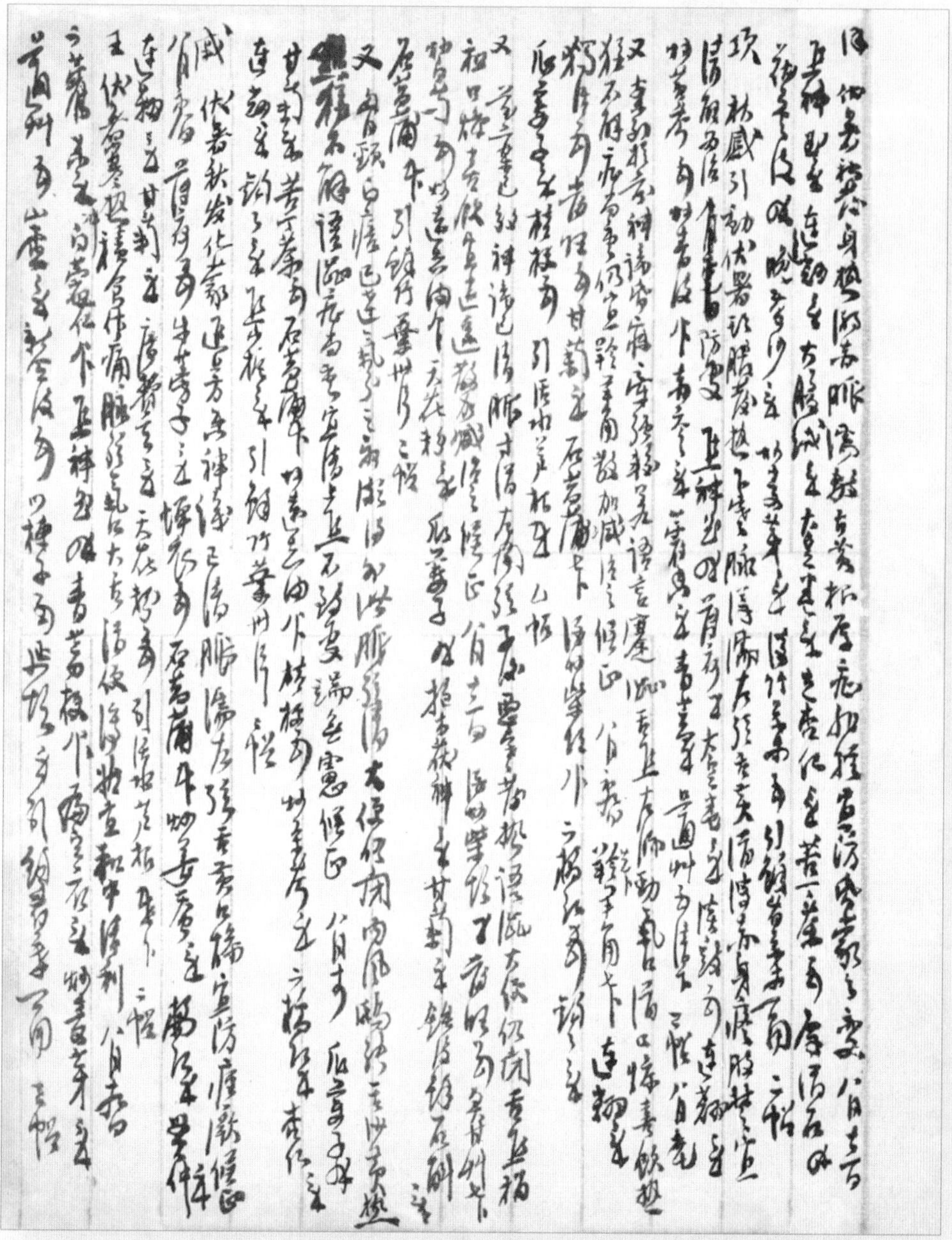

图 019　史介生手稿 / 暑（11）[1]

❶ 本图释文见第 044 ～ 047 案。

焦神曲四钱　连翘三钱　苦丁茶一钱半　白芷八分　甘菊二钱　光杏仁三钱　瓜蒌皮三钱　省头草三钱　淡竹叶一钱半　白蔻仁八分（冲）　陈皮一钱半　通草一钱半　（引）丝瓜叶三片

二帖。

▌062▌

周　暑风夹湿，头晕发热，脉浮弦，舌白，呕渴脘闷，溲赤。防化痉厥。六月廿三日

香茹八分　扁豆衣三钱　白蔻仁八分（冲）　广藿香二钱　赤苓三钱　仙半夏一钱半　焦神曲三钱　滑石四钱　炒黄芩一钱半　葛根一钱半　大豆卷三钱　（引）鲜荷叶一角

二帖。

▌063▌

施秉佑　余暑未清，脉弦，气口滑，舌黄，便利腹痛。姑宜清暑和中。六月廿九日

广藿香二钱　益元散三钱（包下）　红藤一钱半　左金丸八分　扁豆衣三钱　省头草三钱　大豆卷三钱　炒枳壳一钱半　丝通草一钱半　广郁金三钱　生米仁四钱

清下，三帖。

▌064▌

徐　暑热伤气，脘闷心泛，头晕口渴，脉弦，气口滑。宜防变幻。六月廿三日

淡竹叶一钱半　连翘三钱　白蔻仁八分（冲）　大豆卷三钱　广郁金三钱　省头草三钱　丝通草一钱半　扁豆壳三钱　焦神曲三钱　银花一钱半　益元散三钱（包下）　（引）丝瓜叶三片

二帖。

▌065▌

傅　暑风袭肺，呛咳，气逆不能着枕，脉虚舌滑。宜手太阴为主。六月廿二日

桔梗一钱半　川贝一钱半（不杵）　六一散三钱（包下）　白蔻仁八分（冲）　广橘红一钱　白前一钱半　光杏仁三钱　扁豆壳三钱　佛耳草三钱　炒小川连五分　生款冬花三钱

清下，三帖。

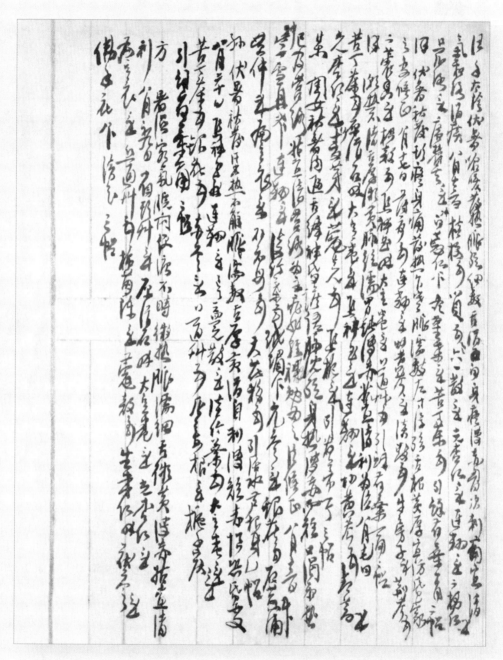

图 020　史介生手稿／暑（12）[1]

1　本图中第 4 案为未标示的重复医案。释文见第 048 ～ 052 案。

039 ▶

066

胡　暑气较振，脘闷气滞，脉虚左弦细，头晕不已。宜熄风、理气、和中。六月十八日

煨天麻八分　抱木茯神四钱　甘菊二钱　省头草三钱　蔻壳一钱半　生谷芽四钱　东瓜皮三钱　香附二钱　丝通草一钱半　新会皮一钱半　绿萼梅一钱半

清下，三帖。

067

鲁　症由暑风袭肺，上咳下泻，暮夜微热，舌黄尖红，脘闷心泛，溲溺少。恐变。宜清气和中。六月廿八日

桔梗一钱半　川贝一钱半（不杵）　白蔻仁八分（冲）　北沙参三钱　扁豆壳三钱　六一散三钱（荷叶包下）　石莲子三钱（杵）　茯苓三钱　地骨皮三钱　省头草三钱　禹余粮三钱（包下）（引）勒人藤脑十四个

四帖。

068

蔡　舌黄头疼，寒热交作，脉左涩，右弦滑，脘闷心泛，此由暑邪所致，经停二月余。宜治防重。六月望日

香茹八分　连翘三钱　焦神曲三钱　广藿香二钱　炒黄芩一钱半　银花一钱半　薄荷八分　广橘红一钱　白芷八分　甘菊二钱　苦丁茶一钱半　（引）鲜荷叶一角

二帖。

069

沈　暑风湿热，头疼发热，脉浮弦细数，身微热，脘闷身疼，溲数。宜和解为治，防重。六月十四日

香茹八分　连翘三钱　桔梗一钱半　淡豉一钱半　广橘红一钱　银花一钱半　大豆卷三钱　炒黄芩一钱半　白芷八分　甘菊二钱　丝通草一钱半　（引）鲜荷叶一角

二帖。

070

姚　稚孩，暑风外来，痰潮发热，关纹如弓反外，鼻流清涕，心神恍惚。防变惊

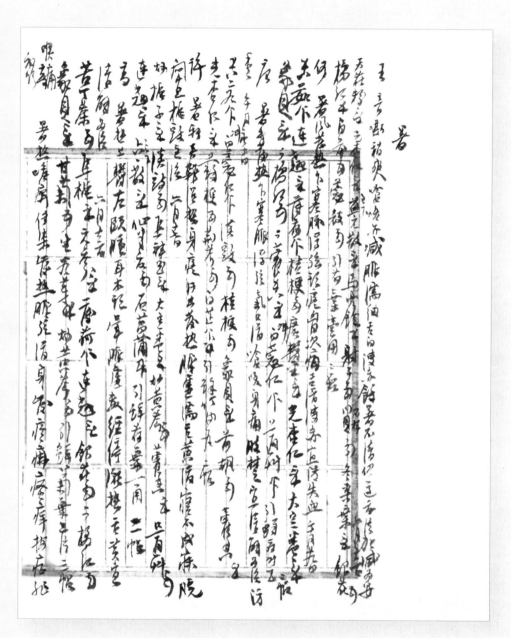

图 021　史介生手稿／暑（13）❶

---

❶　本图中第 1、3 案为未标示的重复医案；第 6 案标示"喉痛"，应为耳目口鼻类。释文见第053 ～ 055 案。

风。六月廿五日

桔梗一钱　益元散三钱（荷叶包下）　广橘红八分　炒姜蚕一钱半　连翘二钱　象贝三钱　薄荷五分　老式天竺黄一钱半　光杏仁三钱　甘菊一钱半　生菔子一钱（杵）　（引）丝瓜叶三片

二帖。

▌071▐

周　暑湿伤气，烦热汗多，口渴溲赤，脉右大，舌厚黄滑。宜治防重。六月望日

焦神曲三钱　连翘三钱　益元散三钱（包下）　广郁金三钱　葛根一钱半　大豆卷三钱　淡竹叶一钱半　银花一钱半　焦栀三钱　山楂三钱　贯仲二钱　炒黄芩一钱半　（引）鲜荷叶一角

二帖。

▌072-1▐

沈　小溲涩痛，脉濡滑，便溏色赤，咳痰，余暑不清，舌色淡红。仍遵前法加减为妥。六月十三日

淡竹叶一钱半　连翘二钱　生米仁四钱　炒小川连五分　扁豆壳三钱　葛根一钱半　银花一钱半　川贝一钱半　丝通草一钱半　原滑石四钱　生甘梢七分　（引）鲜荷叶一角

三帖。

▌072-2▐

又　小溲涩痛已除，脉左细，右弦濡，舌滑微黄，便溏不爽。宜和脾胃为主。六月十七日

广藿梗二钱　六一散三钱　新会皮一钱半　佩兰三钱　扁豆衣三钱　谷芽四钱　生米仁四钱　蔻壳一钱半　丝通草一钱半　茯苓三钱　左金丸八分　（引）鲜荷叶一角

三帖。

▌072-3▐

又　余暑不清，湿热尚存，舌滑，外半截转白，脉弦细，胸膈刺痛，便溏已除，小溲还觉涩痛。宜清利疏肝为治。六月二十日

淡竹叶一钱半　广郁金三钱　省头草三钱　川楝子一钱半　延胡二钱　炒车前三钱　海金沙三钱（包下）　茯苓三钱　通草一钱半　左金丸八分　丝瓜络三钱

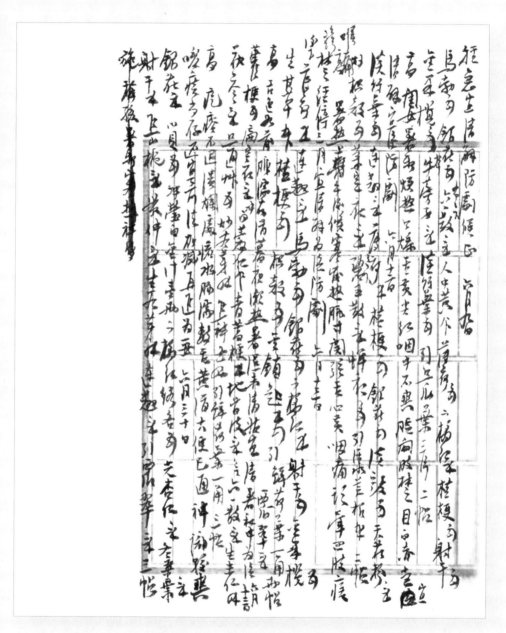

图 022　史介生手稿 / 暑（14）❶

❶　本图中第 1、3 案为未标示的重复医案；第 2 案标示"喉痛"，应为耳目口鼻类。释文见
第 056 案。

清下，三帖。

█ 073 █

朱　暑风夹食，始起寒热，脉濡滑，左浮弦，舌滑白，脘胁痛，便利。宜清肺气为主。六月廿二日

香茹八分　白蔻仁八分（冲）　桔梗一钱半　六一散三钱（包下）　扁豆衣三钱　炒枳壳一钱半　广藿香二钱　广橘红一钱　丝瓜络三钱　大豆卷三钱　淡竹叶一钱半　（引）丝瓜叶三片

二帖。

█ 074 █

丁　暑热上郁，头晕耳木，脉虚左细，寒热三日而作。姑宜清暑和中。六月廿八日

苦丁茶一钱半　焦栀三钱　石菖蒲七分　六一散三钱（包下）　光杏仁三钱　甘菊二钱　淡竹叶一钱半　白蔻仁八分（冲）　炒青皮八分　白芷八分　丝通草一钱半　（引）荷蒂乙枝

三帖。

█ 075 █

孙　暑湿伤气，始起鼻衄，脉虚，脘闷潮热，舌滑白。宜清利为妥。六月廿九日

淡竹叶一钱半　扁豆壳三钱　地骨皮三钱　蔻壳一钱半　茯苓三钱　光杏仁三钱　炒栀子三钱　广郁金三钱　益元散三钱（荷包）　苦丁茶一钱半　生米仁四钱

清下，二帖。

█ 076 █

宣　冒暑受风，头疼发热，脉浮弦，舌白身痛，汗出不彻。防化痉病。六月望日

香茹八分　光杏仁三钱　白芷八分　薄荷一钱　连翘三钱　葛根一钱半　广藿香一钱半　大豆卷三钱　广郁金三钱　白蔻仁八分　益元散三钱（布包下）　（引）鲜荷叶一角

二帖。

█ 077 █

傅　舌色较薄，身热已退，脉虚，耳木时鸣。宜除暑佐利湿为妥。六月廿七日

苦丁茶一钱半　焦栀三钱　夏枯草一钱半　白芷八分　甘菊二钱　淡竹叶一钱半　石

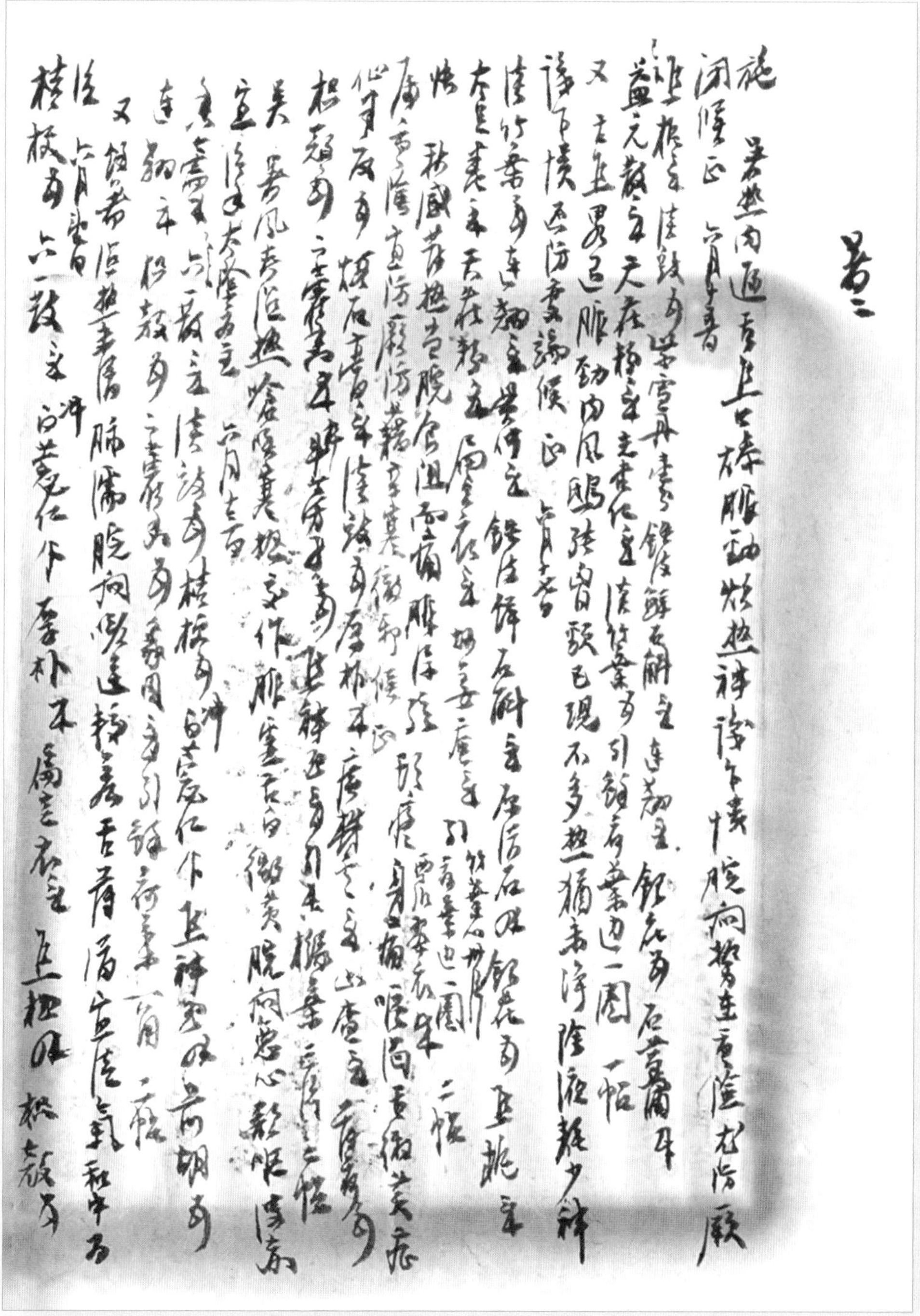

图 023　史介生手稿 / 暑（15）[1]

❶ 本图中第 1、2、4、5 案为未标示的重复医案。释文见第 057 案。

菖蒲七分　远志肉八分　省头草三钱　炒谷芽四钱　蔻壳一钱半　光杏仁三钱　（引）荷蒂乙个

三帖。

‖ 078 ‖

夏　头疼未除，脉虚细，舌黄，呕渴脘闷。症尚重，癸水适至。宜防昏厥之变，候正。六月廿三日

仙半夏一钱半　煅石膏三钱　厚朴一钱　淡豉一钱半　橘皮一钱　广藿香二钱　薄荷七分　枳壳一钱半　苦丁茶一钱半　白芷八分　蔻壳一钱半　（引）鲜竹肉三钱　活水芦根五钱

二帖。

‖ 079 ‖

陈　暑热内逼，舌黄燥，烦热渴饮，心泛欲呕，脉弦滑，脘闷，汗出不彻。症属重险，宜防昏蒙之变，候正。六月廿三日

仙半夏一钱半　煅石膏三钱　淡竹叶一钱半　淡豉三钱　连翘三钱　薄荷一钱　天花粉三钱　广郁金三钱　葛根一钱半　银花一钱半　蝉衣一钱　（引）鲜荷叶一圈　丝瓜叶三片　活水芦根五钱

二帖。

‖ 080 ‖

洪　白痦已现，热犹不解，脉数肢𤨏，舌尖红，昼轻夜剧，暑邪已及营络。慎恐厥闭，候政之。六月十四日

鲜生地四钱　连翘二钱　元参三钱　贯仲二钱　炒小川连五分　紫草一钱半　石菖蒲七分　麦冬三钱（去心）　银花一钱半　炒姜蚕三钱　大豆卷三钱　（引）鲜竹叶卅片　鲜荷叶一圈

二帖。

‖ 081-1 ‖

郑　暑邪，发热昏谵，脉浮弦，舌黄头疼。症非轻，尤防厥闭，候正。六月廿五日

薄荷一钱　连翘三钱　淡豉二钱　石菖蒲七分　焦栀三钱　银花一钱半　炒黄芩一钱半　滑石四钱　光杏仁三钱　煨葛根一钱半　广橘红一钱半　（引）活水芦根五钱

二帖。

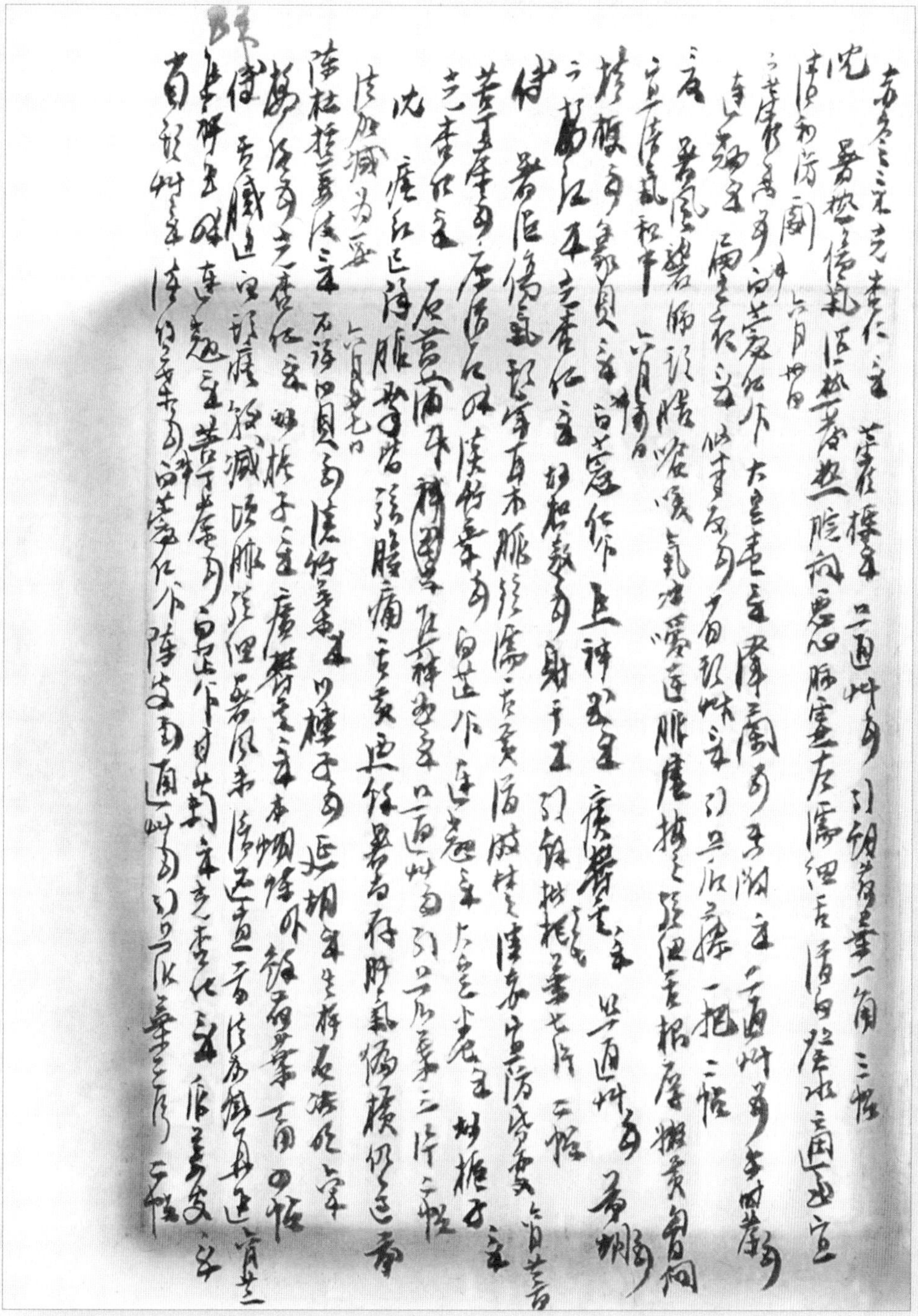

图 024 史介生手稿／暑（16）●

● 本图中第 1 案为未标示的重复医案；第 5 案虽标示"重"，但检查全文未见重复医案。释
文见第 058 ～ 061 案。

047 ▶

▌081-2▐

又　汗出热不解，昏谵未除，脉劲，舌黄口燥，头犹疼。症尚重，还防厥闭之变，候正。六月廿七日

薄荷一钱　连翘三钱　石菖蒲七分　葛根一钱半　炒淡芩二钱　老式天竺黄一钱半　银花一钱半　光杏仁三钱　淡竹叶一钱半　贯仲一钱半　大豆卷三钱　炒姜蚕一钱半　（引）活水芦根五钱

二帖。

▌081-3▐

又　痦未尽达，热已继缓，脉弦劲，舌黄，昏谵已除。仍遵前法加减再进，不致变，以冀渐差。七月初一日

淡竹叶一钱半　连翘三钱　酒炒黄芩一钱半　贯仲一钱半　光杏仁三钱　蝉衣一钱半　薄荷一钱　葛根一钱半　银花一钱半　大豆卷三钱　焦栀子三钱　原滑石四钱　活水芦根五钱

二帖。

▌081-4▐

又　痦未尽达，脉弦，午夜热炽，舌心黄，汗不大出。症尚重，还防痉厥。宜解肌祛邪。七月初四日

酒炒柴胡一钱　连翘三钱　淡芩一钱半　瓜蒌根三钱　葛根一钱半　炒姜蚕一钱半　苦丁茶一钱半　炒栀子三钱　银花一钱半　光杏仁三钱　贯仲二钱　（引）活水芦根五钱　鲜竹叶卅片

二帖。

▌082▐

周　暑热由卫入营，午夜发热，脉濡数，舌心红，少津，便溺赤，神识恍惚。宜防变幻。七月二日

瓜蒌根三钱　连翘三钱　益元散三钱（荷包）　元参三钱　银花一钱半　扁豆衣三钱　炒栀子三钱　广郁金三钱　光杏仁三钱　铁皮鲜石斛三钱　石菖蒲七分　（引）鲜竹叶卅片　西瓜翠衣五钱　丝瓜皮五钱

二帖。

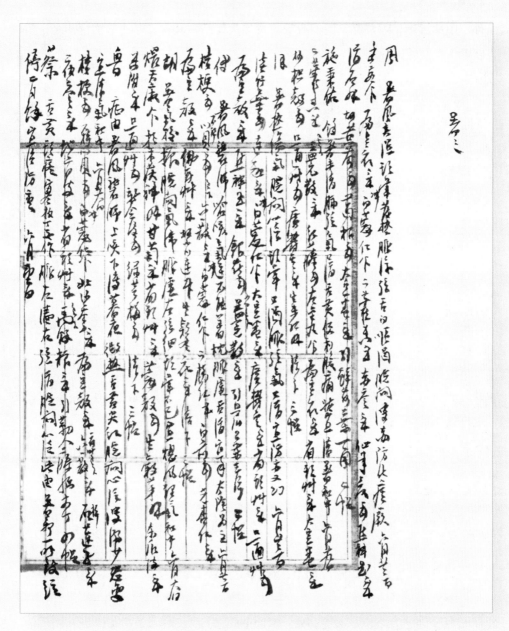

图 025　史介生手稿/暑（17）❶

❶　本图中释文见第 062 ～ 068 案。

083

孙　阳明暑热，舌黄腻，脘闷心泛，发热大便结，耳木。藉小陷胸汤治之，防厥闭，候正。七月廿二日

杜栝蒌子三钱（杵）　姜汁炒川连七分　仙半夏一钱半　炒枳实一钱半　光杏仁三钱　淡竹叶一钱半　苦丁茶一钱半　焦栀三钱　制军三钱　元明粉一钱　丝通草一钱半

清下，二帖。

084

王　白㾦屡发，脉小数，心悸，头晕耳鸣，溲溺少。宜清养肺胃，以熄余邪。七月十三日

北沙参三钱　川贝一钱半　淡竹叶一钱　生谷芽四钱　抱木茯神四钱　地骨皮三钱　新会皮一钱半　光杏仁三钱　炒远志肉八分　省头草三钱　丝通草一钱半　（引）鲜荷叶一角

三帖。

085

孙　伏暑秋发，头疼发热，无汗，脉浮弦，舌黄厚，腹痛气滞。宜辛凉轻解，防重。七月廿九日

薄荷一钱半　连翘二钱　淡豉二钱　荆芥一钱半　广郁金三钱　炒枳壳一钱半　桔梗一钱半　陈皮一钱半　山楂三钱　青木香七分　红藤一钱半

清下，二帖。

086

施　暑风袭肺，脉弦细数，舌白，呛咳音嘶。虑恐失血。七月初一日

桔梗一钱　扁豆壳三钱　射干一钱　光杏仁三钱　川贝一钱半　六一散三钱　兜铃子一钱　石决明六钱　广橘红一钱　南沙参三钱　生米仁四钱

清下，三帖。

087

李　㾦发如麻，大便已通，脉左劲右濡，潮热不清，舌微黄。还防变端。七月初五日

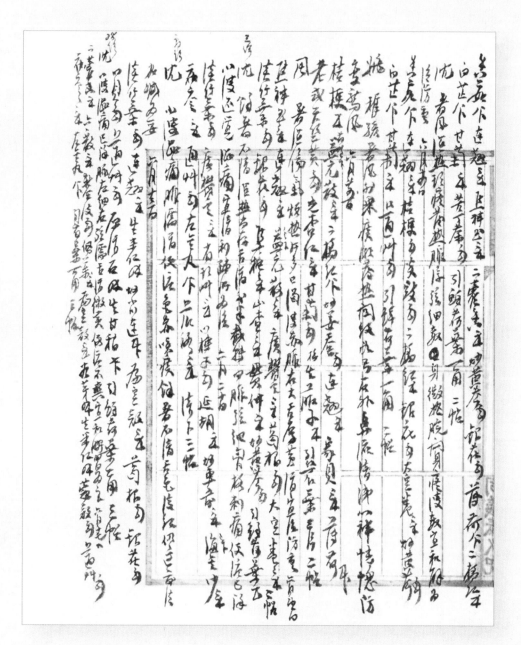

图 026　史介生手稿 / 暑（18）**❶**

❶　本图中第 4～6 案，分别标示"三诊""初诊""次诊"，位置做相应调整。释文见第 069～072-3 案。

酒炒淡芩一钱半　连翘三钱　石菖蒲七分　炒姜蚕三钱　寒水石三钱　白蔻仁八分（冲）　淡竹叶一钱半　光杏仁三钱　贯仲二钱　广郁金二钱　大豆卷三钱　（引）鲜荷叶一圈

三帖。

▌088▌

边　暑风袭肺，呛咳气急，脉数右滑，舌微黄，腹痛便利。宜清肺气为主。七月廿八日

桔梗一钱半　川贝一钱半　六一散三钱　南沙参三钱　扁豆衣三钱　广橘红一钱　桑叶三钱　茯苓三钱　光杏仁三钱　马兜铃一钱　蔻壳一钱半　（引）鲜枇杷叶三片（去毛）

三帖。

▌089▌

李　暑风袭肺，咳痰气急，关纹青紫，右淡红如鱼骨，面色微青。恐变惊风。七月初三日

仙半夏一钱半　煅石膏三钱　光杏仁三钱　桔梗一钱　炒姜蚕三钱　老式天竺黄一钱半　象贝三钱　广橘红一钱　白前一钱半　瓜蒌皮三钱　射干八分　（加）活水芦根五钱

二帖。

▌090▌

金　舌红苔微黄，脉虚咳痰，临晚微寒发热，四肢酸楚，此由暑湿客气之伤。姑宜清利。七月二十日

鲜生地四钱　炒知母一钱　益元散三钱（荷叶包下）　大豆卷三钱　川贝一钱半　橘红一钱　光杏仁三钱　扁豆衣三钱　元参三钱　炒栀子二钱　黄草川石斛三钱　（引）荷叶边一圈

三帖。

▌091▌

张　白痦已现，其色不泽，脉左细，右弦濡，舌心焦黄，神倦耳木。尤防外脱内闭，候正。七月二十日

铁皮鲜石斛二钱　连翘三钱　贯仲一钱半　淡竹叶一钱半　原滑石四钱　银花一钱半　苦丁茶一钱半　茯神四钱　石菖蒲七分　杏仁三钱　炒姜蚕一钱半　（引）荷叶边一圈

二帖。

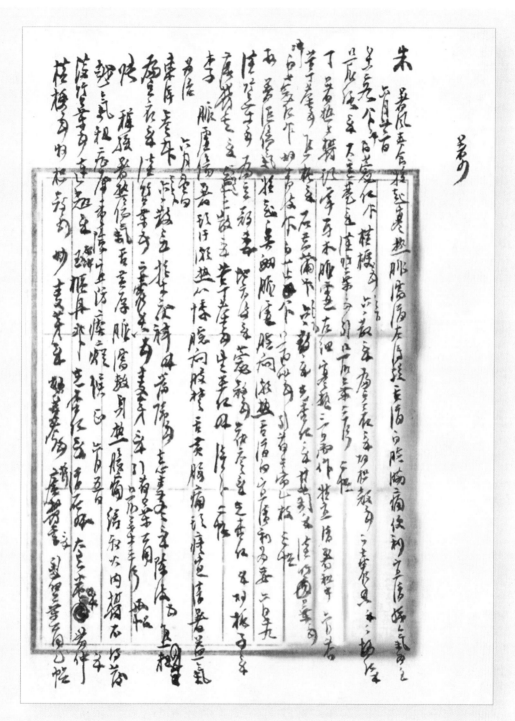

图 027　史介生手稿 / 暑（19）❶

❶　本图中第 4、5 案为未标示的重复医案。释文见第 073 ～ 075 案。

053 ▶

┃092┃

童　暑湿伤气，午后微寒发热，脉濡数，舌黄滑，手足烦疼，身痛走注。宜防变。七月初五日

晚蚕沙三钱（包下）　连翘三钱　防己一钱半　棉茵陈三钱　炒黄芩一钱半　大豆卷三钱　光杏仁三钱　原滑石四钱　海桐皮三钱　炒枳壳一钱半　片姜黄八分　桑枝尺许

二帖。

┃093┃

项　伏暑秋发，头疼身痛，发热，脉濡数，左关弦，舌嫩黄，溲赤，若化疟则轻。七月廿九日

薄荷一钱　连翘三钱　大豆卷三钱　仙半夏一钱半　炒黄芩一钱半　原滑石四钱　广藿香二钱　炒栀子三钱　杏仁三钱　焦神曲三钱　苦丁茶一钱

清煎，二帖。

┃094┃

胡　秋暑内逼，气分阻闭，脉虚舌白，头疼，寒热交作。宜治防重。七月十三日

瓜蒌皮三钱　光杏仁三钱　淡豉二钱　仙半夏一钱半　炒淡芩一钱半　厚朴一钱　白芷八分　炒枳壳一钱半　广郁金三钱　六一散三钱（包下）　白蔻仁八分（冲）　（引）丝瓜叶三片

二帖。

┃095┃

施　舌黄厚，脉虚濡，左弦细，脘闷心泛，小溲赤涩，此暑湿热郁遏三焦。宜苦辛寒清利，防变。七月十二日

广藿香二钱　姜汁炒川连六分　厚朴一钱　仙半夏一钱半　焦神曲三钱　酒炒黄芩一钱半　大豆卷三钱　枳壳一钱半　原滑石四钱　光杏仁三钱　丝通草一钱半

清下，二帖。

┃096┃

某　暑风发热，呛咳欲呕，脉寸滑数，舌白两缕焦，身疼肢楚，口燥。姑宜清解，防昏蒙之变，候正。七月初二日

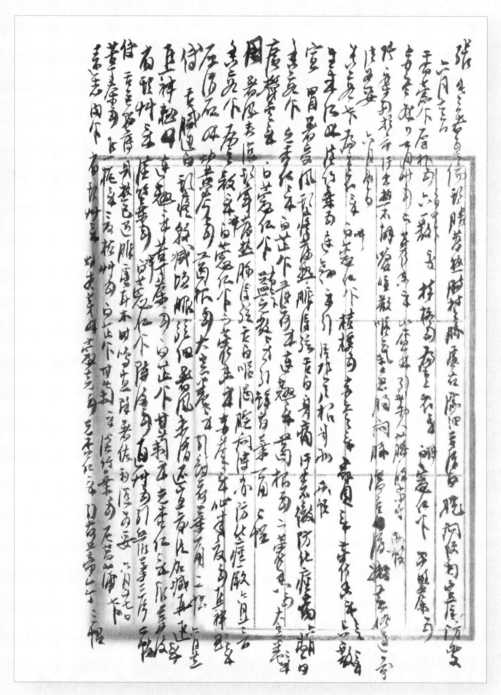

图 028　史介生手稿 / 暑（20）[1]

①　本图中第 1、2、4、5 案为未标示的重复医案。释文见第 076、077 案。

055

淡豉一钱半　煅石膏三钱　仙半夏一钱半　鲜竹茹三钱　连翘三钱　橘皮一钱　象贝三钱　光杏仁三钱　桔梗一钱半　原滑石四钱　白蔻仁八分（冲）（引）活水芦根五钱

二帖。

▌097▌

孙　余暑湿热未清，脉虚左弦，潮热面浮，舌色已和。宜治防肿。七月初四日

仁记参五分　扁豆壳三钱　茯苓三钱　银胡一钱　地骨皮三钱　怀药三钱　新会皮一钱半　炒谷芽四钱　生米仁四钱　光杏仁三钱　丝通草一钱半

清下，三帖。

▌098▌

方　暑湿伤气，日久不已，脉虚左弦细，舌微黄，脘闷溲赤，跗酸。姑宜清暑利湿为治。七月初七日

棉茵陈三钱　白芷八分　益元散三钱（包下）　黄草川石斛三钱　炒黄芩一钱半　茯苓三钱　泽泻三钱　蔻壳一钱半　大腹绒三钱　生米仁四钱　豨莶草三钱　（引）荷梗尺许

三帖。

▌099▌

王　秋感引动伏暑，头疼，寒热往来，脉浮数，舌黄，便闭溲赤。姑宜清解，防变。八月初五日

薄荷一钱半　连翘三钱　牛蒡子一钱半　淡芩一钱半　枳壳一钱半　大豆卷三钱　荆芥一钱半　焦枝三钱　杏仁三钱　广□□[1]三钱　六一散三钱　桑枝尺许

二帖。

▌100▌

边　秋暑上郁，头晕耳木，发热乍寒，脉濡，舌边黄腻，胸闷自利。宜防外脱内闭，候正。八月初八日

苦丁茶一钱半　厚朴一钱　淡竹叶一钱半　六一散三钱（包下）　扁豆壳三钱　银花一钱半　石菖蒲五分　焦栀三钱　丝通草一钱半　广郁金三钱　省头草三钱　（引）鲜荷蒂一个

二帖。

---

❶　广□□：手稿不清，疑为"广郁金"。

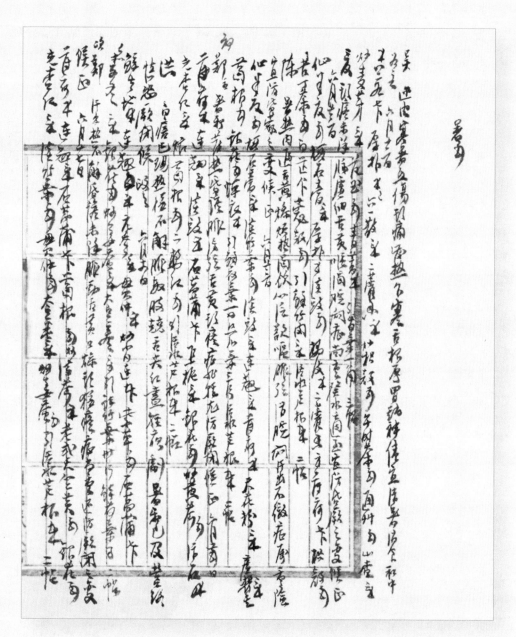

图 029　史介生手稿/暑（21）❶

❶　本图中第1案为未标示的重复医案；第4、6案分别标示"初""次"，位置做相应调整。
释文见第 078～081-1、081-2 案。

‖101‖

方 余暑未清，脉濡，舌黄根厚，喉有贮痰，身微热，便溏溲赤。姑宜清暑利湿。八月十二日

广藿梗二钱 六一散三钱（包下） 大豆卷三钱 大腹绒三钱 扁豆衣三钱 丝通草一钱半 省头草三钱 生米仁四钱 焦神曲三钱 新会皮一钱半 炒谷芽四钱 （引）荷叶一角

三帖。

‖102‖

郭 秋感引动伏暑，头疼发热，口燥，脉寸浮弦，舌黄，胸闷便结。当清表里，慎防昏蒙之变，候正。八月廿二日

薄荷一钱半 牛蒡子一钱半（杵） 炒黄芩一钱半 元明粉一钱 连翘三钱 炒栀子三钱 炒枳壳一钱半 银花一钱半 广郁金三钱 瓜蒌皮三钱 天花粉一钱 （引）鲜竹叶卅片

二帖。

‖103‖

张 秋感引动伏暑，身疼，寒热交作，舌厚黄滑，脉弦濡，脘闷恶心，溲赤。宜清解为治，防剧。八月十七日

焦神曲四钱 薄荷一钱 大豆卷三钱 广藿香三钱 山楂三钱 苏梗三钱 炒麦芽三钱 原滑石四钱 炒黄芩一钱半 橘皮一钱半 苦丁茶一钱半

清煎，二帖。

‖104‖

童 秋感引动伏暑，头胀，寒热交作，脉浮濡数，舌黄溲赤。宜清解，防重。七月廿四日

薄荷一钱半 连翘三钱 炒黄芩一钱半 淡豉二钱 枳壳一钱半 原滑石四钱 荆芥一钱半 光杏仁三钱 焦神曲四钱 广郁金三钱 通草一钱半 （引）鲜荷叶一角

二帖。（注：104案的手稿见图073，第3案）

‖105‖

胡 秋感，倏热忽寒，身疼肢楚，夜寐恍惚不安，舌厚微灰，脉濡数，胃钝，小

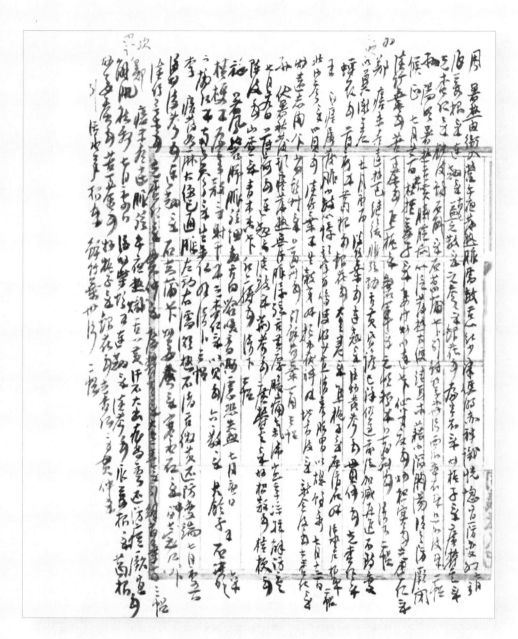

图 030　史介生手稿／暑（22）❶

❶　本图中第 3、8 案分别标示"三诊""四诊"，调整位置接上页。释文见第 081-3、
081-4 ～ 087 案。

溲热结。宜栀豉主治，防剧。七月廿八日

炒栀子二钱　淡豉一钱半　仙半夏一钱半　桔梗一钱半　连翘三钱　橘红一钱半　焦神曲三钱　枳壳一钱半　丝通草一钱半　炒麦芽三钱　大豆卷三钱　（引）鲜竹肉一九

二帖。（注：105案的手稿见图073，第4案）

▌106▐

陈　秋感引动伏暑，身微热，舌厚嫩黄，脉濡数，便利腹痛。宜治防痢。七月望日

广藿香二钱　原滑石四钱　红藤一钱半　大豆卷三钱　赤苓三钱　扁豆衣三钱　广木香七分　川连七分（吴萸三分拌炒）　山楂三钱　省头草三钱　丝通草一钱半　（引）勒人藤脑十四个

二帖。（注：106案的手稿见图073，第5案）

▌107▐

某　重感，发热乍寒，脉弦气口大，头晕耳木，四肢酸楚。宜清解为治。六月五日

淡豉一钱半　白蔻仁八分（冲）　光杏仁三钱　苦丁茶一钱半　连翘三钱　六一散三钱（包下）　炒黄芩一钱半　天花粉二钱　生米仁四钱　淡竹叶一钱半　青蒿梗一钱半　（引）荷叶一角

二帖。（注：107案的手稿见图004，第2案）

▌108▐

黄　暑湿伤气，始起泻痢，继呛咳，心泛欲呕，脉濡，舌滑，中心淡黄，腹痛。姑宜清气、和中、平肝。七月初三日

广藿香二钱　川贝一钱半　桔梗一钱半　白蔻仁八分（冲）　省头草三钱　杏仁三钱　仙半夏一钱半　左金丸八分　丝通草一钱半　炒枳壳一钱半　佛手花八分　鲜荷叶一角

二帖。（注：108案的手稿见图151，第5案）

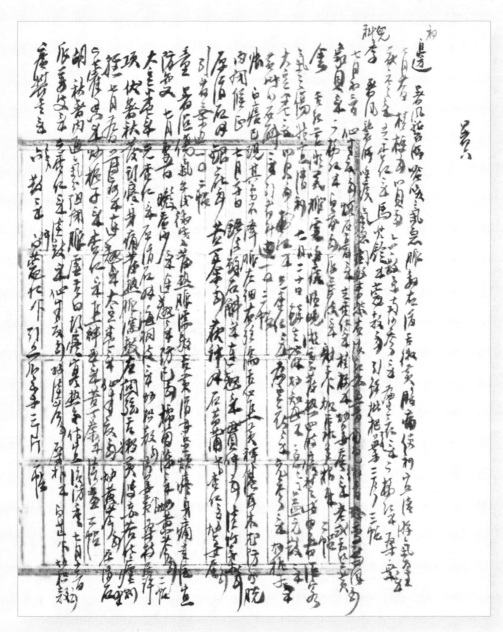

图 031　史介生手稿 / 暑（23）❶

❶　本图释文见第 088 ～ 094 案。

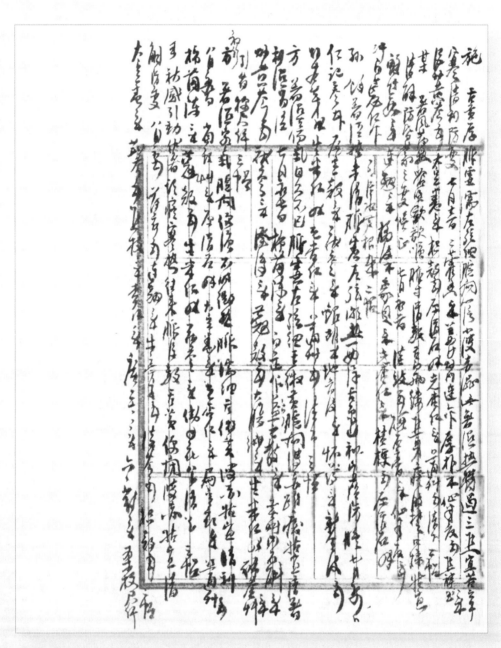

图 032　史介生手稿 / 暑（24）[1]

---

❶　本图中第 5 案为未标示的重复医案。释文见第 095 ～ 099 案。

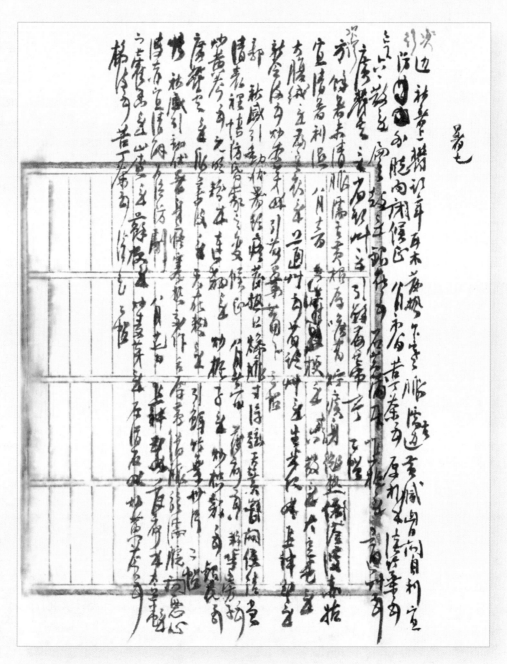

图 033　史介生手稿 / 暑（25）[1]

---

❶　本图释文见第 100 ～ 103 案。

三　湿（109～204）

▋109▋

言　湿热尚存，便利色赤，脉濡，按之涩滞，身微热，舌微黄根厚。宜清热、和中、利湿。午月廿八日

秦皮一钱半　炒黄芩一钱半　赤苓四钱　大腹绒三钱　原滑石四钱　广藿香二钱　猪苓一钱半　炒枳壳一钱半　大豆卷三钱　山楂三钱　银花一钱半　（引）荷叶半张

三帖。

▋110▋

任　潮热不清，舌色滑白，根腻，脉弦濡。中焦窒格，宜清热、和中、祛邪。六月八日

青皮八分　厚朴一钱半　大腹绒三钱　青蒿一钱　炒黄芩一钱半　仙半夏一钱半　生香附二钱　蔻壳一钱半　炒谷芽四钱　丝通草一钱半　省头草三钱　（引）荷叶一角

三帖。

▋111▋

魏　秋感湿热，身热乍寒，脉浮弦数，舌黄滑，腰痹身疼。宜解表以清利。八月廿九日

薄荷一钱半　连翘三钱　大豆卷三钱　焦栀三钱　滑石四钱　光杏仁三钱　淡竹叶一钱半　生米仁四钱　棉茵陈三钱　广藿香二钱　豨莶草三钱　（引）桑梗尺许

二帖。

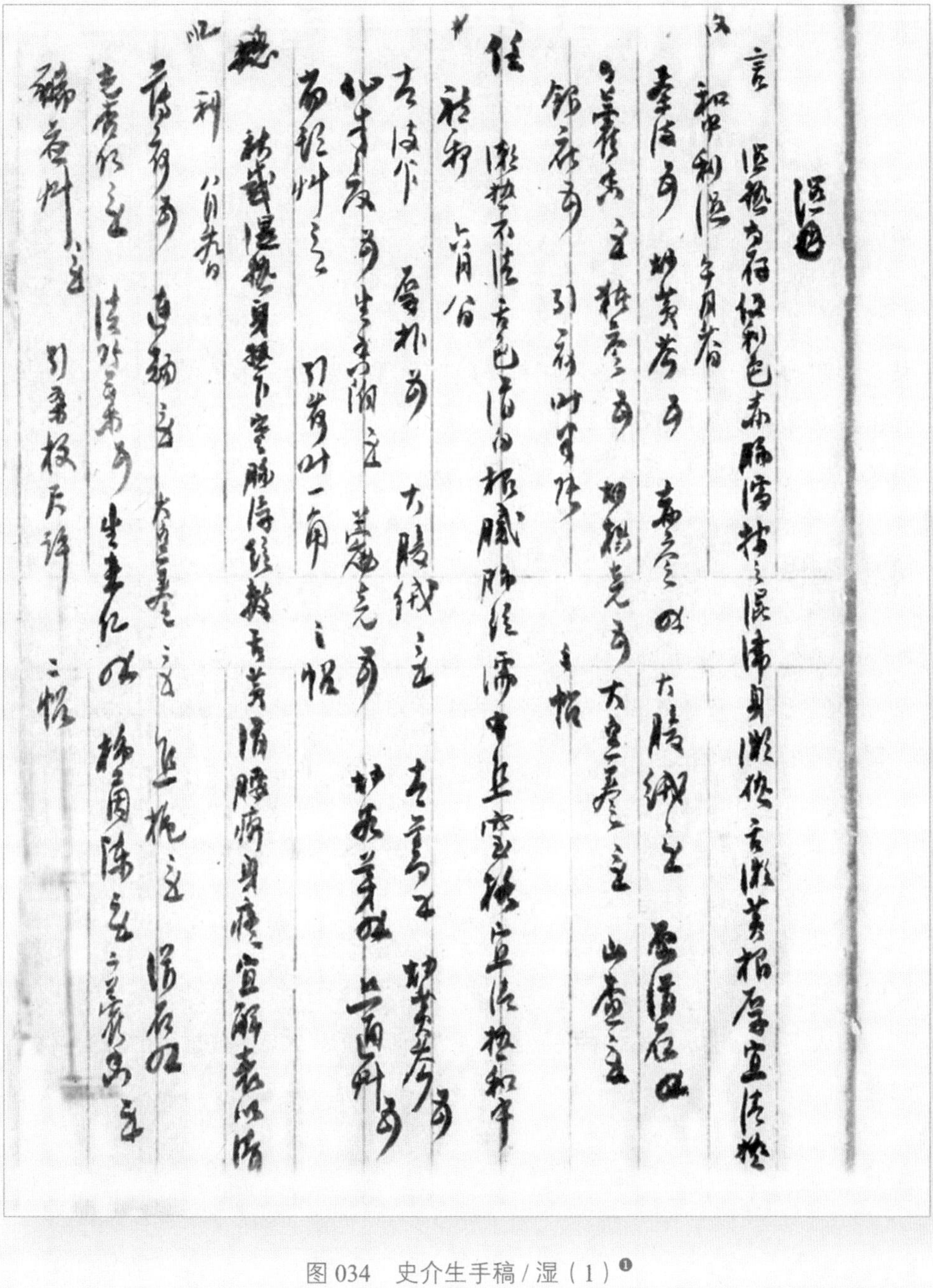

图 034　史介生手稿 / 湿（1）[1]

---

❶ 本图释文见第 109 ～ 111 案。

┃112┃

某　脱力夹湿热，脉弦濡，舌黄溲赤，呛咳气逆，面色萎黄。宜治防剧。二月初四日

棉茵陈三钱　光杏仁三钱　白前一钱半　仙半夏一钱半　赤苓三钱　广橘红一钱半　金沸花三钱（包煎）　丝通草一钱半　海石三钱　原滑石四钱　豨莶草三钱

清煎，三帖。

┃113┃

某　湿阻肺卫，夹杂感冒，脉濡细，呛咳沉重，溲赤，舌色微黄，午后潮热不清。宜止嗽以清利为治。小春十九日

桔梗一钱半　炙甘草五分　茯苓三钱　棉茵陈三钱　杏仁三钱　通草一钱半　秦艽一钱半　生米仁四钱　金沸花三钱（包下）　仙半夏一钱半　炒黄芩一钱半

清煎，三帖。

┃114┃

某　湿郁气滞，右脉弦濡，左涩滞，舌滑微白底红，食入脘中作痛，跗重，小溲午赤。宜越鞠丸法加减治之。

焦神曲三钱　制香附二钱　焦栀二钱　棉茵陈三钱　白蔻仁八分（冲）　广郁金三钱（原，杵）　青皮八分　沉香曲一钱半　延胡二钱　通草一钱半　佛手花八分　豨莶草三钱

清煎，三帖。

┃115┃

某　病久成损，咳嗽久累，舌色黄滑，脉弦细，溲赤。湿热蕴蓄，虑恐变端。

棉茵陈三钱　茯苓三钱　黄草斛三钱　紫菀一钱半　生米仁四钱　通草一钱半　仙半夏一钱半　川贝一钱半（不杵）　省头草三钱　藿梗二钱　蔻壳一钱半

清煎，三帖。

┃116┃

某　湿阻气痹，脘闷胃钝，便闭，脉弦细，右涩滞，癸涩迟滞。宜开气分为主。四月廿三日

瓜蒌皮四钱　厚朴一钱半　蔻壳一钱半　杏仁三钱　大腹绒三钱　省头草三钱　枳实一

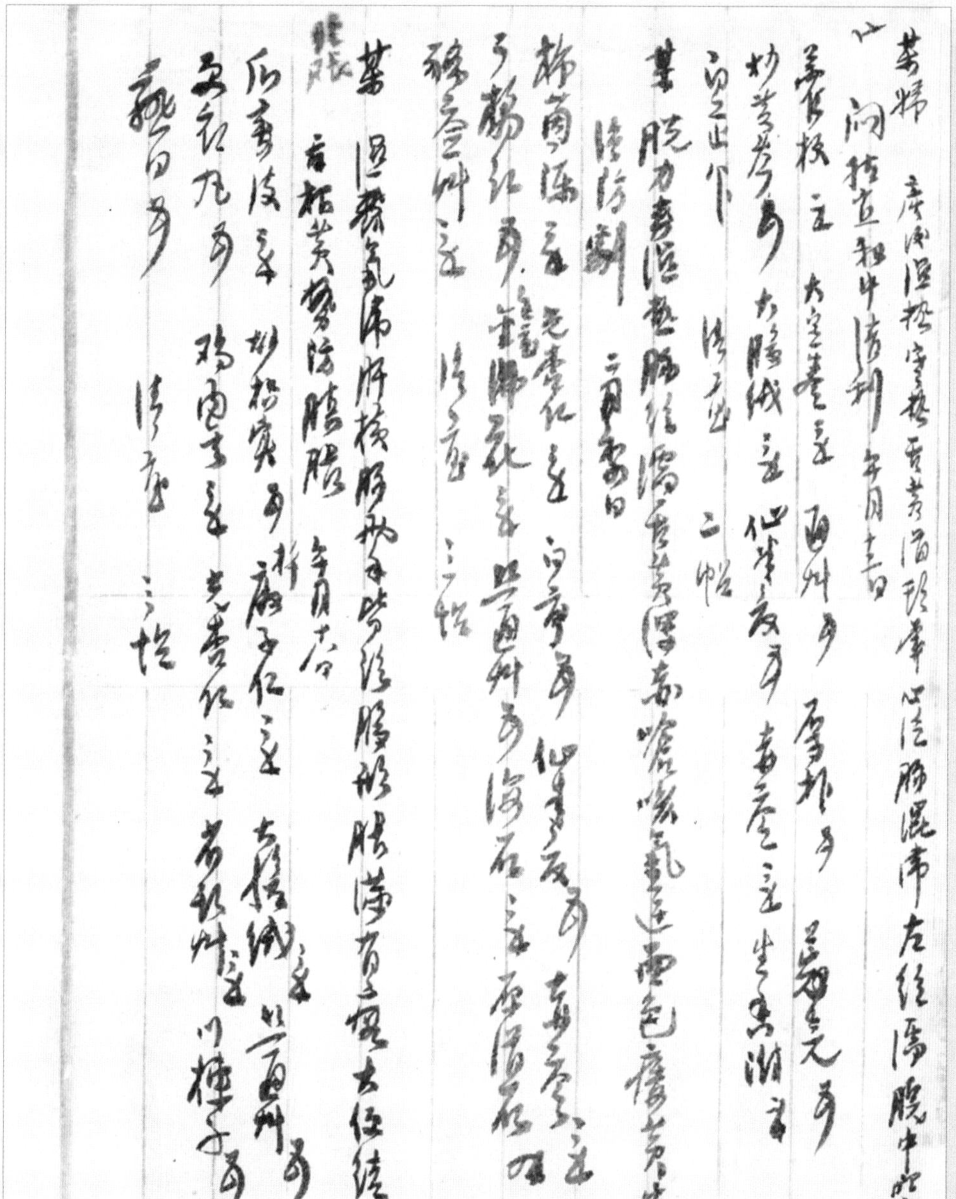

图 035　史介生手稿 / 湿（2）[1]

❶ 本图中第 1 案为未标示的重复医案，第 3 案标示“肿胀”。释文见第 112 案。

钱半　陈皮一钱半　通草一钱半　晚蚕沙三钱（包下）红藤一钱半

清煎，三帖。

117

某　潮热不清，舌黄厚微焦，牙疼溲赤。湿热尚存，宜清利为治，防变。六月七日

淡竹叶一钱半　连翘三钱　大豆卷三钱　棉茵陈三钱　杏仁三钱　陈皮一钱半　焦栀三钱　炒黄芩一钱半　原滑石四钱　焦神曲三钱　丝通草一钱半　（引）荷叶一角

二帖。

118

某　湿热伤气，兼肝阳犯胃，脉弦细，舌黄厚，脘格心泛，身微热，夜不安寐。宜温胆、和胃、清肝。九月初三日

仙半夏一钱半　陈皮一钱半　抱木茯神四钱（辰砂染）左金丸八分　焦山栀三钱　蔻壳一钱半　沉香曲一钱半　枳实一钱半　淡竹叶一钱半　焦神曲三钱　炒麦芽三钱　（引）鲜竹肉一丸

三帖。

119

某　嗜酒湿胜，六脉濡细，舌色薄白，腹鸣便利，咳逆，身微热。宜正气散加减治之。四月廿八日

大腹绒三钱　苏梗一钱半　陈皮一钱　厚朴一钱　赤苓三钱　桔梗一钱半　广藿香二钱　原滑石四钱　葛花一钱　猪苓一钱半　鸡距子三钱

清煎，三帖。

120

某　湿热寒热，脉涩滞，左弦濡，舌滑白，脘闷，便结溲赤。宜和中清利。午月初七日

炒青皮八分　厚朴一钱半　枣槟三钱　棉茵陈三钱　光杏仁三钱　瓜蒌皮三钱　威灵仙一钱半　原滑石四钱　炒淡芩一钱半　仙半夏一钱半　通草一钱半　（引）桑梗尺许

二帖。

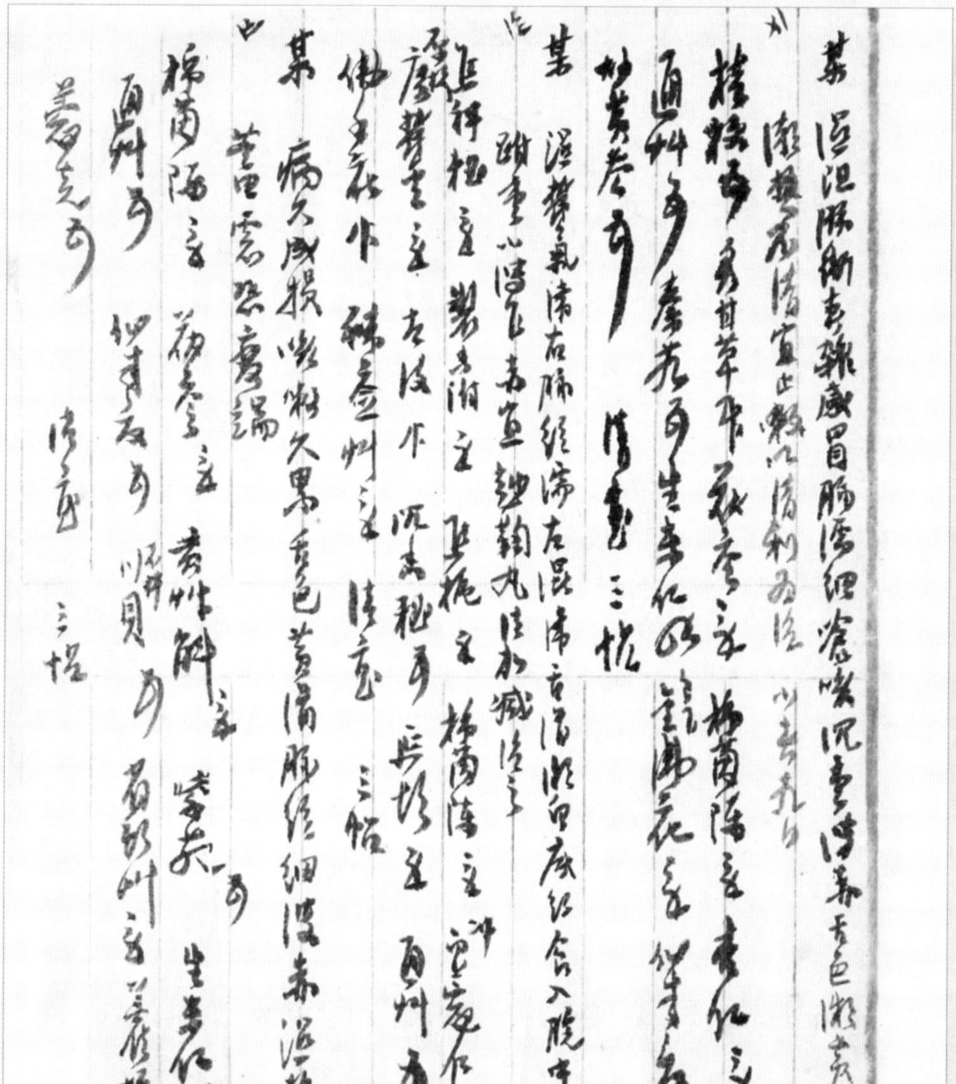

图 036　史介生手稿 / 湿（3）[1]

❶ 本图释文见第 113 ～ 115 案。

┃121┃

某 湿邪夹食，头疼晕，心泛，脉濡右大，舌黄厚，身疼肢楚，脘闷。宜治防剧，候正。五月十二日

大腹绒_{三钱} 苏梗_{一钱半} 焦神曲_{四钱} 大豆卷_{三钱} 连翘_{三钱} 橘红_{一钱} 广藿香_{二钱} 山楂_{四钱} 炒黄芩_{一钱半} 白芷_{八分} 炒麦芽_{三钱} （引）桑梗_{尺许}

二帖。

┃122┃

某 湿邪，发热乍寒，脉弦濡，舌根厚，腹痛似痢，溲赤胃钝。宜和中清利。午月十五日

广藿香_{二钱} 滑石_{四钱} 红藤_{一钱半} 大腹绒_{三钱} 苏梗_{一钱半} 厚朴_{一钱} 楂炭_{三钱} 炒白芍_{一钱半} 炒黄芩_{一钱半} 神曲_{三钱} 大豆卷_{三钱}

清煎，二帖。

┃123┃

某 寒热较差，脉涩滞，左濡，舌滑白，脘闷溲赤。宜和中清利。午月廿五日

炒青皮_{八分} 厚朴_{一钱} 大腹绒_{三钱} 棉茵陈_{三钱} 蔻壳_{一钱半} 沉香曲_{一钱半} 杏仁_{三钱} 通草_{一钱半} 炒谷芽_{四钱} 仙半夏_{一钱半} 陈皮_{一钱}

清煎，二帖。

┃124┃

某 秋感湿热，舌微黄，身热便利，汗出不解，脉浮濡数，脘闷。恐变患痢。九月初三日

广藿香_{一钱半} 原滑石_{四钱} 大豆卷_{三钱} 酒炒川连_{七分} 赤苓_{三钱} 省头草_{三钱} 广木香_{七分} 山楂_{三钱} 银花_{一钱半} 贯仲_{三钱} 丝通草_{一钱半} （引）勒人藤脑_{十四个} 荷叶_{半张}

两帖。

┃125┃

某 湿邪夹食，寒热往来，中脘胀闷，心泛腰痛，舌色灰黄带滑。慎恐昏蒙之变，宜保和丸法加减治之。十一月二十日

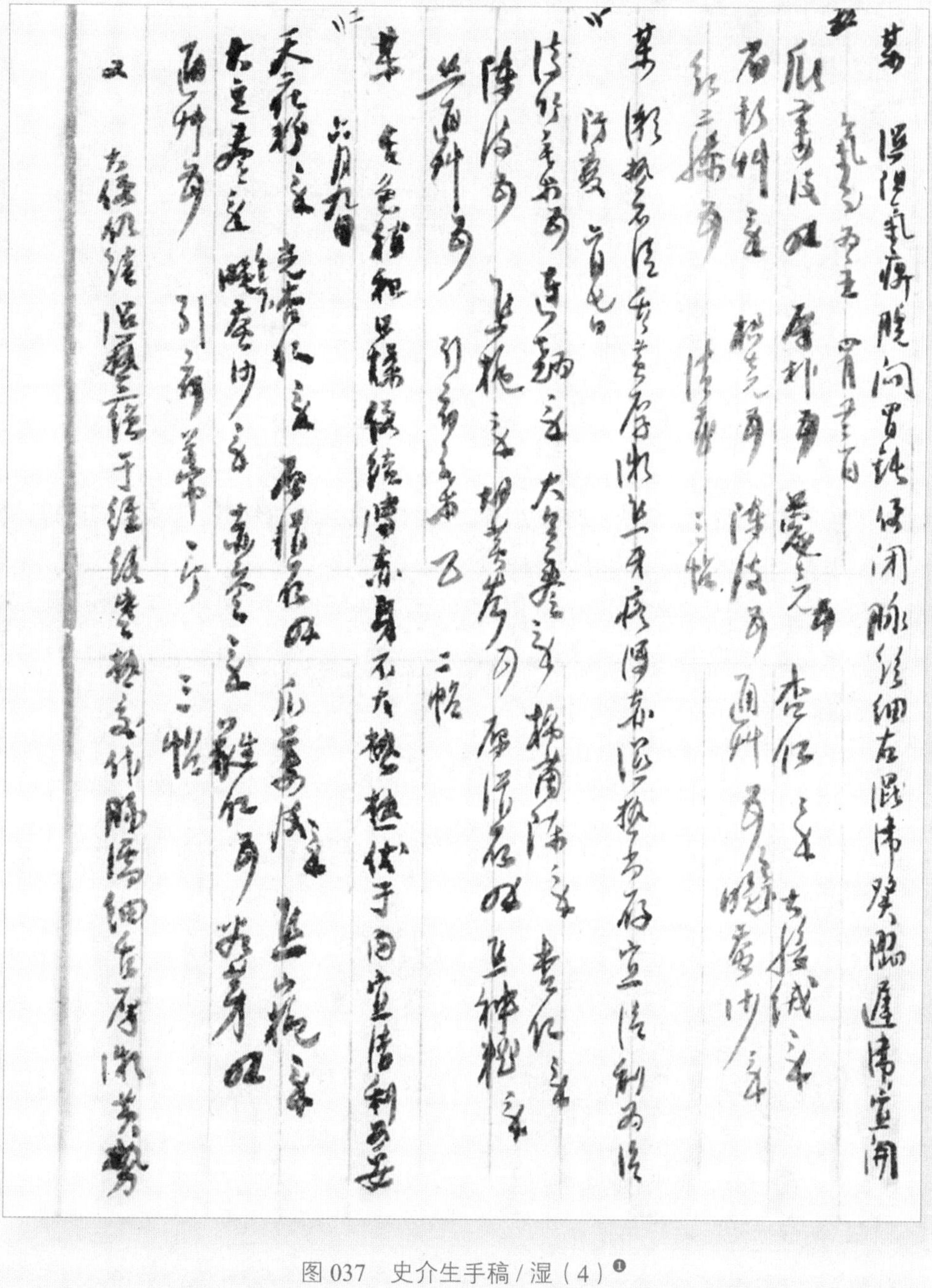

图 037　史介生手稿 / 湿（4）[1]

[1] 本图中第 3、4 案为未标示的重复医案。释文见第 116、117 案。

焦神曲_{三钱} 连翘_{三钱} 仙半夏_{一钱半} 广藿香_{二钱} 陈皮_{一钱半} 厚朴_{一钱半} 棉茵陈_{三钱} 豨莶草_{三钱} 白蔻仁_{八分（冲）} 大腹绒_{三钱} 通草_{一钱半}

清煎，二帖。

▌126▌

某　邪干肺卫，湿渍太阴，以致上咳下泻，脉濡细，舌滑。宜顺气和中。小春二十日

广藿香_{二钱} 川贝_{一钱半（不杵）} 砂仁_{七分（冲）} 桔梗_{一钱半} 茯苓_{三钱} 生米仁_{四钱} 香附_{三钱} 苏梗_{一钱半} 通草_{一钱半} 蒸百部_{八分} 橘红_{一钱半} （引）鲜竹肉_{一九}

二帖。

▌127▌

孙　秋感湿热，久累不已，脉弦右滑，恶寒潮热，呛咳气急，胸闷，舌厚黄滑。宜清肺、利湿、化痰。十一月十九日

金沸花_{三钱（包下）} 赤苓_{四钱} 光杏仁_{三钱} 瓜蒌皮_{三钱} 薤白_{一钱半} 淡豉_{一钱半} 前胡_{一钱半} 炒枳壳_{一钱半} 通草_{一钱半} 苏梗_{一钱半} 象贝_{三钱} （引）鲜竹肉_{三钱}

四帖。

▌128▌

某　湿热痞结，气滞脘闷，左脉濡，气口弦滑，腰骱重，舌滑微黄，咳逆。宜防变幻。午月十二日

陈杜梧蒌皮_{一钱半} 省头草_{三钱} 赤苓_{三钱} 白前_{一钱半} 薤白_{一钱半} 光杏仁_{三钱} 通草_{一钱半} 炒白蒺藜_{三钱（去刺）} 炒麦芽_{三钱} 豨莶草_{三钱}

清煎，三帖。

▌129▌

某妇　冲任内隙，夹杂湿热，脉涩，舌滑微黄，寒热交作，脘闷，四肢酸痛。宜治标为先，防成损怯。六月九日

藿香_{二钱} 青蒿梗_{一钱} 神曲_{三钱} 六一散_{三钱（包下）} 厚朴_{一钱} 扁豆衣_{三钱} 赤苓_{三钱} 大腹绒_{三钱} 炒青皮_{八分} 通草_{一钱半} 威灵仙_{一钱半} （引）荷叶_{一角}

三帖。

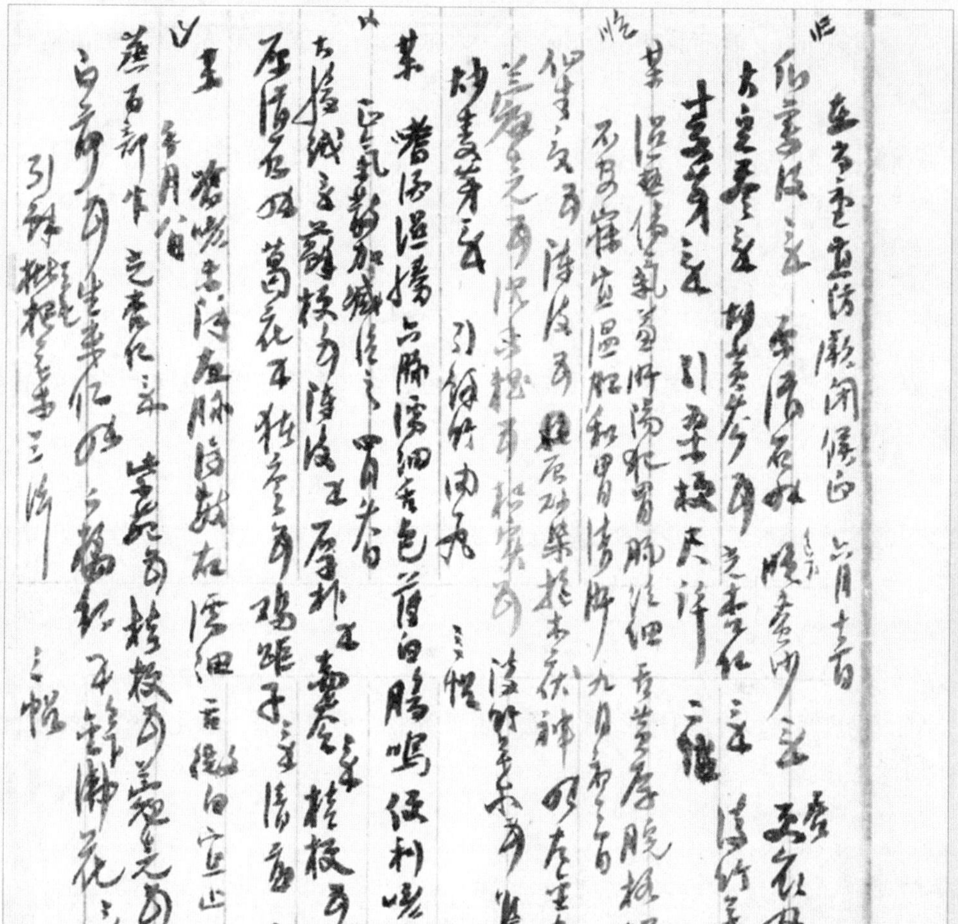

图 038　史介生手稿 / 湿（5）[1]

[1] 本图中第 3 案为未标示的重复医案。释文见第 118、119 案。

▌130-1▌

某　湿热伤气，身痛肢楚，汗出微热，六脉濡细，舌黄，便结溲赤。姑宜清利为妥。六月九日

晚蚕沙三钱（包下）　瓜蒌皮三钱　陈皮一钱半　大豆卷三钱　连翘三钱　赤苓三钱　原滑石四钱　光杏仁三钱　焦神曲三钱　淡竹叶一钱半　焦栀三钱　（引）荷叶一角

三帖。

▌130-2▌

又　宿垢已下，溲溺稍利，顷脉濡数，舌色较薄，头重肢懈，湿未尽净。还宜前法加减为妥。六月十二

晚蚕沙三钱（包下）　淡竹叶一钱半　焦神曲三钱　焦栀三钱　光杏仁三钱　谷芽四钱　炒枳壳一钱半　丝通草一钱半　省头草三钱　原滑石四钱　苦丁茶一钱半　（引）荷叶一角

三帖。

▌131▌

某　湿热寒热，神识乍愦，脉弦濡，舌厚黄滑，小溲涩痛。恐化内蒙，候正。六月十四日

棉茵陈三钱　连翘三钱　光杏仁三钱　栀子三钱　原滑石四钱　生甘梢七分　大豆卷三钱　石菖蒲五分　淡竹叶一钱半　炒黄芩一钱半　通草一钱半　（引）荷叶一角

二帖。

▌132▌

沈　湿郁气滞，脉弦濡，脘闷便泻，舌微黄，肝木凌侮脾胃。宜清肝和中为治。四月廿七日

广藿香一钱半　新会皮一钱半　午时茶一钱半　生米仁四钱　左金丸八分　茯苓三钱　丝通草一钱半　玫瑰花七朵　大腹绒三钱　厚朴一钱　蔻壳一钱半

清煎，三帖。

▌133▌

某　顷脉弦细，舌微黄，中心微灰，脐下犹觉胀闷。总之湿郁气滞，还宜前法加减再进。十一月十八日

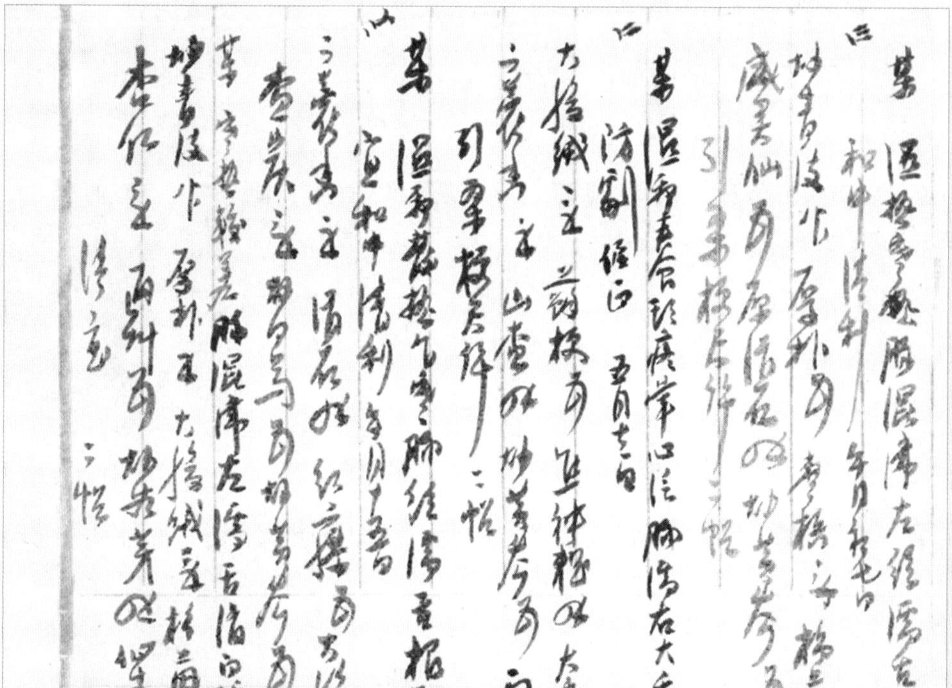

图 039 史介生手稿 / 湿（6）[1]

[1] 本图释文见第 120 ～ 123 案。

川楝子_{一钱半}　黄草川石斛_{三钱}　鸡内金_{三钱}　省头草_{三钱}　延胡_{二钱}　香附_{二钱}　赤苓_{三钱}　新会皮_{一钱半}　炒青皮_{八分}　砂壳_{一钱半}　通草_{一钱半}　路路通_{七颗}

三帖。

▌134▐

某　舌黄边滑，身热乍寒，脉涩细，此属湿邪，咳逆，便结溲赤。宜清利为治。午月八日

瓜蒌皮_{三钱}　大豆卷_{三钱}　前胡_{一钱半}　苏梗_{一钱半}　光杏仁_{三钱}　焦栀_{三钱}　滑石_{四钱}　麦芽_{三钱}　广橘红_{一钱}　炒黄芩_{一钱半}　神曲_{三钱}　（引）桑梗_{尺许}

三帖。

▌135-1▐

吴　湿着经络，周身骨骱酸痛，脉弦濡，舌黄滑，寒热交作。宜清利为妥。午月八日

晚蚕沙_{三钱（布包煎）}　棉茵陈_{三钱}　大腹绒_{三钱}　秦艽_{一钱}　生米仁_{四钱}　威灵仙_{一钱半}　炒黄芩_{一钱半}　通草_{一钱半}　防己_{一钱半}　独活_{一钱半}　豨莶草_{三钱}　（引）桑梗_{尺许}

三帖。

▌135-2▐

又　湿热未净，胃不和，夜寐少稳，脉濡细，舌滑微黄，骨骱酸痛稍减。宜温胆、和胃、清利。午月十二日

仙半夏_{一钱半}　炒枳壳_{一钱半}　棉茵陈_{三钱}　大腹绒_{三钱}　新会皮_{一钱半}　生米仁_{四钱}　干地龙_{一钱}　豨莶草_{三钱}　抱木茯神_{四钱}　晚蚕沙_{三钱（包下）}　丝瓜络_{三钱}　（引）桑梗_{尺许}

四帖。

▌136▐

某　素患胃气，迩夹湿热，舌微黄，脘闷，脉涩右弦，足跗酸痛。宜祛湿和中为治。六月望日

棉茵陈_{三钱}　晚蚕沙_{三钱（包下）}　防己_{一钱半}　片姜黄_{一钱半}　厚朴_{一钱}　生米仁_{四钱}　海桐皮_{三钱}　新会皮_{一钱半}　焦曲_{四钱}　豨莶草_{三钱}　通草_{一钱半}　（引）桑梗_{尺许}

三帖。

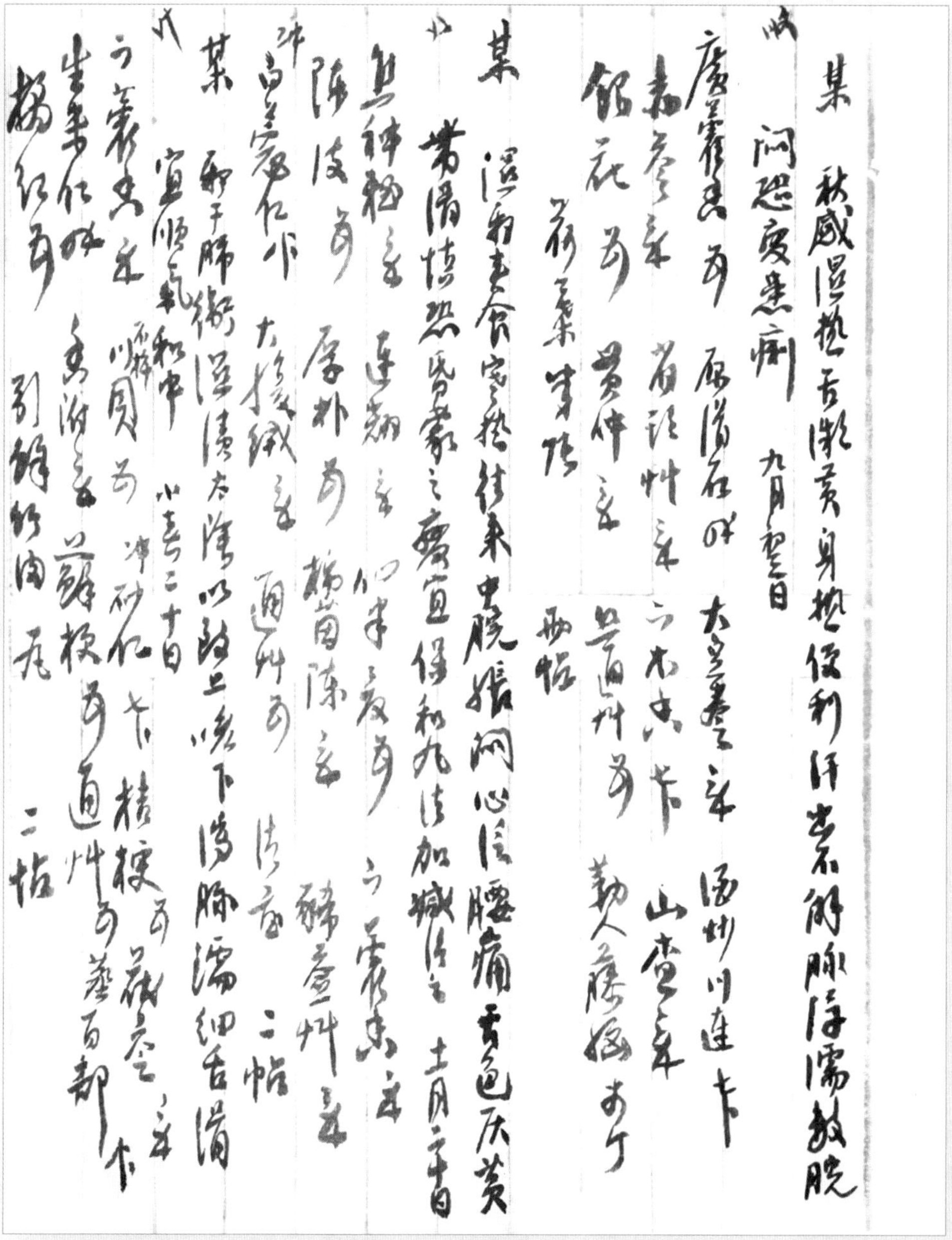

图040　史介生手稿/湿（7）❶

【137】

李　湿热内着，肝木凌侮脾胃，脉弦，气口大，舌黄，食入不运，脘闷。宜太安丸法加减治之。正月廿五日

焦神曲_{三钱} 厚朴_{一钱半} 泽泻_{三钱} 通草_{一钱半} 炒小川连_{六分} 楂炭_{四钱} 猪苓_{一钱半} 午时茶_{一钱半} 仙半夏_{一钱半} 炒茅术_{一钱半} 香附_{二钱} 玫瑰花_{七朵}

清煎，三帖。

【138】

某　湿热寒热，脉弦濡，溲赤，脘闷气逆。宜和中清利为治。午月二十日

炒青皮_{八分} 棉茵陈_{三钱} 原滑石_{四钱} 广橘红_{一钱半} 厚朴_{一钱半} 炒黄芩_{一钱半} 山楂_{三钱} 威灵仙_{一钱半} 大腹绒_{三钱} 仙半夏_{一钱半} 光杏仁_{三钱} （引）桑梗_{尺许}

二帖。

【139】

某　湿热寒热，咳痰不爽，脉濡数左弦，舌黄，大便自利，溲赤。症非轻，宜防变幻。十一月初四日

棉茵陈_{三钱} 前胡_{一钱半} 广橘红_{一钱} 桔梗_{一钱半} 赤苓_{三钱} 枳壳_{一钱半} 银花_{一钱半} 焦神曲_{四钱} 大豆卷_{三钱} 丝通草_{一钱半} 六一散_{三钱（包下）}

清煎，二帖。

【140】

某　湿着阻气，寒热交作，脉弦细，舌滑，便利溺赤。宜神术散加减治之。十一月七日

苍术_{一钱半} 大腹绒_{三钱} 大豆卷_{三钱} 藿香_{一钱半} 防风_{一钱半} 赤苓_{四钱} 猪苓_{一钱半} 橘红_{一钱半} 炙草_{五分} 炒黄芩_{一钱半} 原滑石_{四钱}

清煎，二帖。

【141】

某　湿邪内扰脾胃，始起吐利并作，脉弦，气口大，舌根滑腻，腹痛。宜和中为治。十一月二十日

藿香_{二钱} 川楝子_{一钱半} 桔梗_{一钱半} 山楂_{四钱} 滑石_{四钱} 延胡_{三钱} 炒枳壳_{一钱半}

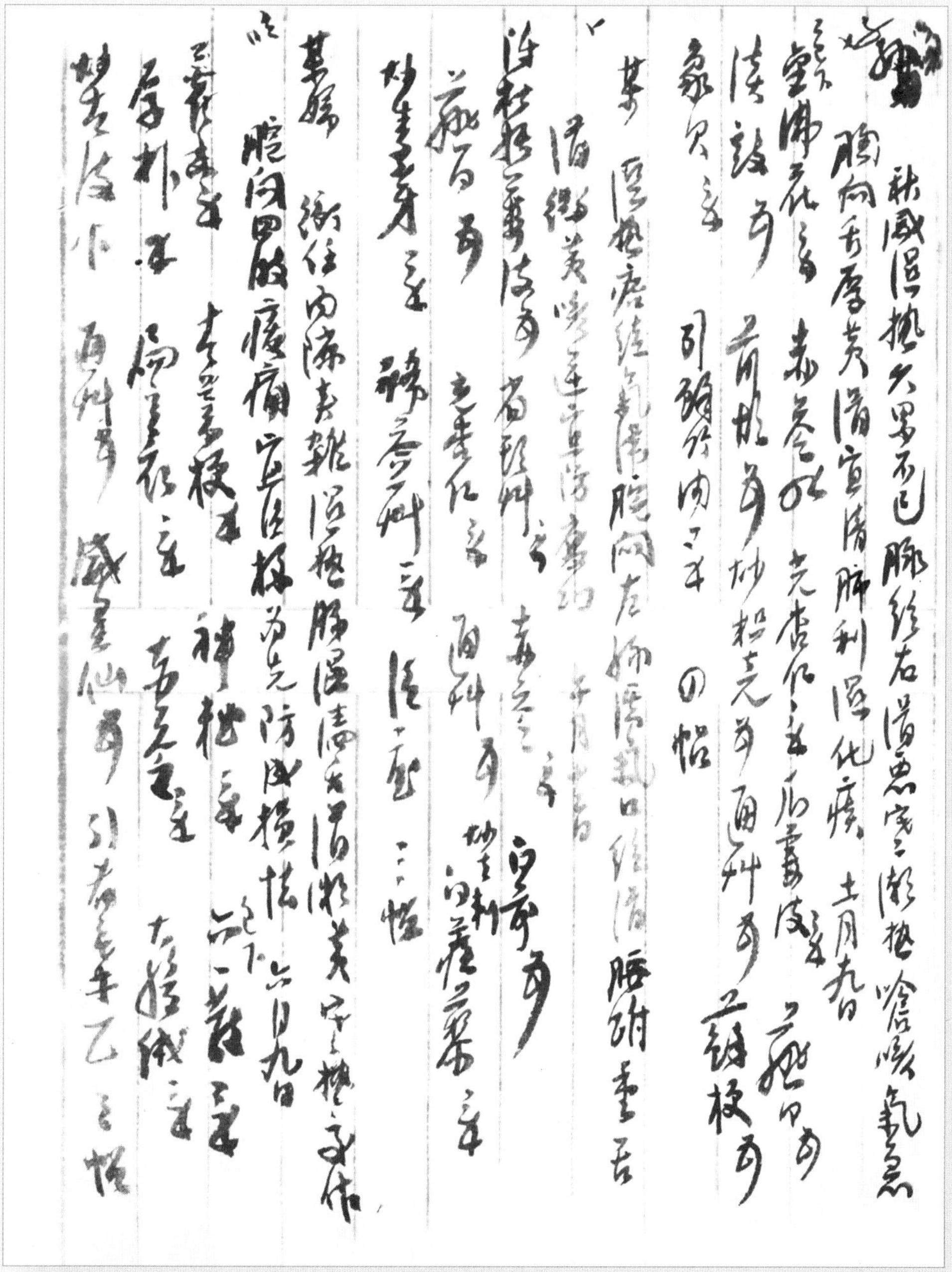

图 041　史介生手稿 / 湿（8）[1]

---

[1]　本图释文见第 127 ～ 129 案。

陈皮一钱半　红藤一钱半　砂仁八分（冲）　炒青皮八分

清煎，二帖。

▌142▐

戴　湿热内着，遭忿夹食，脘闷窒格，便溏不爽，脉弦急，左濡细，舌黄厚滑。宜太安丸法加减治之。五月初二日

神曲四钱　陈皮一钱　黄草川石斛三钱　棉茵陈三钱　炒小川连五分　仙半夏一钱半　枳壳一钱半　炒麦芽三钱　山楂四钱　赤茯苓四钱　丝通草一钱半

清煎，三帖。

▌143▐

袁　案列于前，腹满较和，脉小滑，舌厚腻，趺浮。仍遵前法加减为妥。五月初二日

大腹绒三钱　江西术八分　乌药一钱半　豨莶草三钱　车前三钱　苏梗一钱半　炒谷芽四钱　绿萼梅一钱半　天仙藤三钱　新会皮一钱半　冬瓜皮三钱

清煎，三帖。

▌144▐

邵　湿热伤气，以致中焦格拒，呕泻并作，脉涩滞，四肢乍冷。症势重险，尤防转筋之虑，候正。四月廿九日

广藿香二钱　姜汁炒川连六分　桂枝五分　午时茶二钱　厚朴一钱半　干姜二分　木瓜一钱半　丝通草一钱半　砂仁八分　仙半夏一钱半　赤茯苓四钱

清煎，一帖。

▌145▐

胡　偏坠较差，湿热未罢，便利不已，舌心黄滑。宜和脾胃，佐清热利湿。四月廿八日

广藿香一钱半　厚朴一钱　山楂四钱　大腹绒三钱　原滑石四钱　炒小川连五分　猪苓一钱半　玫瑰花五朵　新会皮一钱半　赤苓四钱　生米仁四钱

清煎，三帖。

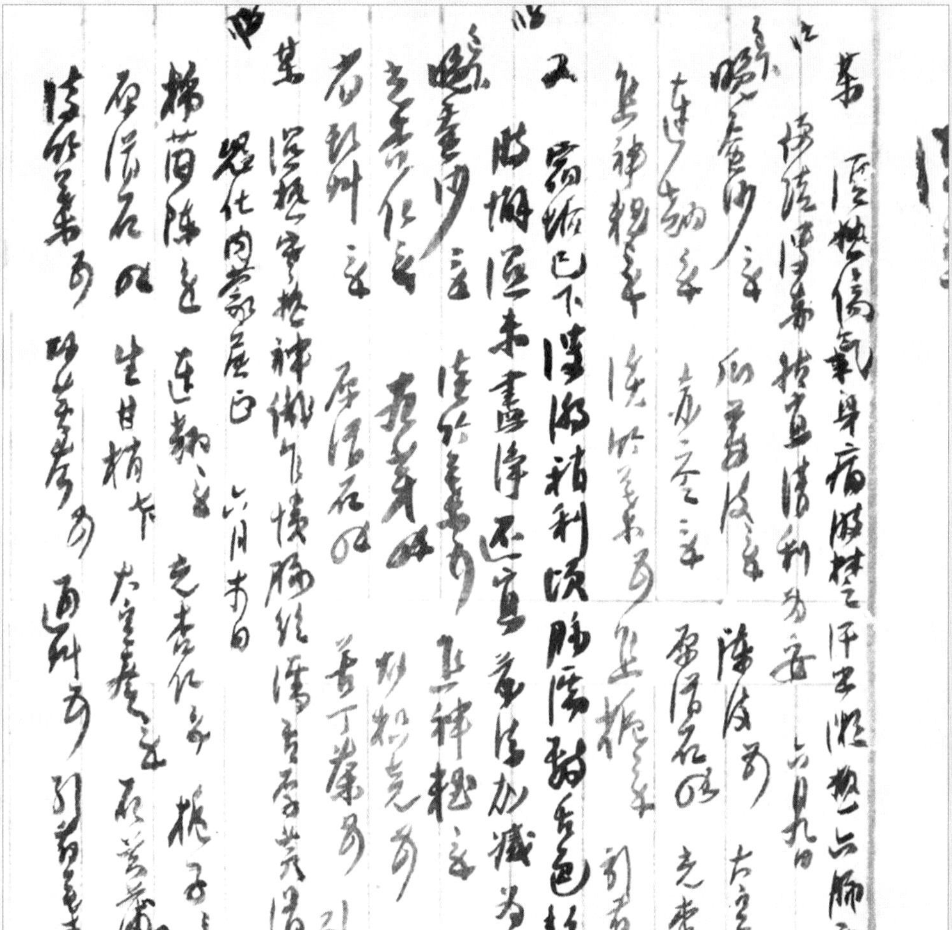

图 042　史介生手稿 / 湿（9）[1]

[1] 本图释文见第 130–1、130–2、131 案。

▌146 ▌

郑　热犹不解，舌黄头重，肢楚身疼，脉濡数，便利已除。湿热尚存，还防变幻。午月廿二日

贯仲二钱　炒黄芩一钱半　生米仁四钱　焦栀三钱　连翘三钱　原滑石四钱　白芷八分　光杏仁三钱　大豆卷三钱　淡竹叶一钱半　棉茵陈三钱

清煎，二帖。

▌147 ▌

庞　寒热已除，舌白微灰，湿热未清，背左板掣，从右侧面气冲。宜开气分，以走湿为妥。五月初三日

棉茵陈三钱　大腹绒三钱　青皮八分　炒谷芽四钱　白蔻仁八分（冲）　丝通草一钱半　赤苓三钱　绿萼梅一钱半　厚朴一钱　丝瓜络三钱　省头草三钱

清煎，四帖。

▌148 ▌

庞　热缓神爽，舌转微黄，咳痰口燥。湿热弥漫三焦，还宜前法加减为妥。午月初四日

瓜蒌根三钱　银花一钱半　焦栀三钱　冬桑叶三钱　川贝一钱半（不杵）　连翘三钱　赤苓四钱　苦丁茶一钱半　广橘红一钱　光杏仁三钱　原滑石四钱　（引）鲜竹叶卅片

三帖。

▌149 ▌

丁　湿热内着，始起泻痢，舌黄滑，身热溲赤，四肢酸楚。宜和中清利。六月七日

广藿香二钱　炒黄芩一钱半　焦栀三钱　猪苓一钱半　六一散三钱（荷叶包下）　山楂三钱　广郁金三钱　丝通草一钱半　大豆卷三钱　葛根一钱半　枳壳一钱半

清煎，三帖。

▌150 ▌

钟　湿热寒热，脉沉弦，按之濡细，舌滑白，溲赤脘闷。宜宣明桂苓甘露饮加减治之。十一月初八日

炒江西术一钱　棉茵陈三钱　原滑石四钱　仙半夏一钱半　茯苓三钱　猪苓一钱半　蔻

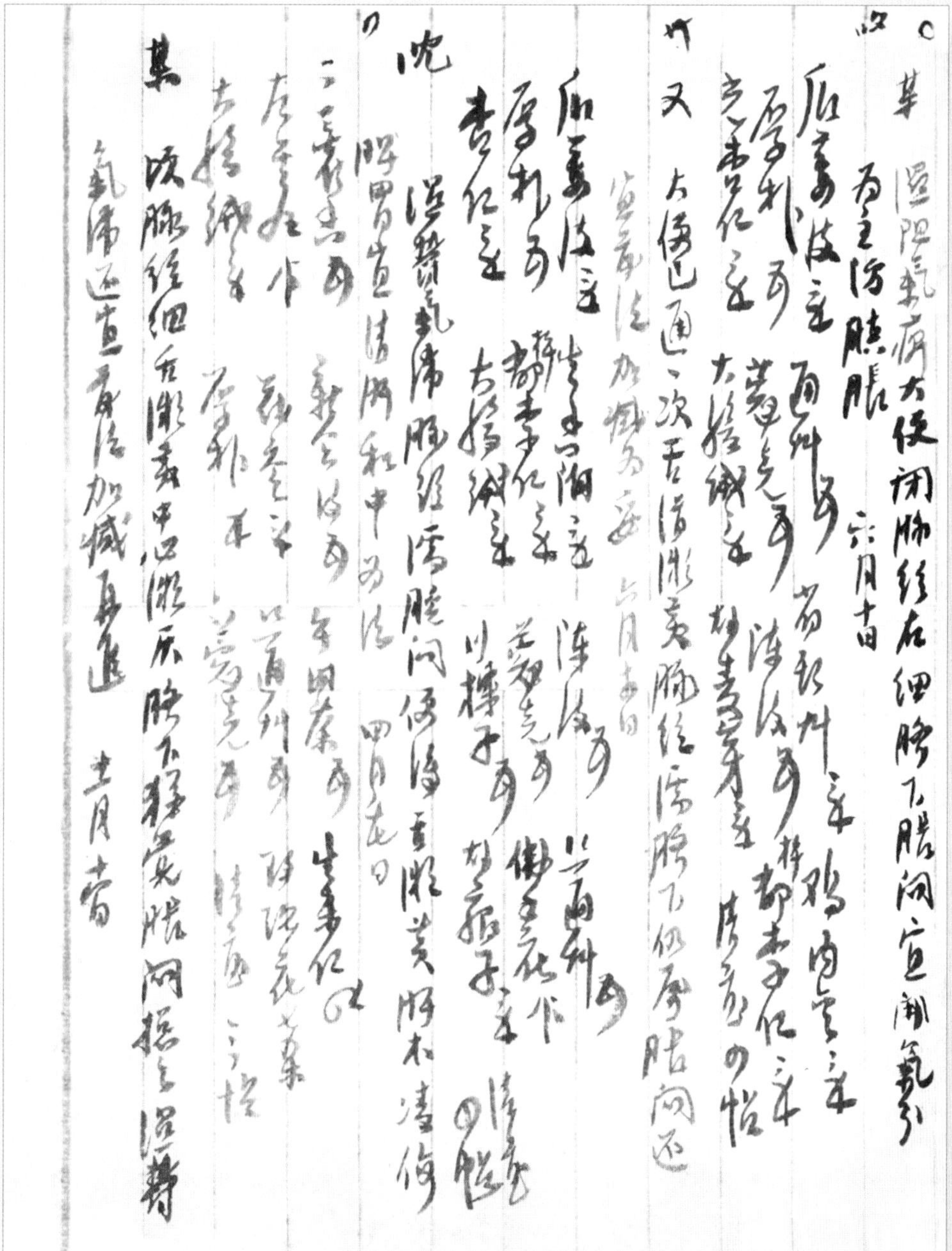

图 043　史介生手稿 / 湿（10）❶

---

❶　本图中第 1、2 案应为便秘类。释文见第 132、133 案。

壳一钱半　威灵仙一钱半　桂枝六分　泽泻三钱　炒谷芽四钱

清煎，四帖。

▌151▐

任　湿着阻气，跗重溲赤，食入脘闷，脉濡，舌滑白。宜苦温淡渗。八月初九日

棉茵陈三钱　厚朴一钱　白蔻仁八分（冲）　大腹绒三钱　浙茯苓三钱　光杏仁三钱
丝通草一钱半　沉香曲一钱半　鸡内金三钱　生米仁四钱　豨莶草三钱

清煎，三帖。

▌152▐

鲍　湿热痞结，始起寒热，脉濡细，舌滑白，足跗酸，大便不畅，溲赤。宜越鞠
丸法加减治之。七月初十日

焦神曲三钱　香附二钱　棉茵陈三钱　焦栀三钱　原滑石四钱　晚蚕沙三钱（包下）
光杏仁三钱　浙茯苓三钱　厚朴一钱　白蔻仁八分（冲）　省头草三钱

清下，三帖。

▌153▐

施　清热、和中、利湿，便泻已差，脉弦濡，舌转滑白，尖尚红。湿热未净，还
宜遵方损益再进。七月初十日

焦神曲三钱　赤苓四钱　省头草三钱　炒黄芩一钱半　原滑石四钱　大豆卷三钱　生
米仁四钱　猪苓一钱半　蔻壳一钱半　广藿梗二钱　丝通草一钱半　（引）鲜荷叶一角

三帖。

▌154▐

张　清理三焦，热退利除，脉濡左关弦，舌转微白，中心微黄。暑夹湿尚存，仍
遵前法加减为妥。七月初七日

藿香二钱　原滑石四钱　厚朴一钱　仙半夏一钱半　赤苓三钱　炒黄芩一钱半　焦神曲
三钱　杏仁三钱　大腹绒三钱　炒枳壳一钱半　白蔻仁八分（冲）　（引）鲜荷叶一角

二帖。

▌155▐

张　湿热未罢，舌黄滑，潮热便黑，胃气仍钝，耳木。防外脱内陷。七月十九日

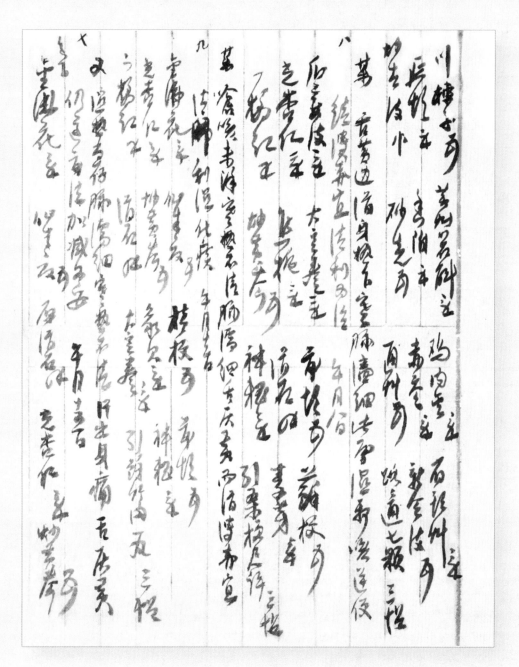

图 044　史介生手稿 / 湿（11）[1]

① 本图中第 2、3 案应为咳嗽类。释文见第 134 案。

085 ▶

棉茵陈_{三钱}　连翘_{三钱}　炒黄芩_{一钱半}　贯仲_{一钱半}　光杏仁_{三钱}　苦丁茶_{一钱半}　石菖蒲_{七分}　原滑石_{四钱}　大豆卷_{三钱}　淡竹叶_{一钱半}　丝通草_{一钱半}

清下，二帖。

▌156▐

戴　通阳利湿获效，脉形稍起，肢尖略煦，舌白滑。仍遵前法加减为妥。七月十日

淡附子片_{八分}　茯苓_{三钱}　炒江西术_{一钱}　棉茵陈_{三钱}　厚朴_{一钱}　生米仁_{四钱}　炒谷芽_{四钱}　光杏仁_{三钱}　蔻壳_{一钱半}　焦神曲_{三钱}　丝通草_{一钱半}

清下，三帖。

▌157▐

袁　寒热不清，脉濡，身疼溲赤，舌滑白。宜瓜蒌桂枝汤加减治之。七月望日

瓜蒌根_{三钱}　桂枝_{六分}　生甘_{五分}　炒青皮_{八分}　白蔻仁_{八分（冲）}　大腹绒_{三钱}　炒黄芩_{一钱半}　原滑石_{四钱}　大豆卷_{三钱}　威灵仙_{一钱半}　丝通草_{一钱半}

清下，二帖。

▌158▐

施　暴寒骤加，湿热内着，始起便利，脉濡细，舌滑微黄，脘闷便利。宜和中清利。七月初七日

广藿香_{二钱}　厚朴_{一钱}　范曲_{三钱}　大腹绒_{三钱}　猪苓_{一钱半}　炒谷芽_{四钱}　蔻壳_{一钱半}　赤苓_{三钱}　大豆卷_{三钱}　枳壳_{一钱半}　丝通草_{一钱半}

清下，二帖。

▌159▐

戚　脾阳未运，脉弦细，肢冷溲赤，舌滑微黄。宜默运坤阳为妥。七月初一日

茯苓_{四钱}　桂枝_{五分}　炒江西术_{一钱}　光杏仁_{三钱}　原滑石_{四钱}　广橘红_{一钱}　生香附_{一钱半}　厚朴_{一钱}　仙半夏_{一钱半}　白蒺藜_{三钱}　丝通草_{一钱半}

清下，三帖。

▌160▐

唐阿关　寒热未除，头疼脘格，脉濡舌黄，肢尖冷。还防变幻，候正。

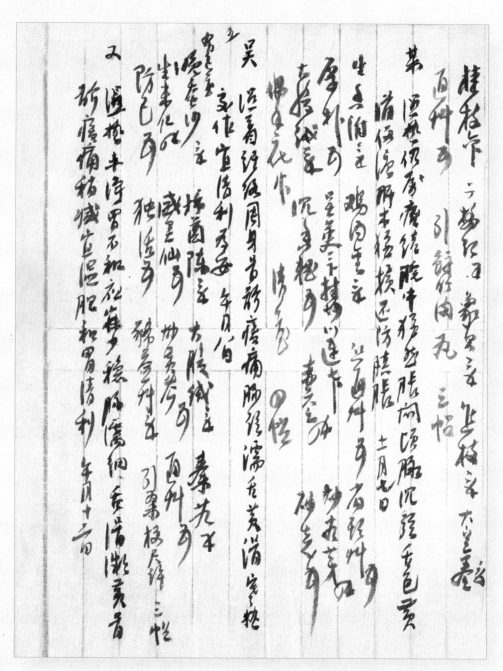

图 045　史介生手稿 / 湿（12）[1]

[1]　本图中第 1 案应为未标示的重复医案。释文见第 135-1、135-2 案。

087

焦神曲_{四钱}　川芎_{一钱}　白芷_{八分}　炒青皮_{八分}　厚朴_{一钱}　丝通草_{一钱半}　棉茵陈_{三钱}　原滑石_{四钱}　山楂_{三钱}　枳壳_{一钱半}　苦丁茶_{一钱半}

清下，二帖。

▌161▌

李　湿郁气滞，脐下右旁作痛，脉沉弦，舌心黄。宜治防疝。八月初二日

川楝子_{三钱}　延胡_{二钱}　炒青皮_{八分}　当归_{二钱（小茴五分拌炒）}　香附_{三钱}　炒枳壳_{一钱半}　广木香_{七分}　炒橘核_{三钱}　丝通草_{一钱半}　草薢_{二钱}　红藤_{一钱半}

清煎，三帖。

▌162▌

何　湿热蕴于经络，身疼，发热畏寒，脉弦濡，舌白，溲赤胃钝。宜和中清利。八月十八日

棉茵陈_{三钱}　白蔻仁_{八分（冲）}　大豆卷_{三钱}　大腹绒_{三钱}　猪苓_{一钱半}　防己_{一钱半}　广藿香_{一钱半}　生米仁_{四钱}　丝通草_{一钱半}　晚蚕沙_{三钱（包下）}　豨莶草_{三钱}

三帖。

▌163▌

徐　湿阻气痹，头重晕眩，大便不爽利，脉濡，舌滑白，食入脘闷，跗重肢懈。宜越鞠法加减治之。八月初八日

焦神曲_{三钱}　焦栀_{三钱}　香附_{二钱}　晚蚕沙_{三钱（包下）}　茯苓_{三钱}　光杏仁_{三钱}　杜栝蒌皮_{三钱}　鹿啣草_{一钱半}　陈皮_{一钱}　淡竹叶_{一钱半}　通草_{一钱半}　（引）鲜荷叶_{半张}

三帖。

▌164▌

毛　肝横湿滞，脘闷便利，腹中下痛，左脉涩，右弦细，舌滑。恐化膜胀。八月二十日

乌药_{一钱半}　茯苓_{四钱}　大腹绒_{三钱}　广藿梗_{一钱半}　左金丸_{八分}　厚朴_{一钱}　新会皮_{一钱半}　扁豆衣_{三钱}　佩兰_{三钱}　丝通草_{一钱半}　玫瑰花_{七朵}

清煎，三帖。

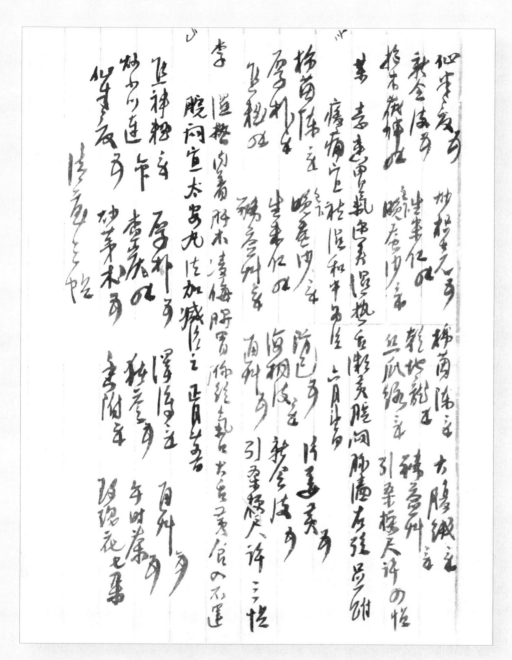

图046 史介生手稿/湿(13)❶

▌165▐

何　前药已效，身热已退，脉濡溲赤，胃气未振，舌色微黄，根厚。宜清利为妥。八月初七日

棉茵陈三钱　白蔻仁八分（冲）　大豆卷三钱　焦神曲三钱　光杏仁三钱　原滑石四钱　炒谷芽四钱　炒枳壳一钱半　丝通草一钱半　省头草三钱　豨莶草三钱

清下，三帖。

▌166▐

方　湿热伤气，身疼发热，脉濡数，舌滑微黄，溲溺赤。宜防变幻。八月十二日

焦神曲四钱　赤苓三钱　大豆卷三钱　大腹绒三钱　炒黄芩一钱半　原滑石四钱　藿香二钱　白芷八分　丝通草一钱半　猪苓一钱半　独活一钱半　（引）桑梗尺许

二帖。

▌167▐

某　湿热内着，脉弦，内热溲赤，肝阳内炽，舌黄滑。先以清热利湿。八月初九日

炒栀子三钱　炒黄芩一钱半　焦神曲四钱　大豆卷三钱　连翘三钱　赤苓三钱　炒青皮八分　原滑石四钱　光杏仁三钱　棉茵陈三钱　大腹绒三钱

清下，三帖。

▌168▐

陆　湿热寒热，脉弦濡，舌滑溲赤，脘闷窒格。宜清利和中。八月初二日

炒青皮八分　厚朴一钱半　大腹绒三钱　棉茵陈三钱　炒淡芩一钱半　仙半夏一钱半　威灵仙一钱半　炒枳壳一钱半　原滑石四钱　山楂一钱　香附二钱

清下，二帖。

▌169▐

胡　寝寐较安，心中热，便溺赤，舌滑腻，根微黄，脉濡细。湿热未清，姑宜清利。八月初五日

大腹绒三钱　光杏仁三钱　棉茵陈三钱　焦神曲三钱　原滑石四钱　炒黄芩一钱半　炒麦芽三钱　蔻壳一钱半　晚蚕沙三钱（包下）　大豆卷三钱　丝通草一钱半

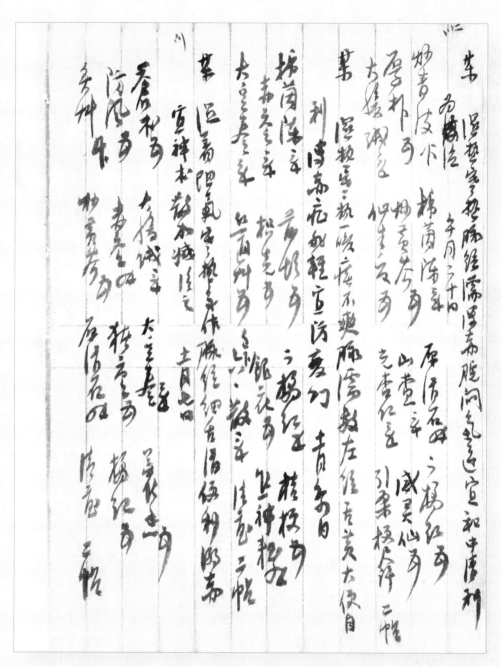

图 047　史介生手稿／湿（14）

清煎，三帖。

▎170▎

周　足膝犹酸，脉弦濡，舌白，脐下胀闷，隐隐作痛。乃湿未尽净，仍遵前法加减为妥。六月十七日

晚蚕沙三钱（包）　生米仁四钱　豨莶草三钱　川楝子三钱　延胡二钱　炒青皮八分　炒谷芽四钱　海桐皮三钱　鸡内金三钱　丝通草一钱半　生香附二钱

清下，三帖。

▎171▎

夏　稚孩，舌白面黄，脉弦细，身热溲赤。此属湿热，尤宜防肿。六月廿九日

棉茵陈三钱　白蔻仁八分（冲）　大豆卷三钱　丝通草一钱半　生米仁四钱　焦神曲三钱　大腹绒三钱　赤苓三钱　光杏仁三钱　原滑石四钱　省头草三钱

清煎，三帖。

▎172▎

项　湿热内着，食入脘闷，脉濡细，小溲浑浊，大便不爽，舌滑。宜和中利湿。六月十八日

省头草三钱　厚朴一钱　新会皮一钱半　棉茵陈三钱　枳壳一钱半　丝通草一钱半　川草薢三钱　泽泻三钱　蔻壳一钱半　炒谷芽四钱　原滑石四钱　淡竹叶一钱半

清下，三帖。

▎173▎

郭　湿热已减，腹左有瘕，脉濡右弦细，脘中稍和，四肢酸楚。仍遵前法加减为妥。六月二十日

棉茵陈三钱　茯苓三钱　泽泻三钱　炒青皮八分　沉香曲一钱半　川楝子一钱半　豨莶草三钱　海桐皮三钱　丝通草一钱半　防己一钱半　生米仁四钱　佛手花八分

清煎，四帖。

▎174▎

施　冲任内隙，夹杂湿热，脉涩，舌滑微黄，寒热交作，脘闷，四肢酸痛。宜治标为先，防损怯。六月初九日

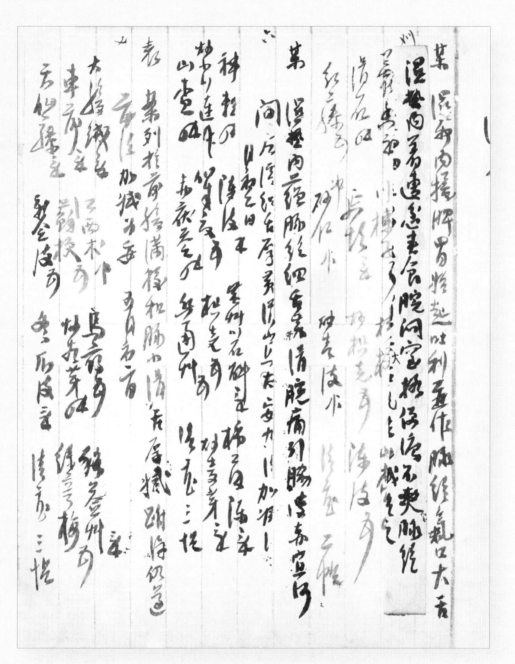

图 048　史介生手稿 / 湿（15）^❶

---

❶　本图中右起第二行系粘贴纸条进行修改，经仔细核对原件，纸条粘贴位置应在右起第六行。
释文见第 141 ～ 143 案，其中第 142 案，参考图 060 对应重复医案，个别文字有修正。

093　▶

藿香二钱　厚朴一钱　六一散三钱　青蒿梗一钱　扁豆衣三钱　大腹绒三钱　神曲三钱
赤苓三钱　炒青皮八分　通草一钱半　威灵仙一钱半　（引）荷叶一角

三帖。

▌175▌

王　清解已效，头疼已差，脉濡细，舌滑白。宜清热利湿为妥。六月望日

苦丁茶一钱半　连翘三钱　白蔻仁八分（冲）　广藿梗二钱　原滑石四钱　炒黄芩一钱半
大豆卷三钱　赤苓三钱　生米仁四钱　炒栀子二钱　丝通草一钱半　（引）鲜荷叶一角

二帖。

▌176▌

戚　湿郁脾阳，脉沉弦，舌黄滑，肢尖冷，脘闷。宜进退黄连汤加减治之。七月
初四日

川连七分（吴萸三分拌炒）　桂枝七分　焦神曲四钱　仙半夏一钱半　厚朴一钱半　茯苓三钱
生香附二钱　炒枳壳一钱半　丝通草一钱半　蔻壳一钱半　豨莶草三钱

清下，三帖。

▌177▌

王　据述脘中较和，足膝酸痛已减，溲溺清长。宜前法加减为妥。七月廿四日

棉茵陈三钱　厚朴一钱　豨莶草三钱　五加皮三钱　茯苓三钱　生米仁四钱　海桐皮
三钱　蔻壳一钱半　新会皮一钱半　沉香曲一钱半　炒狗脊三钱（去毛）

清下，四帖。

▌178▌

洪　秋感湿邪，呛咳，倏热午寒，脉濡数，舌黄便利。宜清解消痰，防昏蒙之
变。七月廿九日

桔梗一钱半　连翘三钱　大豆卷三钱　桑叶三钱　广橘红一钱半　淡豉一钱半　丝通草
一钱半　赤苓三钱　炒黄芩一钱半　原滑石四钱　光杏仁三钱　（引）鲜竹肉一九

二帖。

▌179▌

王　湿滞胃钝，脉濡细，舌滑微黄，脘闷，小溲乍赤。姑宜清利。八月初三日

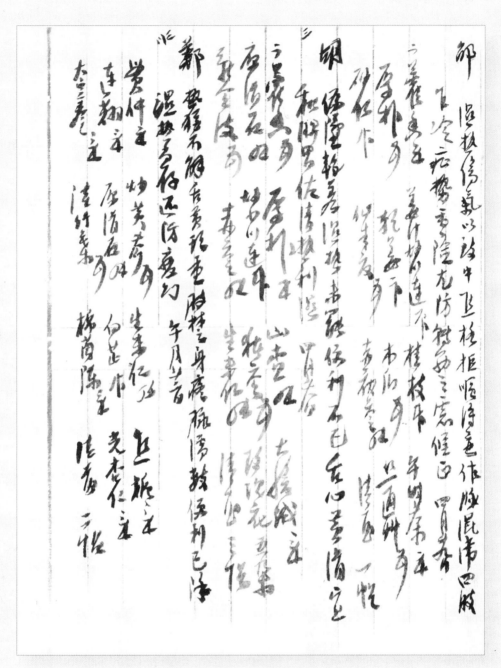

图 049　史介生手稿 / 湿（16）●

棉茵陈_{三钱}　沉香曲_{一钱半}　省头草_{三钱}　大豆卷_{三钱}　赤苓_{三钱}　仙半夏_{一钱半}　炒谷芽_{四钱}　枳壳_{一钱半}　丝通草_{一钱半}　大腹绒_{二钱}　泽泻_{三钱}

清下，三帖。

▌180▐

夏　嗜酒湿胜，腹鸣便溏，脉弦濡滑，舌滑微黄。宜和中利湿为主。七月望日

焦神曲_{三钱}　赤苓_{四钱}　炒茅术_{一钱半}　棉茵陈_{三钱}　陈皮_{一钱}　厚朴_{一钱半}　鸡距子_{三钱}　泽泻_{三钱}　蔻壳_{一钱半}　炒青皮_{八分}　丝通草_{一钱半}

清下，三帖。

▌181▐

周　胃气较振，脉涩滞，舌滑白，根微黄，跗重酸楚。宜和中利湿为妥。七月初四日

焦神曲_{四钱}　厚朴_{一钱半}　蔻壳_{一钱半}　棉茵陈_{三钱}　生米仁_{四钱}　豨莶草_{三钱}　鸡内金_{三钱}　沉香曲_{一钱半}　炒谷芽_{四钱}　丝通草_{一钱半}　佛手花_{八分}

清下，三帖。

▌182▐

项　湿热寒热，跗重溲赤，脉两手濡细，舌滑嫩白，食入脘闷。宜清利为治。六月廿四日

棉茵陈_{三钱}　白蔻仁_{八分（冲）}　厚朴_{一钱}　仙半夏_{一钱半}　淡芩_{一钱半}　滑石_{四钱}　大豆卷_{三钱}　杏仁_{三钱}　神曲_{四钱}　大腹绒_{三钱}　生米仁_{四钱}　（引）桑梗_{尺许}

二帖。

▌183▐

湿热寒热，脉弦濡，食入脘中胀闷，小溲乍赤。姑宜和中祛邪。

煨草果_{七分（去壳）}　酒炒柴胡_{一钱}　丝通草_{一钱半}　厚朴_{一钱}　茯苓_{四钱}　香附_{二钱}　枣槟_{三钱}　鼠妇_{三分}　炒青皮_{七分}　仙半夏_{一钱半}　威灵仙_{一钱半}

清煎，三帖。

▌184▐

舌白根微黄，脉弦细，气口滑，寒热交作，肢稍不暖，形怯体虚，已曾失血。此

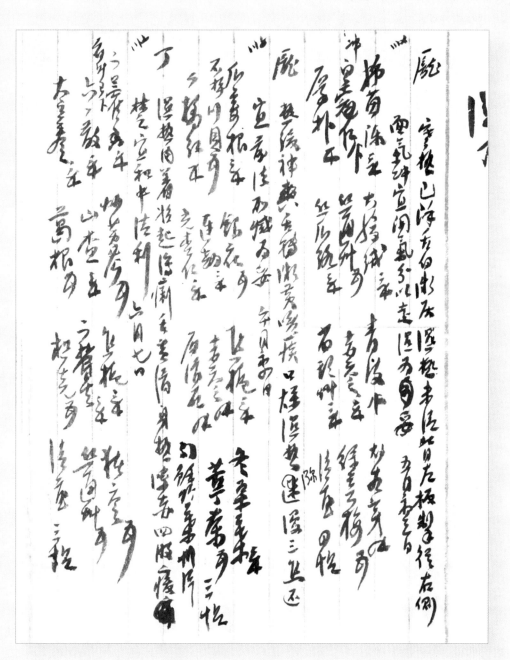

图 050　史介生手稿 / 湿（17）[1]

---

❶　本图释文见第 147 ～ 149 案。

由湿邪夹杂使然，宜治标为先。

冬桑叶三钱　晚蚕沙三钱　白芷八分　焦枝三钱　茯苓三钱　苏梗一钱半　白薇三钱
青皮八分　防己一钱半　蔻壳一钱半　光杏仁三钱

清煎，三帖。

▌185▌

左脉细右弦，舌厚腻，睾丸偏坠，偶有头晕。宜河间法治之。

延胡三钱　川草薢三钱　生米仁四钱　橘核三钱　泽泻三钱　生牡蛎四钱　胡芦巴三钱
茯苓三钱　白蒺藜三钱（去刺）　玫瑰花五朵　制香附一钱

清煎，五帖。

▌186▌

徐　咽中若阻，得嗳稍和，脉两手虚细，舌滑肢楚，此湿热内蓄，气撑至喉使
然。二月卅日

马勃一钱　原滑石四钱　射干八分　桔梗一钱半　焦栀三钱　香附一钱半　淡竹叶一钱
广郁金三钱（原，杵）　广橘红一钱　瓜蒌皮三钱　省头草三钱

清煎，三帖。

▌187▌

十次　五心热已减，舌滑微黄，湿犹未罢，脉两关皆弦，癸不及期，脘闷腰疼。
藉清化饮加减治之。午月初七日

遍钗斛三钱　丹皮二钱　炒白芍一钱半　地骨皮三钱　茯苓三钱　丹参三钱　桑寄生三钱
茺蔚子三钱　豨莶草三钱　大腹皮三钱　绿萼梅一钱半　木蝴蝶四分

清煎，四帖。

▌188▌

沈　嗜酒多湿，遭忿夹食，脘格腹痛，心泛，脉沉弦，舌白根厚。宜温脾利湿，
和胃平肝。午月初十日

草蔻一钱　良姜七分　片姜黄一钱半　厚朴一钱　香附二钱　仙半夏一钱半　川楝子三钱
延胡三钱　左金丸八分　鸡距子三钱　沉香曲一钱半

清煎，三帖。

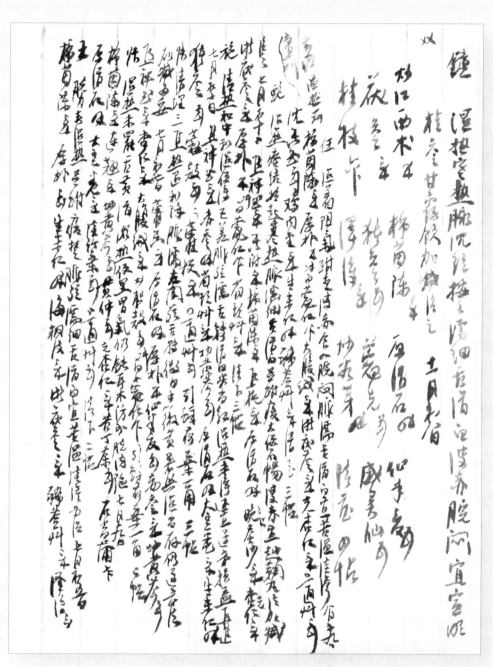

图 051　史介生手稿 / 湿（18）❶

---

❶　本图中第 7 案只有部分医案，不知下接何处，故删除。释文见第 150 ～ 155 案。

【189】

高　湿热未罢，气滞脘格，得汤饮欲呕，脉弦右滑，夹起肝阳，胃痛，候热乍寒，经停，汗出哽噘[1]。防变端。午月八日

大腹绒三钱　苏梗一钱半　草蔻一钱　广藿香二钱　川连七分（吴萸三分拌炒）　新会皮一钱半　炒枳壳一钱半　炒谷芽四钱　乌药一钱半　阳春砂八分（冲）　木蝴蝶四分　鲜竹茹三钱

二帖

【190】

沈　湿热内蕴，脉弦细，舌黄滑，脘痛引胁，溲赤。宜河间法治之，防血溢。六月初四日

川楝子三钱　延胡三钱　炒青皮八分　川连七分（吴萸四分拌炒）　草蔻一钱　丝通草一钱半　枣槟三钱　赤苓三钱　降香五分　瓜蒌皮三钱　橘络一钱半

清煎，四帖。

【191】

沈　潮热已除，舌白，中心嫩黄，脉弦濡，足跗肿，溲短少。乃湿未尽净，仍遵前法加减为妥。六月廿三日

淡竹叶一钱半　寒水石三钱　光杏仁三钱　杜赤小豆三钱　连翘二钱　东瓜皮三钱　炒车前三钱　省头草三钱　白蔻仁八分（冲）　茯苓皮四钱　丝通草一钱半　滑石四钱

清煎，三帖。

【192】

寿　湿阻肺卫，咳痰不爽，舌微白，跗重溲赤。姑宜清肺、利湿、化痰。六月廿三日

桔梗一钱半　川贝一钱半（不杵）　丝通草一钱半　金沸花三钱（包下）　光杏仁三钱　茯苓三钱　陈杜栝蒌皮一钱半　生米仁四钱　广橘红一钱　淡竹叶一钱半　白蔻仁八分（冲）

清煎，三帖。

---

❶　哽噘：意思不明。

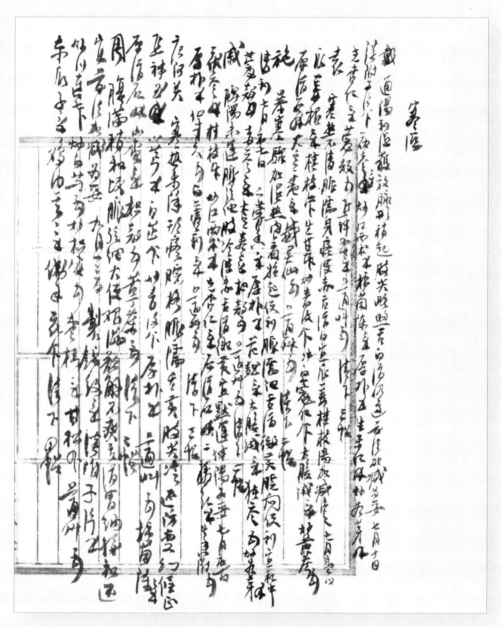

图 052　史介生手稿／湿（19）❶

▌193▐

唐　嗜酒湿胜，脉涩滞，舌微黄，便溏不爽，溲赤。宜和中清利。六月廿四日

广藿梗二钱　原滑石四钱　厚朴一钱　棉茵陈三钱　白芷八分　炒枳壳一钱半　大腹绒三钱　赤苓三钱　新会皮一钱半　猪苓一钱半　煨葛根一钱半　（引）鲜荷叶一角

三帖。

▌194▐

周　足肿已退，膝酸跗重，脉濡，舌白厚。湿未尽净，仍遵前法加减为妥。六月廿二日

晚蚕沙三钱（包下）　生米仁四钱　豨莶草三钱　蔻壳一钱半　炒谷芽四钱　海桐皮三钱　光杏仁三钱　原滑石四钱　独活一钱半　广藿梗一钱半　丝通草一钱半

清煎，三帖。

▌195▐

劳　舌红稍和，潮热不清，脉濡细，脘中闷痛。仍遵前法加减再进。六月十三日

焦神曲三钱　焦栀三钱　大豆卷三钱　黄草川石斛三钱　广郁金三钱　炒黄芩一钱半　省头草三钱　炒枳实一钱半　生谷芽四钱　大腹绒三钱　佛手花八分　（加）鲜竹叶卅片

三帖。

▌196▐

唐　湿热伤气，足跗痹痛，发热，脉濡溲赤，神识乍愦，舌白两边微黄。症非轻，宜防厥闭，候正。六月廿八日

晚蚕沙三钱（包下）　连翘三钱　石菖蒲七分　大豆卷三钱　滑石四钱　炒黄芩一钱半　海桐皮三钱　片姜黄八分　防己一钱半　生米仁四钱　威灵仙一钱半　（引）桑枝尺许

二帖。

▌197▐

胡　案列于前，寒热已差，脉濡，气口稍大，舌黄腻，当脘食阻而痛，跗重溲赤。宜消食、和中、清利。六月廿八日

焦神曲四钱　山楂三钱　降香八分　广藿香二钱　白蔻仁八分（冲）　炒麦芽三钱　川楝子三钱　延胡一钱半　丝通草一钱半　左金丸八分　大豆卷三钱

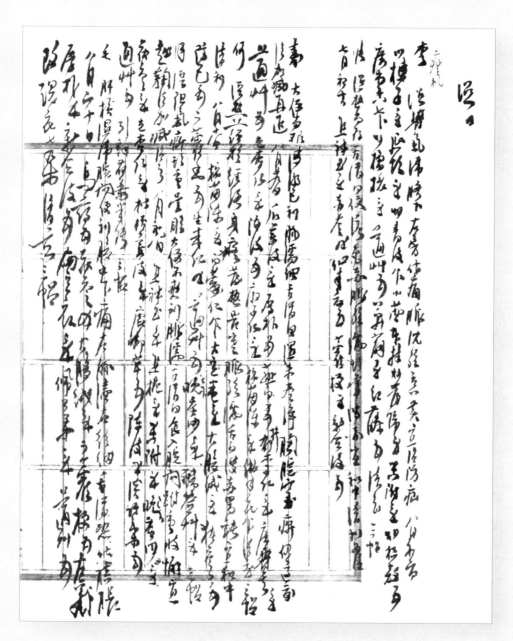

图 053　史介生手稿/湿（20）[1]

清煎，三帖。

▊198▊

周　余湿不清，知饥欲餐，胃气已有醒豁之机，脉濡细，舌黄根厚，跗浮酸重。姑宜祛湿为主。六月十三日

晚蚕沙_{三钱（包）}　茯苓皮_{四钱}　泽泻_{三钱}　大腹绒_{三钱}　生米仁_{四钱}　黄草川石斛_{三钱}　东瓜皮_{三钱}　谷芽_{四钱}　丝通草_{一钱半}　豨莶草_{三钱}　杜赤小豆_{三钱}

清煎，三帖。

▊199▊

蔡　湿未尽净，足胫犹冷，脉濡细，舌微黄，脐下胀闷。宜宣明桂苓甘露饮加减治之。六月十九日

茯苓_{三钱}　桂枝_{四分}　泽泻_{三钱}　棉茵陈_{三钱}　猪苓_{一钱半}　原滑石_{四钱}　生香附_{一钱半}　防己_{一钱半}　枳壳_{一钱半}　炒谷芽_{四钱}　鸡内金_{三钱}

清煎，三帖。

▊200▊

马　脱力受邪，舌微白，恶寒，脉细左弦，小溲乍赤，腿跗酸楚。宜祛邪和中，佐以渗湿。十二月十九日

酒炒柴胡_{一钱}　棉茵陈_{三钱}　独活_{一钱半}　仙半夏_{一钱半}　厚朴_{一钱半}　防己_{一钱半}　豨莶草_{三钱}　蔻壳_{一钱半}　炒青皮_{八分}　生米仁_{四钱}　海桐皮_{三钱}　（引）桑梗_{尺许}

三帖。

▊201-1▊

某　湿阻肺卫，舌黄呛咳，左胁刺痛，脉濡，气口滑，足跗浮。宜防血溢。正月廿九日

金沸花_{三钱（包煎）}　橘络_{一钱半}　降香_{八分}　川楝子_{一钱半}　延胡_{二钱}　丝瓜络_{三钱}　紫菀_{一钱半}　川贝_{一钱半}　通草_{一钱半}　苏子_{一钱半（杵）}　杏仁_{三钱}

清煎，三帖。（注：201-1案的手稿见图102，第2案）

▊201-2▊

又　左胁犹痛，脉弦细，呛咳脘闷，舌薄滑，气逆稍顺，足背肿，尤防化胀。二

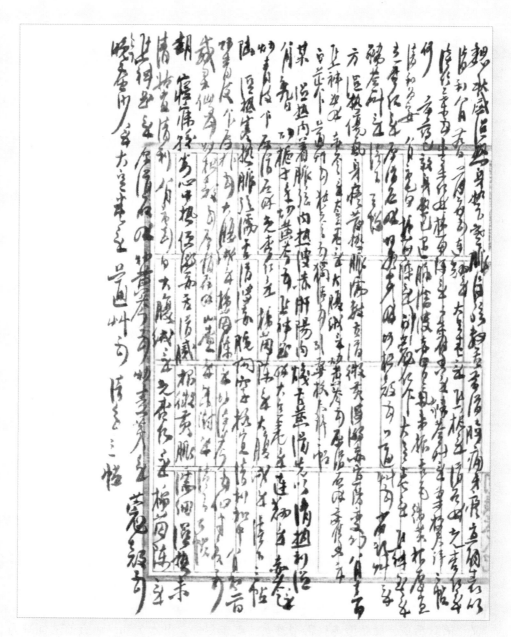

图 054　史介生手稿 / 湿（21）●

● 本图中第 1 案为未标示的重复医案。释文见第 165 ～ 169 案。

月初二日

金沸花三钱（包煎）　延胡三钱　川楝子一钱半　降香八分　川贝一钱半（不杵）　橘络一钱半　丝瓜络三钱　广郁金三钱（杵）　通草一钱半　光杏仁三钱　炒白芥子七分

清煎，三帖。（注：201-2案的手稿见图102，第3案）

▌202▐

朱　腹痛未除，大便溏泄，脉弦细，舌黄。湿热未清，仍遵前法加减为妥。七月十四日

广藿香二钱　六一散三钱　红藤一钱半　焦神曲三钱　赤苓三钱　新会皮一钱半　炒麦芽三钱　猪苓一钱半　大豆卷三钱　炒小川连七分　午时茶一钱半

清下，三帖。（注：202案的手稿见图152，第1案）

▌203▐

戚　脾阳未运，脉弦细，脘中胀闷，四肢不煦。仍遵前法加减再进。二月初四日

茯苓三钱　炒青皮八分　枣槟三钱　炒谷芽四钱　桂枝七分　厚朴一钱半　沉香曲一钱半　佩兰三钱　炒江西术一钱　香附三钱　蔻壳一钱半

清煎，三帖。（注：203案的手稿见图143，第2案）

▌204-1▐

朱　舌色稍和，心泛较差，脉两关皆弦，胃钝溲赤，食入脘闷。仍遵前法加减再进。十一月廿八日

棉茵陈三钱　仙半夏一钱半　瓜蒌皮三钱　通草一钱半　厚朴一钱半　川连七分（吴萸四分拌炒）　沉香曲一钱半　玫瑰花七朵　生香附三钱　炒谷芽四钱　鸡内金三钱

清煎，三帖。（注：204-1案的手稿见图135，第3案）

▌204-2▐

又　诸款悉减，脉弦溲赤，舌滑沙黄。湿未尽净，肝木欠和，还宜前法加减为妥。十二月初三日

棉茵陈三钱　大腹绒三钱　神曲三钱　川连七分（吴萸四分拌炒）　赤苓三钱　贯仲一钱半　陈皮一钱半　鸡内金三钱　生香附三钱　枳壳一钱半　炒麦芽三钱

清煎，三帖。（注：204-2案的手稿见图136，第1案）

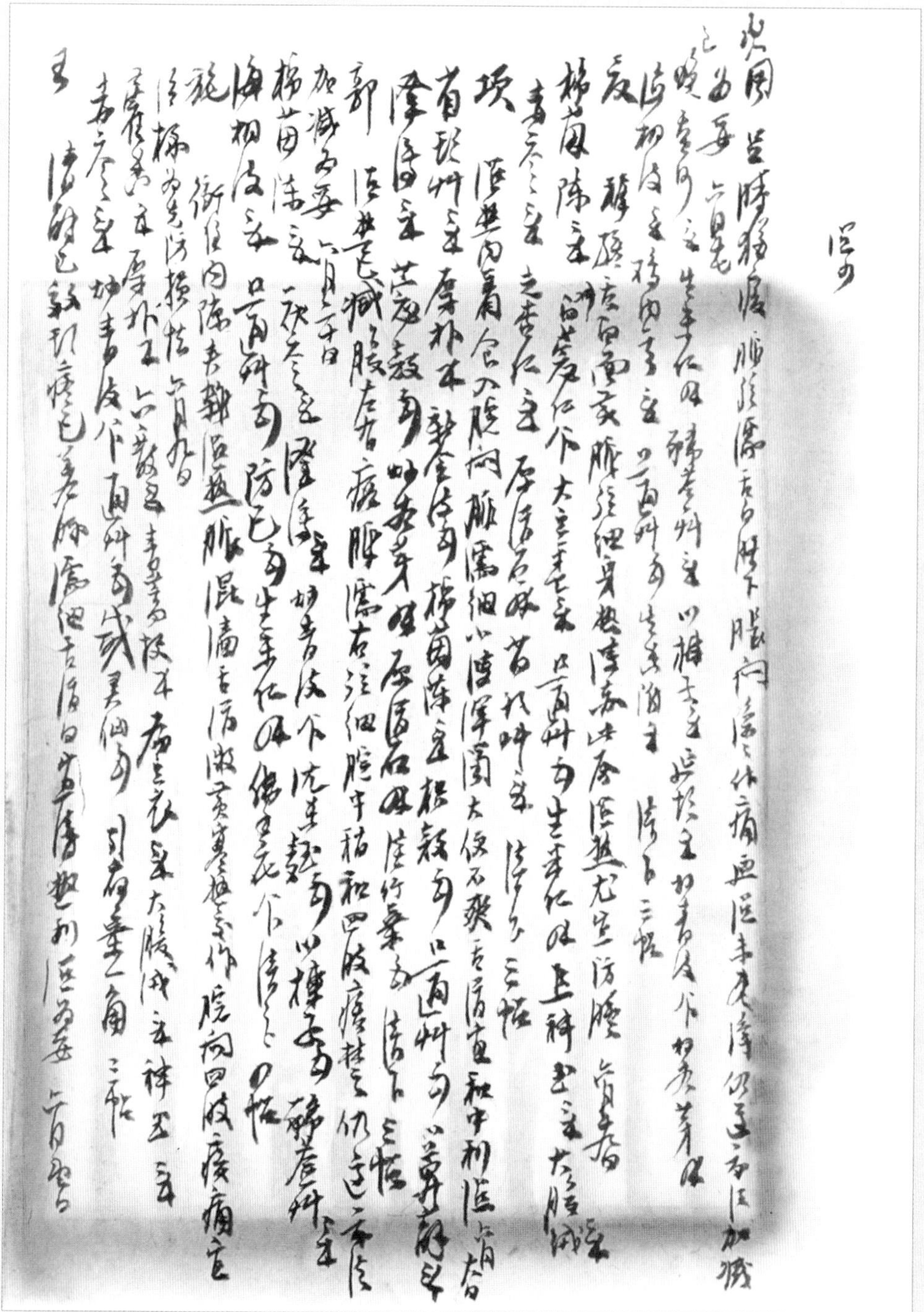

图 055　史介生手稿 / 湿（22）[1]

[1] 本图释文见第 170 ～ 175 案。

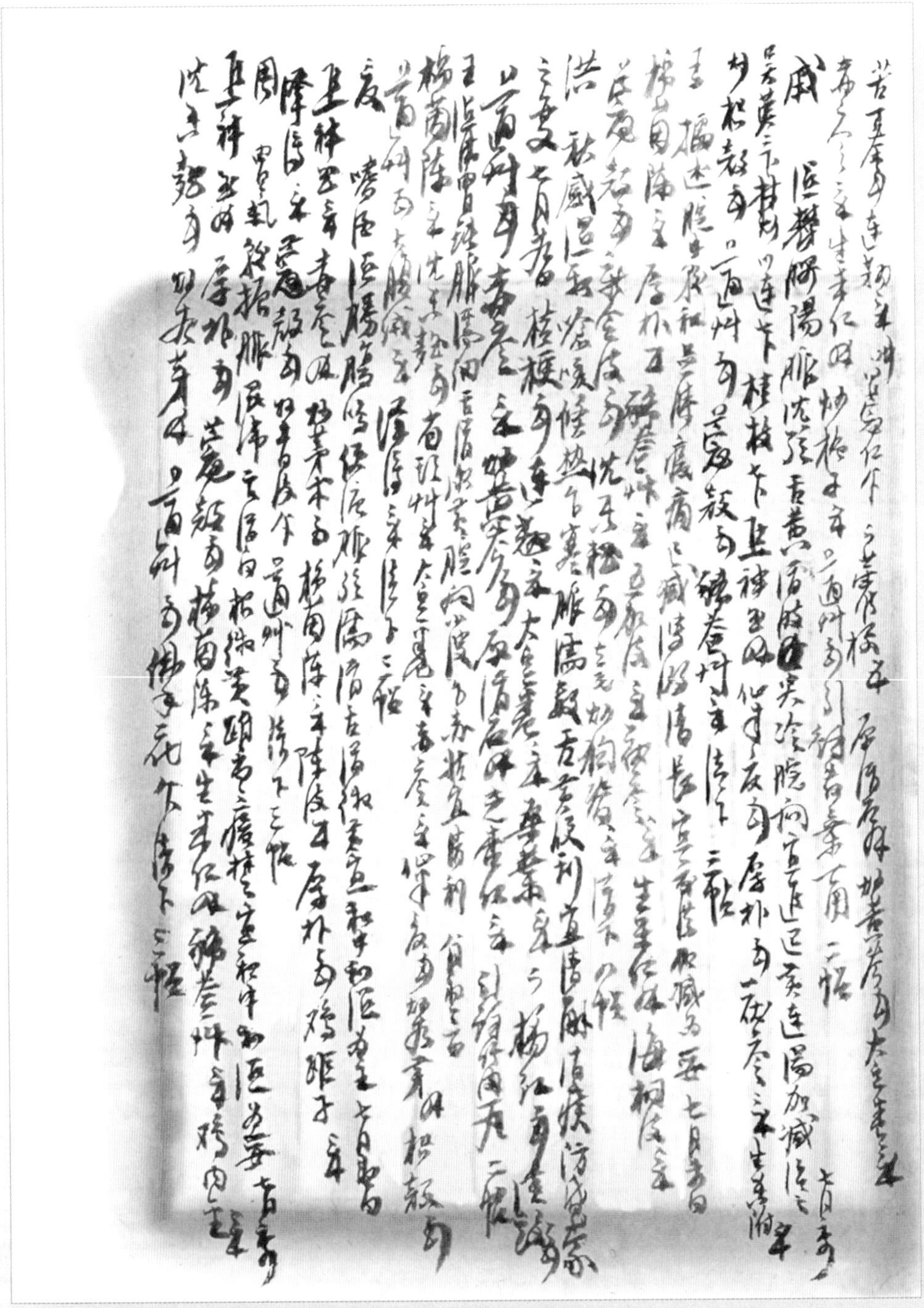

图 056　史介生手稿 / 湿（23）❶

❶　本图释文见第 176 ～ 181 案。

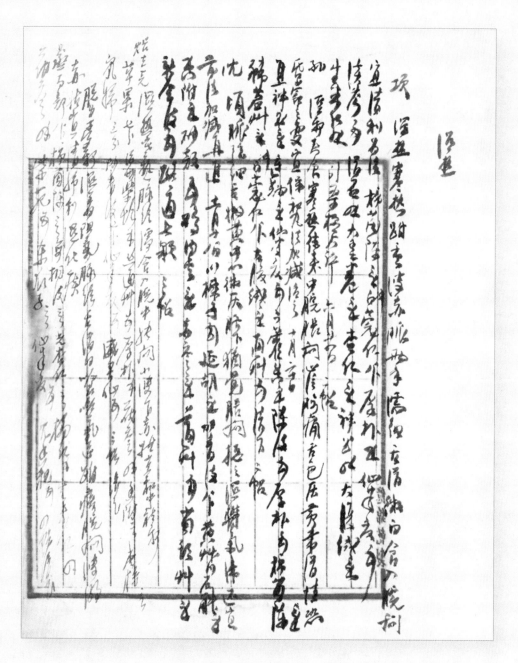

图 057　史介生手稿 / 湿（24）[1]

---

❶　本图中第 2、3 案为未标示的重复医案，第 5 案与《邵氏医案》重复。释文见第 182、183 案。

109 ▶

图 058　史介生手稿 / 湿（25）❶

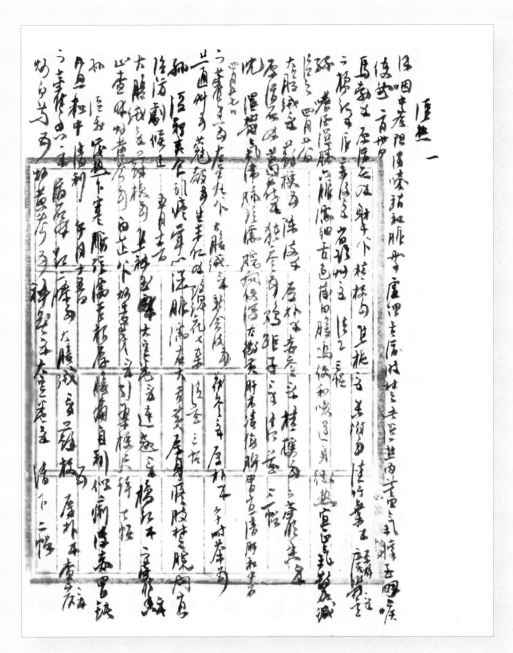

图 059　史介生手稿 / 湿（26）^❶

❶　本图中第 2～5 案为未标示的重复医案。释文见第 186 案。

111 ▶

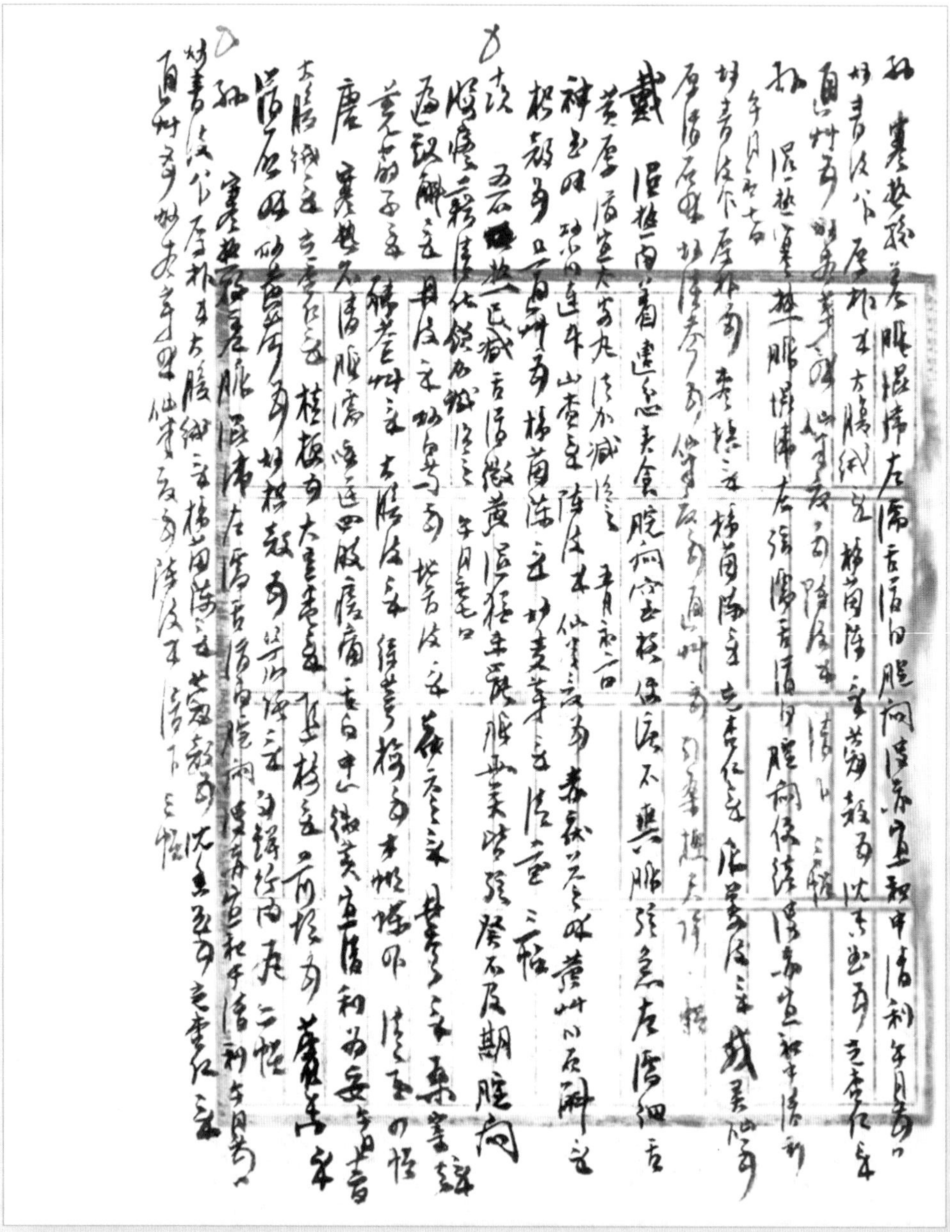

图 060　史介生手稿 / 湿（27）[1]

---

[1] 本图中第 1、2、3、5、6 案为未标示的重复医案。释文见第 187 案。

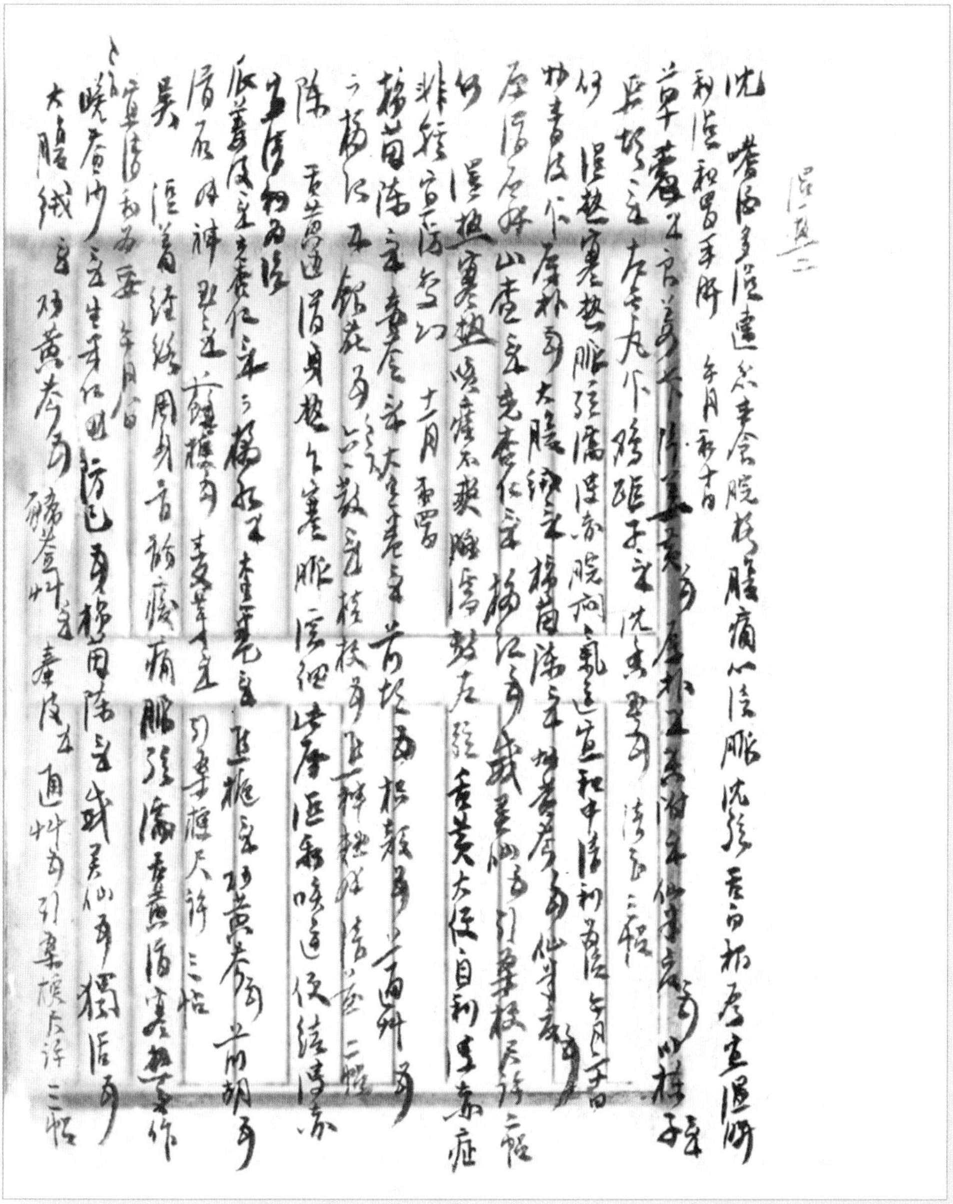

图 061　史介生手稿 / 湿（28）[1]

❶ 本图中第 2～5 案为未标示的重复医案。释文见第 188 案。

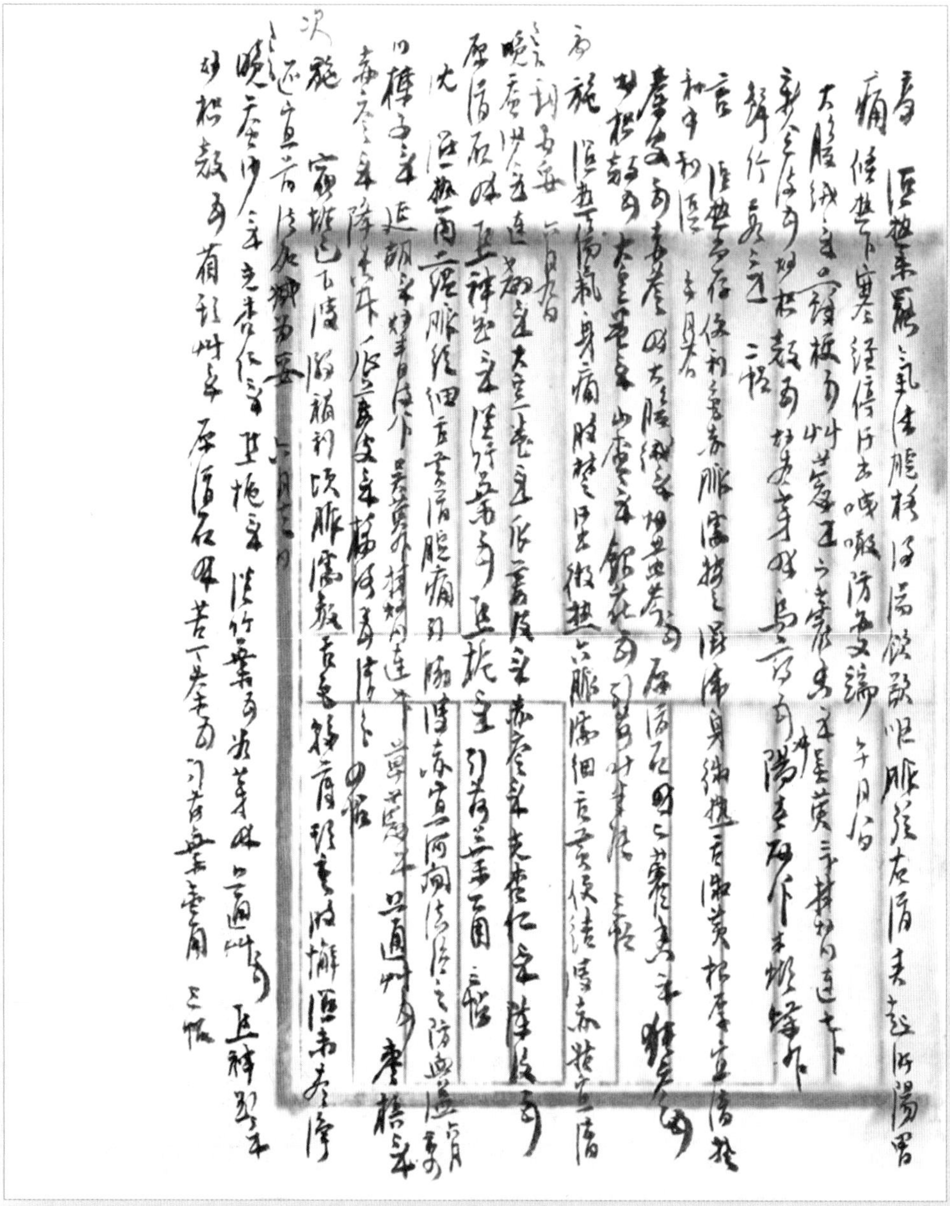

图 062　史介生手稿 / 湿（29）[1]

[1] 本图中第 2、3、5 案为未标示的重复医案。释文见第 189、190 案。

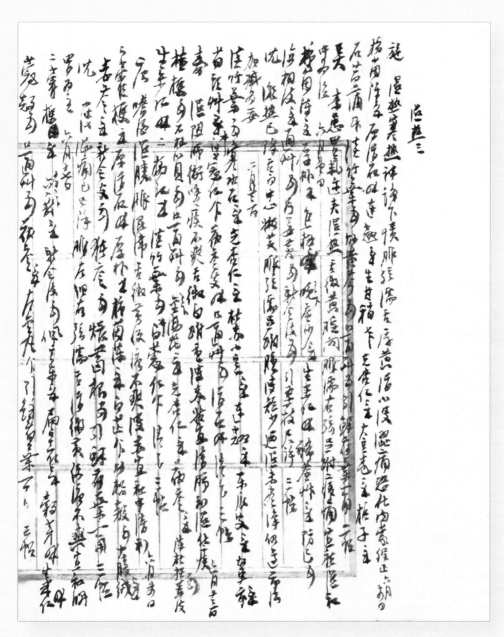

图 063　史介生手稿 / 湿（30）❶

❶　本图中第 1、2、6 案为未标示的重复医案。释文见第 191 ～ 193 案。

115

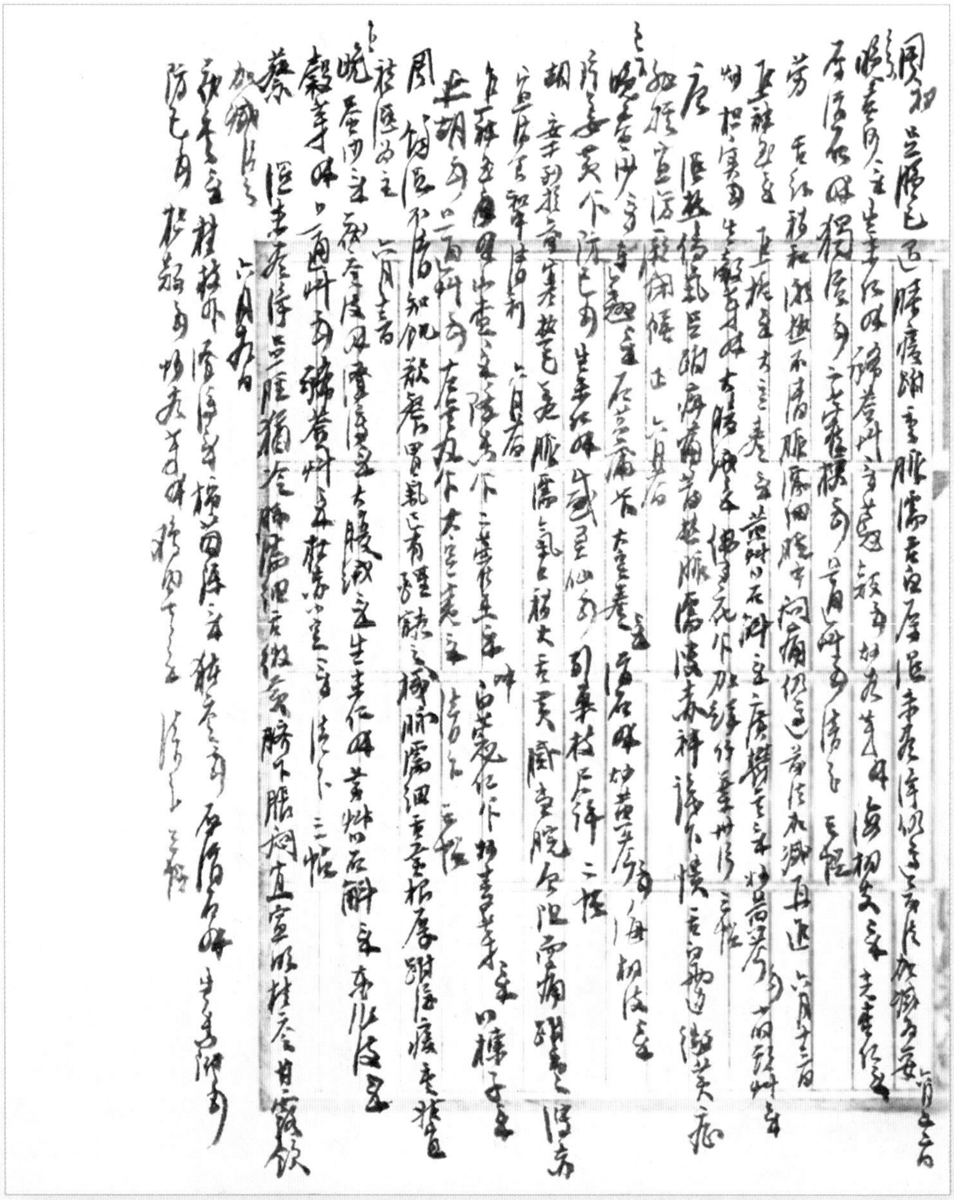

图 064　史介生手稿 / 湿（31）[1]

[1] 本图中释文见第 194 ～ 199 案。

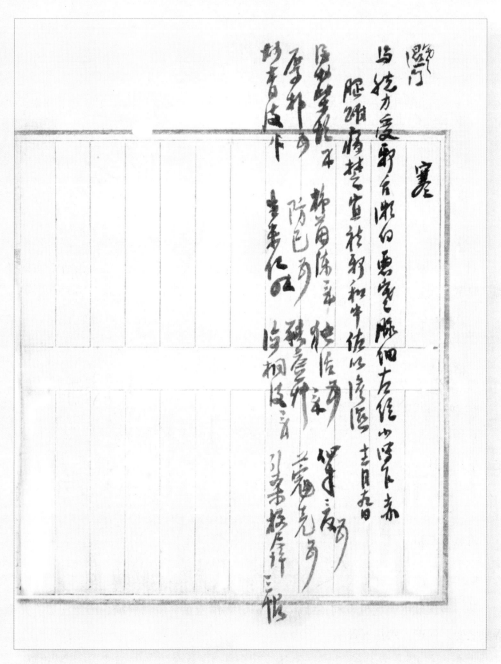

图 065　史介生手稿 / 湿〔32〕❶

❶　本图释文见第 200 案。

四 痧秽（205～211）

▌205▐

刘　痧秽格拒，腹痛肢楚，倏热乍寒，脉浮弦右大，舌微黄，头晕溲赤。宜防变端，候正。六月九日

广藿香二钱　红藤一钱半　扁豆衣三钱　降香八分　厚朴一钱半　丝通草一钱半　桔梗一钱半　炒枳壳一钱半　省头草三钱　广郁金三钱　午时茶一钱半　（引）荷叶一角

二帖。

▌206▐

某　秽湿郁遏，气机不利，脉弦濡，便泻，腹痛肠鸣，舌滑白。宜香茹饮加减治之。午月十日

香茹八分　厚朴一钱半　川连七分（吴萸三分拌炒）　广藿香二钱　赤苓三钱　扁豆衣三钱　神曲三钱　山楂三钱　通草一钱半　广木香七分　猪苓一钱半

清煎，二帖。

▌207▐

某　秽湿欲呕，气机不利，脉濡左涩滞，舌滑灰黄，脘格腹痛，心泛溲赤。尤恐昏蒙之变，候正。六月五日

藿香二钱　仙半夏一钱半　广郁金三钱（原，杵）　淡竹叶一钱半　陈皮一钱　炒川连七分　赤苓三钱　省头草三钱　大豆卷三钱　炒枳实一钱半　原滑石四钱　（引）桑梗尺许

三帖。

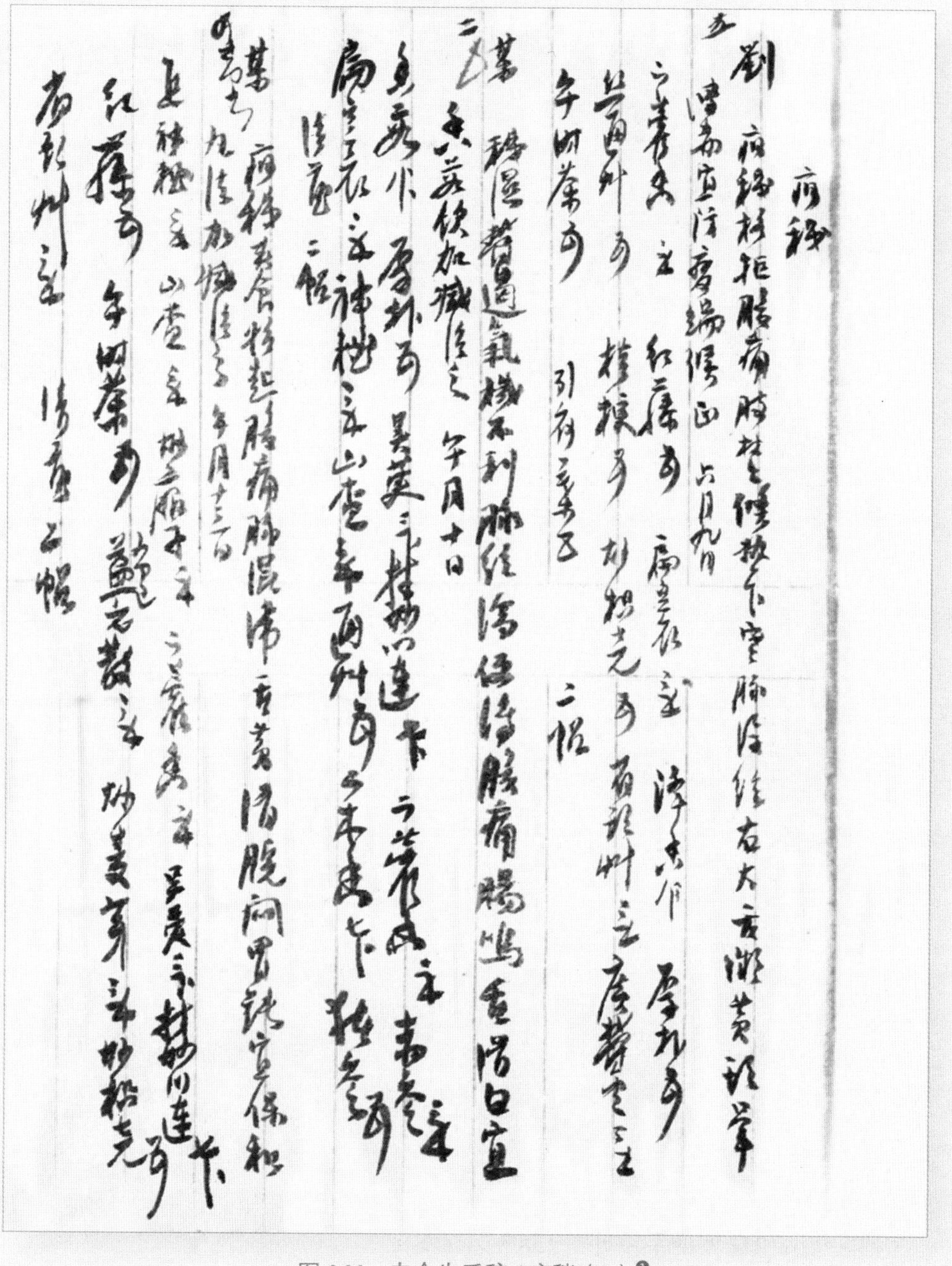

图 066　史介生手稿 / 痧痧（1）❶

---

❶　本图中第 3 案为已标示的重复医案。释文见第 205、206 案。

▍208 ▍

孙　痧秽夹食，始起腹痛，脉涩滞，舌黄滑，脘闷胃钝。宜保和丸法加减治之。午月十三日

焦神曲_{三钱}　山楂_{三钱}　炒莱菔子_{二钱}　广藿香_{二钱}　川连_{七分（吴萸三分拌炒）}　红藤_{一钱半}　午时茶_{一钱半}　益元散_{三钱（布包）}　炒麦芽_{三钱}　炒枳壳_{一钱半}　省头草_{三钱}

清煎，二帖。

▍209 ▍

吴　秽湿未清，气机阻闭，脉涩滞，舌红中心空，腹痛便闭。仍遵前法加减再进。午月初九日

广藿香_{二钱}　红藤_{一钱半}　丝通草_{一钱半}　瓜蒌皮_{三钱}　厚朴_{一钱半}　省头草_{三钱}　炒枳实_{一钱}　光杏仁_{三钱}　蔻壳_{一钱半}　陈皮_{一钱半}　郁李仁_{三钱（杵）}

清煎，二帖。

▍210 ▍

袁　痧秽格拒，腹痛联脘，大便欲解不畅，脉涩滞，舌心黄，溲短。宜芳香为治，防变痢。七月初十日

广藿香_{二钱}　省头草_{三钱}　红藤_{一钱半}　降香_{七分}　广郁金_{三钱}　瓜蒌皮_{三钱}　川楝子_{三钱}　延胡_{二钱}　丝通草_{一钱半}　炒枳壳_{一钱半}　枣槟_{三钱}

清下，二帖。

▍211 ▍

李　素患鼻衄，迩由秽湿从口鼻吸入，腹痛作泻，脉弦细。宜防变痢。八月十八日

广藿香_{二钱}　六一散_{三钱（包煎）}　红藤_{一钱半}　楂炭_{三钱}　扁豆壳_{三钱}　广木香_{七分}　省头草_{三钱}　赤苓_{三钱}　丝通草_{一钱半}　枳壳_{一钱半}　焦神曲_{四钱}

三帖。（注：211案的手稿见图158，第7案）

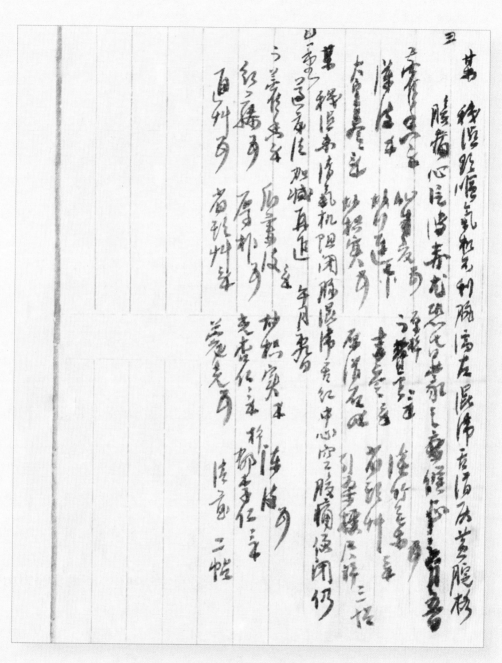

图 067　史介生手稿/痧秽（2）

五 燥（212～227）

▌212-1▐

某 秋感，发热乍寒，脉濡数，舌黄滑，溲赤。宜治防重。十月初五日

薄荷一钱半 连翘三钱 淡豉一钱 杏仁三钱 苏梗一钱半 白前一钱半 炒黄芩一钱半
前胡一钱半 象贝三钱 荆芥一钱半 生蛤壳四钱 （引）鲜竹肉一丸

二帖。

▌212-2▐

复诊 秋感，发热不解，脉浮滑，气急呛咳，舌黄滑。症非轻，还防变厥。十月
初七日

杏仁三钱 苏梗二钱 薄荷一钱半 白前一钱半 广橘红一钱半 赤苓四钱 生蛤壳四钱
象贝三钱 淡竹叶一钱半 前胡一钱半 枳壳一钱半 （引）鲜竹肉一丸

二帖。

▌213▐

某 妊娠五月，秋感发热，脉浮滑，呛咳，头疼肢楚，舌微黄，腰疼。姑宜清肺
疏风为主。九月初三日

冬桑叶三钱 苏梗二钱 光杏仁三钱 薄荷一钱 炒条芩一钱半 桔梗一钱半 前胡一
钱半 广橘红一钱 滁菊一钱半 象贝三钱 忍冬藤三钱 （引）鲜竹肉三钱

二帖。

▌214-1▐

某 秋感化燥，咳痰气急，发热，右脉浮滑，左数，舌滑白心灰，神识乍愦。症

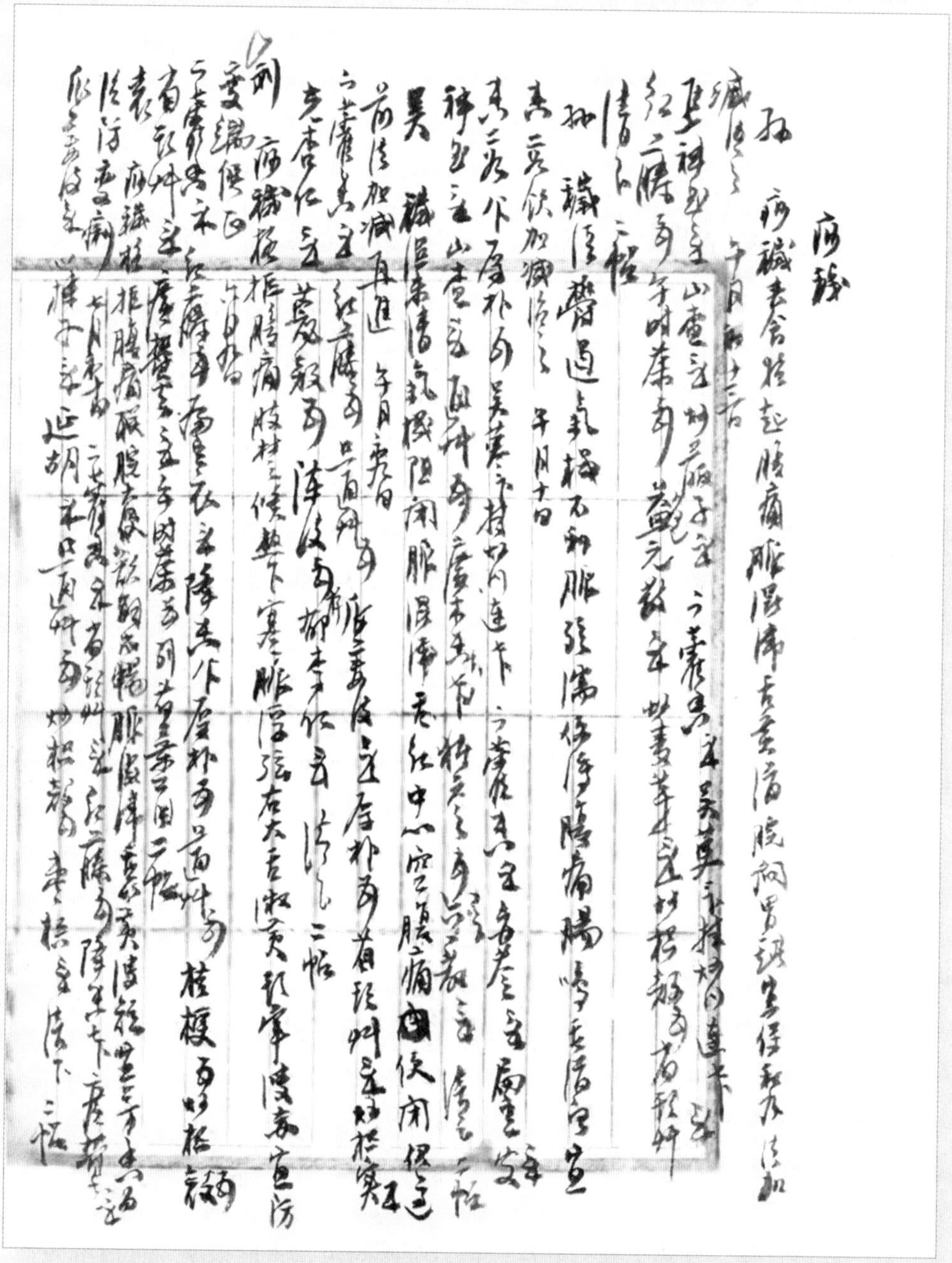

图 068　史介生手稿 / 痧秽（3）[1]

[1] 本图中第 2、4 案为未标示的重复医案。释文见第 208 ~ 210 案。

非轻，宜治防蒙。九月初三日。

薄荷_{一钱半} 桔梗_{一钱半} 炒姜蚕● 冬桑叶_{三钱} 连翘_{三钱} 老式天竺黄_{一钱半} 银花_{一钱半} 原滑石_{四钱} 光杏仁_{三钱} 石菖蒲_{五分} 前胡_{一钱半} （引）活水芦根_{一两}

两帖。

▌214-2▐

又 热缓神爽，昏战较差，脉濡数，舌滑灰黄，呛咳未除，瘄疹已现，胸次痰气胶固。还防变端。九月初五日

淡竹叶_{一钱半} 炒姜蚕_{三钱} 贯仲_{三钱} 桑叶_{三钱} 连翘_{三钱} 牛蒡子_{一钱半} 老式天竺黄_{一钱半} 白薇_{三钱} 象贝_{三钱} 光杏仁_{三钱} 广橘红_{二钱} （引）活水芦根_{一两}

二帖。

▌215▐

杨 燥风侵肺，呛咳，痰中带红，胸胁痛，身疼发热，脉浮数，手足酸楚。宜清肺和络为治。七月初二日

冬桑叶_{三钱} 薄荷_{一钱半} 焦栀_{三钱} 前胡_{一钱半} 丝瓜络_{三钱} 连翘_{三钱} 小蓟草_{三钱} 象贝_{三钱} 茜根_{三钱} 广橘红_{一钱半} 光杏仁_{三钱} 枳壳_{一钱半} （引）竹肉_{一九}

二帖。

▌216▐

劳 前药已效，胃气稍振，脉虚细，舌红少津，大便已润，右胁刺痛。宜养胃增液，佐以和络疏肝。七月初二日

鲜生地_{四钱} 麦冬_{三钱（去心）} 黄草川石斛_{三钱} 橘络_{一钱半} 川贝_{一钱半} 生谷芽_{四钱} 省头草_{三钱} 光杏仁_{三钱} 丝通草_{一钱半} 茯神_{四钱} 绿萼梅_{一钱半}

三帖。

▌217▐

袁 秋感化燥，发热乍寒，脉浮弦滑，呛咳痰阻，舌白根厚。宜清解为治，防重。八月十三日

冬桑叶_{三钱} 甘菊_{二钱} 光杏仁_{三钱} 薄荷_{一钱半} 连翘_{三钱} 淡豉_{一钱半} 桔梗_{一钱半}

● 炒姜蚕：此处漏剂量，对照后案，应为三钱。

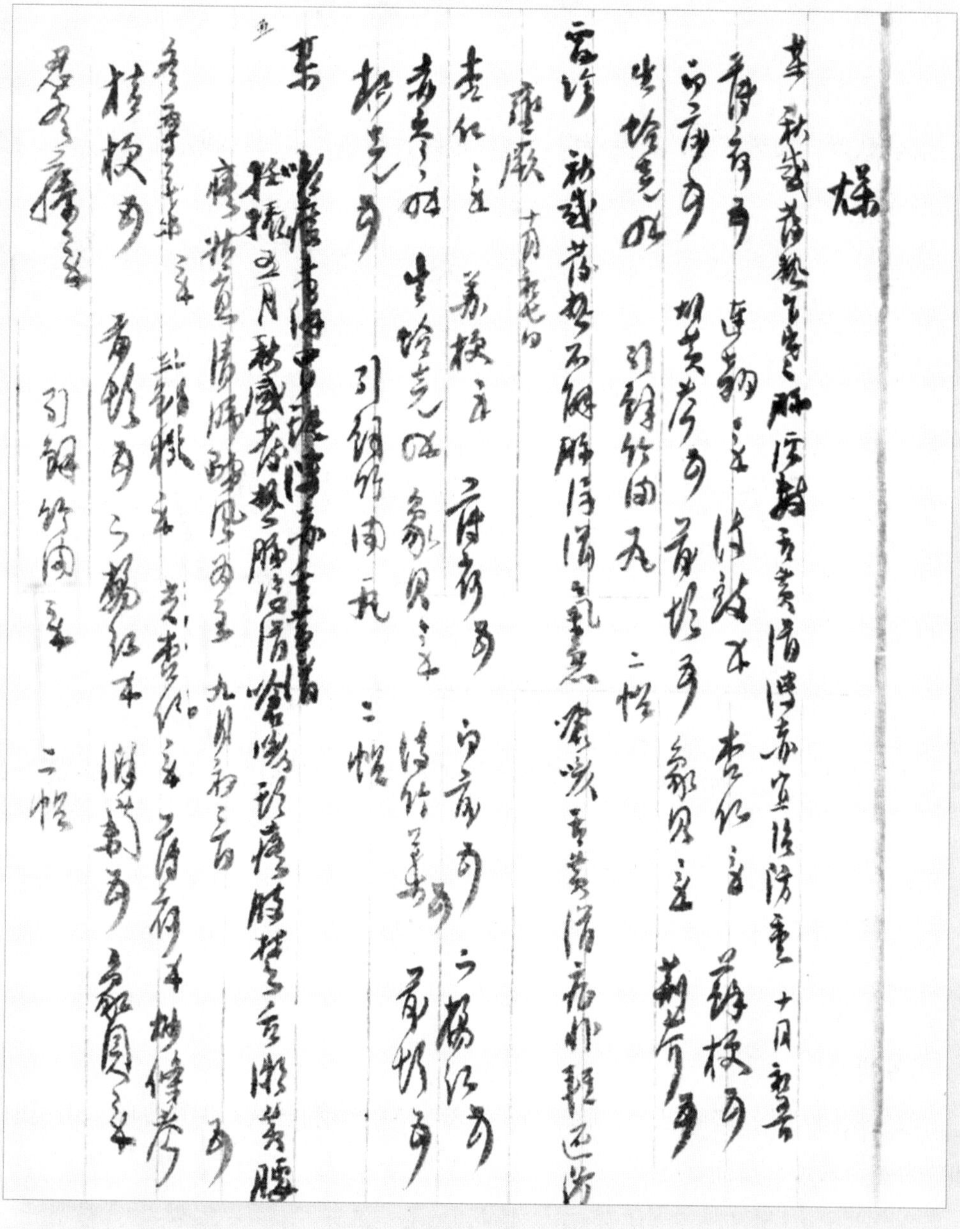

图 069　史介生手稿 / 燥（1）[1]

❶ 本图释文见第 212-1、212-2、213 案。

象贝_{三钱}　前胡_{一钱半}　枳壳_{一钱半}　广橘红_{一钱}　竹肉_{一丸}

二帖。

▌218▐

郭　秋燥，发热乍寒，右脉浮滑，咳痰带红，呕恶，大便自利。症非轻，宜防变幻。八月十九日

冬桑叶_{三钱}　连翘_{三钱}　薄荷_{八分}　前胡_{一钱半}　枳壳_{一钱半}　银花_{一钱半}　大豆卷_{三钱}
焦栀_{三钱}　丝通草_{一钱半}　光杏仁_{三钱}　广橘红_{一钱}　（引）鲜竹肉_{一丸}

二帖。

▌219▐

夏　秋感，发热乍寒，脉濡数，汗不大出，舌黄溲赤。宜清解为治。八月初二日

薄荷_{一钱半}　连翘_{三钱}　光杏仁_{三钱}　淡豉_{三钱}　苏梗_{一钱半}　大豆卷_{三钱}　炒黄芩_{一钱半}　原滑石_{四钱}　炒枳壳_{一钱半}　炒青皮_{八分}　焦神曲_{三钱}　（引）桑梗_{尺许}

二帖。

▌220▐

周　秋感夹食，脘闷发热，脉浮弦数，舌黄尖红。邪热已及营络，恐昏蒙之变，候正。九月初三日

薄荷_{一钱半}　连翘_{三钱}　牛蒡子_{三钱（杵）}　蝉衣_{一钱半}　银花_{一钱半}　石菖蒲_{五分}　元参_{三钱}　广郁金_{三钱}　焦神曲_{四钱}　天花粉_{三钱}　桑叶_{三钱}　（引）鲜竹叶_{卅片}

二帖。

▌221▐

郭　秋燥发热，轻解已效，脉滑数，痰红较差，自利已减，舌黄呛咳。仍遵前法加减为妥。八月十二日

冬桑叶_{三钱}　连翘_{三钱}　薄荷_{一钱}　银花_{一钱半}　象贝_{三钱}　大豆卷_{三钱}　炒栀子_{三钱}
扁豆衣_{三钱}　丝通草_{一钱半}　六一散_{三钱（包下）}　广橘红_{一钱}

清煎，三帖。

▌222▐

何　燥风侵肺，呛咳肢懈，脉浮数，白淫久累。治标为主。七月十三日

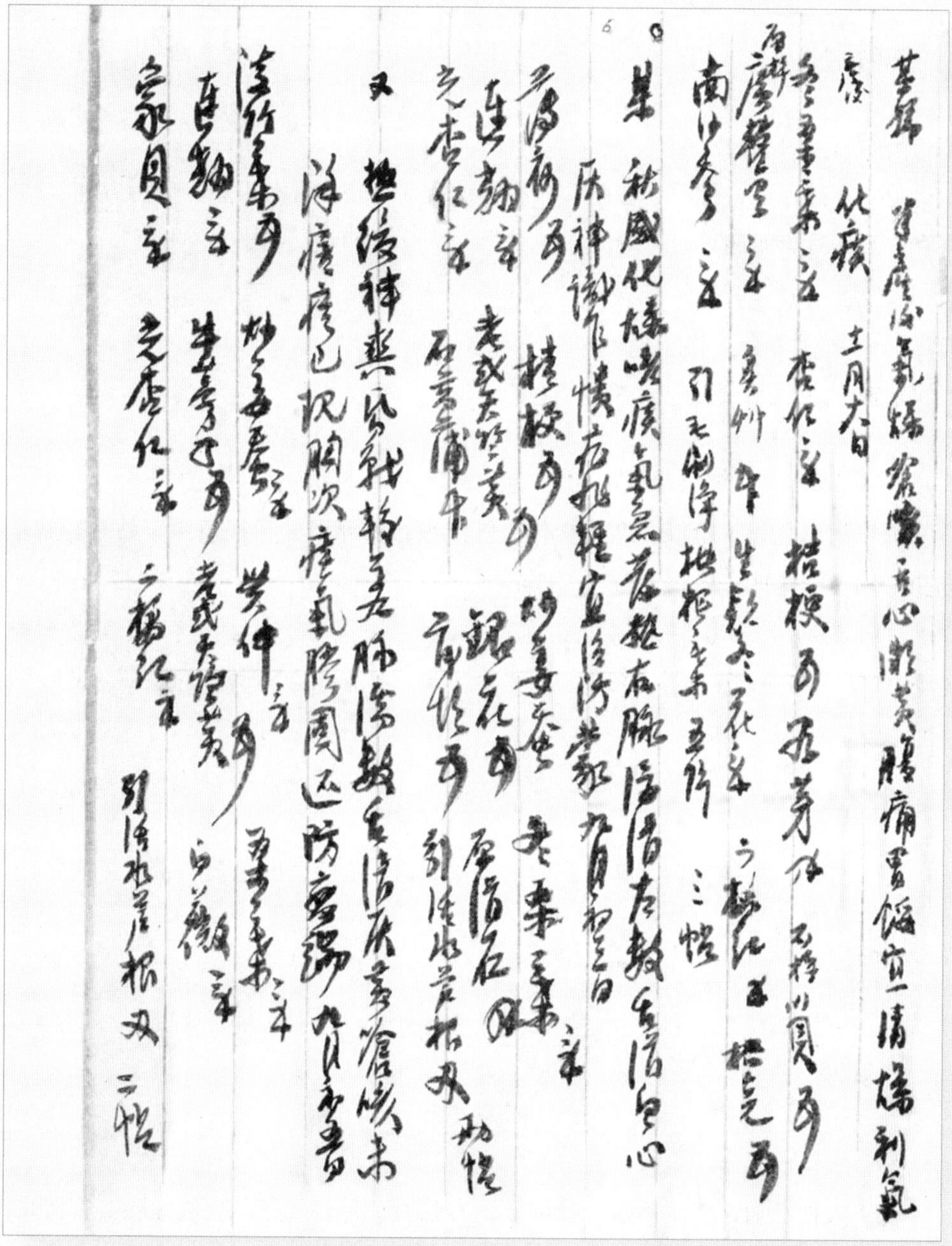

图 070　史介生手稿 / 燥（2）[1]

---

[1] 本图中第 1 案标示“产后”。释文见第 214-1、214-2 案。

冬桑叶三钱　甘菊二钱　桔梗一钱半　光杏仁三钱　苏梗一钱半　炒栀子三钱　橘络一钱半　川贝一钱半　广郁金三钱　白前一钱半　潼蒺藜一钱半　（引）鲜枇杷叶三片（去毛）

三帖。

▋223▋

徐　寒热已除，脉濡，左弦数，加之秋燥，呛咳，舌滑根厚，便泻胃钝。姑宜清气和中。七月十四日

广藿香二钱　川贝一钱半　砂仁七分（冲）　桔梗一钱半　扁豆壳三钱　谷芽四钱　石莲子三钱（杵）　广橘红一钱　焦神曲三钱　白前一钱半　生款冬花三钱

清煎，三帖。

▋224▋

周　秋感化燥，呛咳，寒热交作，脉浮数，右浮滑，舌根黄厚。姑宜轻解消痰，防重。八月十九日

冬桑叶三钱　连翘三钱　淡豉一钱半　桔梗一钱半　象贝三钱　前胡一钱半　广橘红一钱　原滑石四钱　炒黄芩一钱半　薄荷一钱半　炒麦芽三钱　（引）竹肉一九

二帖。

▋225▋

方　稚孩，秋燥发热，脉纹右如针，左如钩，呛咳，面色黄中带青。症非轻，宜防瘛疭。八月初二日

冬桑叶三钱　甘菊一钱　桔梗一钱　淡豉一钱半　炒姜蚕一钱半　象贝三钱　老式天竺黄一钱　橘红一钱　光杏仁三钱　钩勾一钱半　薄荷五分　（引）鲜竹肉一九　灯心草七支

乙帖。

▋226▋

沈　大便已通，热犹不解，脉细数，右弦滑，舌黄气逆，痰红颇除。宜清燥消痰主治。八月廿二日

冬桑叶三钱　光杏仁三钱　前胡一钱半　炒枳壳一钱半　炒知母一钱半　赖橘红八分　丝通草一钱半　炒蒡子三钱（杵）　象贝三钱　炒栀子三钱　炒麦芽三钱　（引）鲜枇杷叶三片（去毛）

三帖。

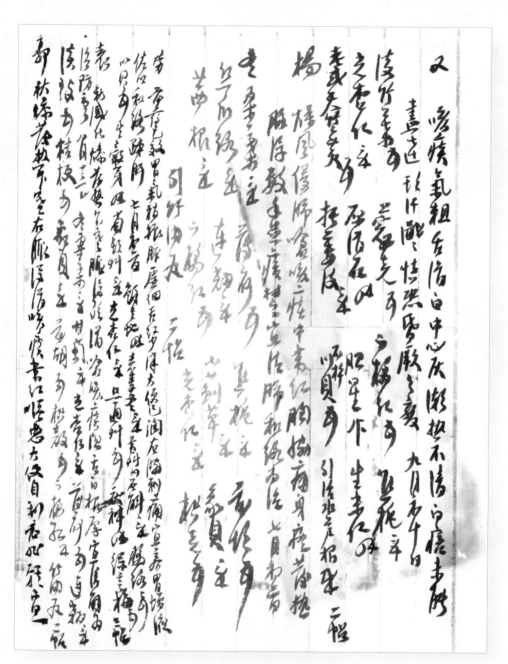

图 071　史介生手稿/燥（3）❶

❶　本图中第 1 案为未标示的重复医案。释文见第 215～218 案。

129 ▶

227

王　秋感发热，头疼身痛，舌嫩黄厚腻，口燥喜饮，脉浮数，右弦细，脘闷，神识乍愦。尤防厥闭，候正。九月初八日

薄荷一钱半　连翘三钱　瓜蒌根三钱　桑叶三钱　牛蒡子一钱半(杵)　石菖蒲七分　甘菊二钱　焦栀三钱　焦神曲四钱　蝉衣一钱半　防风一钱半

清下，二帖。

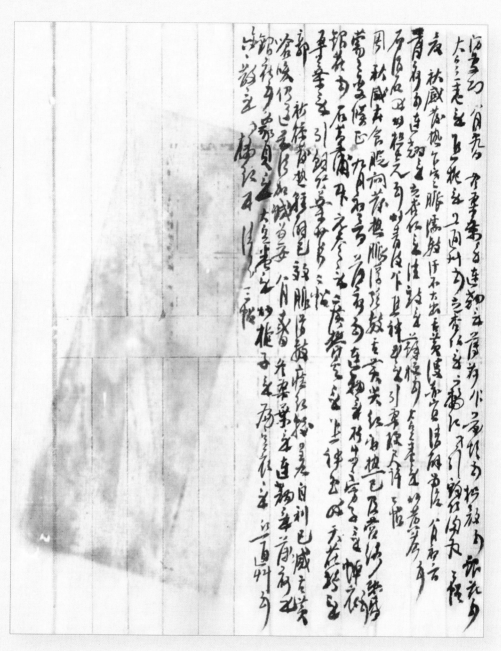

图 072　史介生手稿/燥（4）❶

---

❶　本图释文见第 219 ～ 221 案。

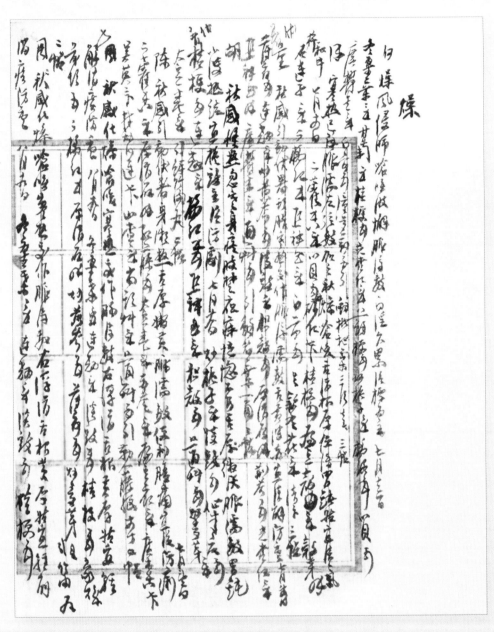

图 073 史介生手稿/燥（5）①

---

❶ 本图第 3、4 案标示"伏暑"，应为暑类；第 5 案应为暑类；第 7 案为未标示的重复医案。释文见第 222～224 案。

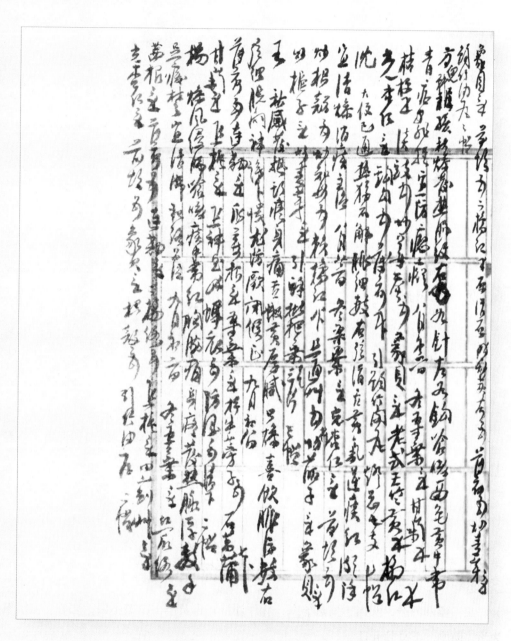

图 074　史介生手稿 / 燥（6）❶

---

❶　本图中第 4 案为未标示的重复医案。释文见第 225 ～ 227 案。

六 温热（228～279）

228

裘　冬温，发热乍寒，脉濡，人迎大，呛咳身疼，不寐，胸次痰气胶阻。虑恐昏蒙之变。十二月初九日

炒栀子二钱　淡豉一钱半　橘红一钱半　桔梗一钱半　蝉衣一钱半　牛蒡子一钱半（杵）光杏仁三钱　广郁金三钱　象贝三钱　炒枳壳一钱半　前胡一钱半　（引）竹肉一丸

二帖。

229

某　舌微黄，呛咳腰疼，右脉浮滑，系风温外袭，倏热乍寒。宜清解消痰。小春十七日

瓜蒌皮三钱　光杏仁三钱　象贝三钱　桔梗一钱半　前胡一钱半　焦栀三钱　炒麦芽三钱枳壳一钱半　广郁金三钱　丝瓜络三钱　干地龙一钱　（引）鲜竹肉一丸

二帖。

230

某　温邪外袭，头痛，发热乍寒，脉寸浮滑，舌黄厚，呛咳不寐，恶心。宜清解为治，防剧。正月廿五日

薄荷一钱半　连翘三钱　牛蒡子一钱半（杵）　栀子三钱　淡豉一钱半　仙半夏一钱半桔梗一钱半　前胡一钱半　生菔子一钱半　山楂四钱　广橘红一钱　（引）鲜竹肉三钱

二帖。

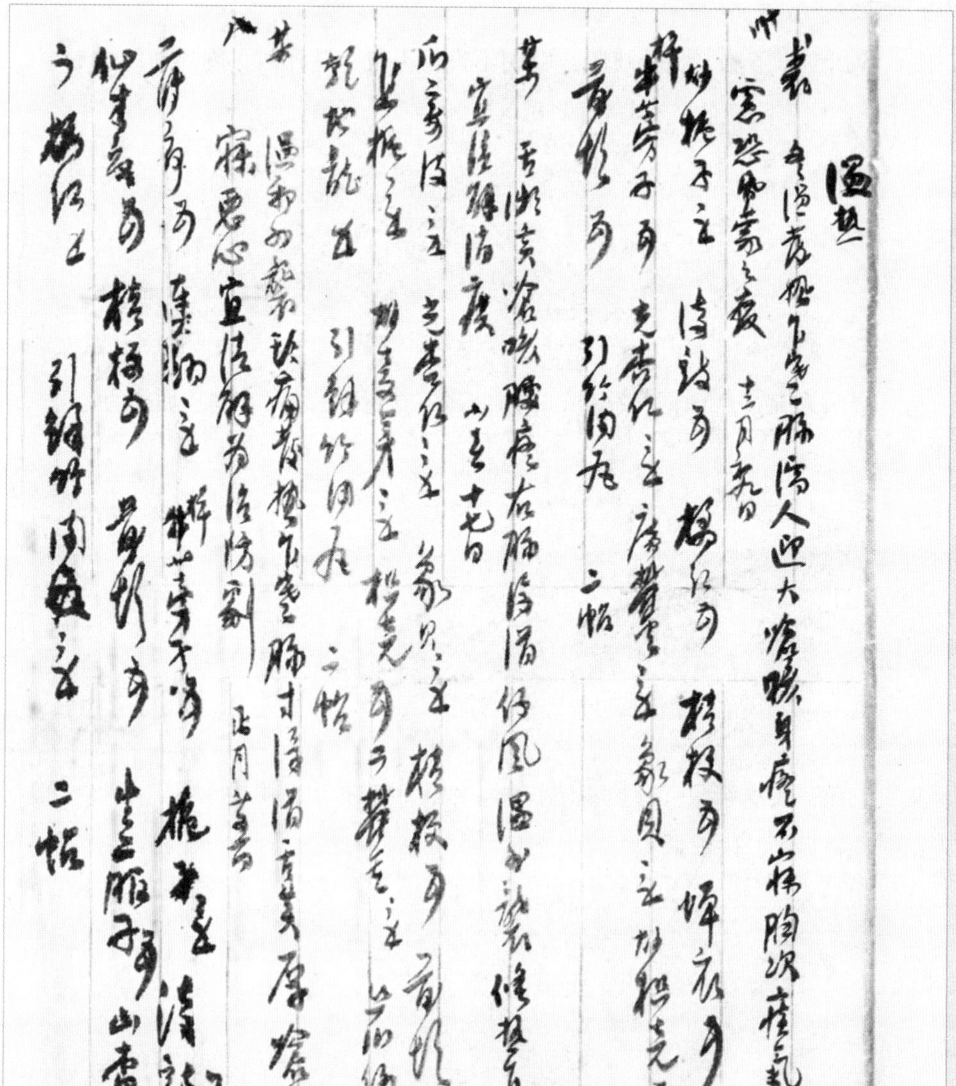

图 075　史介生手稿 / 温热（1）[1]

[1] 本图释文见第 228 ～ 230 案。

【231-1】

某　症由冬温侵肺，呛咳痰阻，咽中不爽，舌黄，脉浮数，内热便结，形寒。宜甘桔射干汤治之，防血溢。十月初四日

桔梗一钱半　生甘草五分　射干一钱半　瓜蒌皮三钱　光杏仁三钱　广橘红一钱　冬桑叶三钱　象贝三钱　马兜铃一钱　马勃一钱半　胖大海三钱　（引）枇杷叶三张（毛刷净）

三帖。

【231-2】

又　呛咳未除，舌微白，胸闷，咽中不爽，内热便结。宜清上焦为主。十一月七日

瓜蒌皮三钱　光杏仁三钱　炒知母一钱半　川贝一钱半（不杵）　兜铃子一钱半　射干一钱半　白前一钱半　橘红一钱半　金沸花三钱（包下）　枳壳一钱半　元参三钱　（引）枇杷叶三片（去毛）

三帖。

【232】

某　女孩，头痛稍减，潮热不清，脉弦细，舌黄唇焦，腹中疠痛，邪火内郁，不得发越。宜防痉厥，候正。十一月十八日

酒炒柴胡七分　连翘三钱　瓜蒌根三钱　煨天麻八分　蝎梢二分　滁菊二钱　蝉衣一钱半　广郁金三钱（原，杵）　红藤一钱半　生麦芽三钱　焦栀三钱　（引）鲜竹叶二十片

二帖。

【233】

周　稚孩风温，呛咳咽痛，烦热不寐，关纹如弓反外。势恐痉厥，立法候正。十二月初七日

薄荷八分　炒牛蒡子一钱半（杵）　蝉衣一钱　象贝三钱　炒姜蚕三钱（去丝嘴）　射干一钱　光杏仁三钱　橘红一钱　老式天竺黄一钱半　栀子二钱　前胡一钱半　（引）鲜竹肉三钱

二帖。

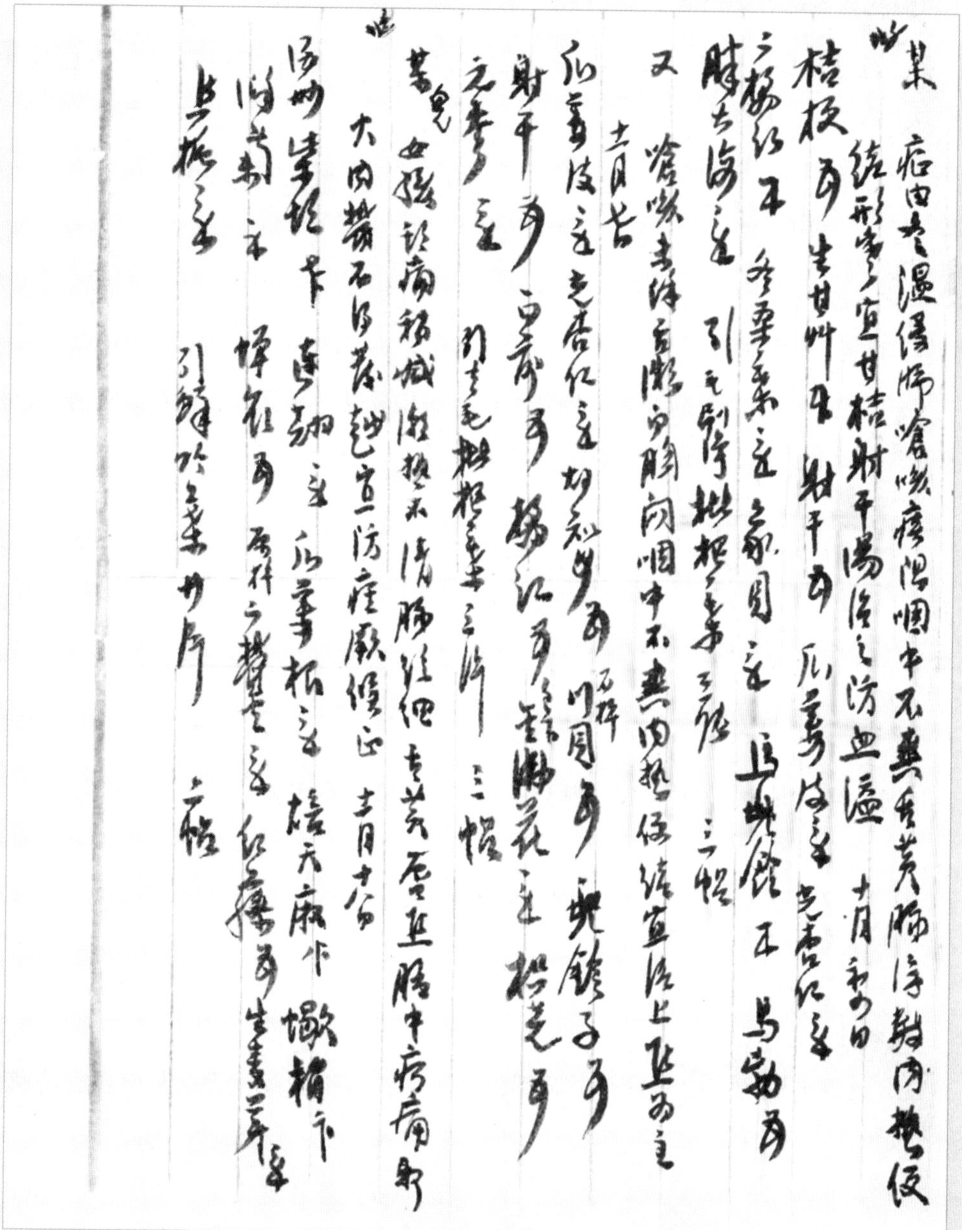

图 076　史介生手稿 / 温热（2）[1]

[1] 本图中释文见第 231-1、231-2、232 案。

[234]

孙　遭忿夹食，夹杂冬温，呕恶，脘痛窒格，畏寒微热，脉弦右大，舌色微黄。宜栀豉主治。十一月初十日

炒栀子三钱　淡豉一钱半　仙半夏一钱半　焦神曲三钱　山楂三钱　蔻壳一钱半　通草一钱半　广一金三钱　广藿香二钱　生香附三钱　苏梗一钱半

清煎，二帖。

[235]

某妇　热入血室，昼轻夜重，咳痰发热，腹中尤甚，脉濡数，舌黄。宜清热、祛邪、化痰，防化内闭，候正。小春十八日

炒黄芩一钱半　泽兰一钱　广郁金三钱（原，杵）　连翘三钱　老式天竺黄一钱半　牛蒡子三钱（杵）　红藤一钱半　山楂三钱　光杏仁三钱　淡竹叶一钱半　蝉衣一钱半　（引）鲜竹肉一九

二帖。

[236]

风温外乘，头疼，发热乍寒，脉浮数，呛咳不寐，身疼肢楚。姑宜清解化痰。

炒栀子三钱　前胡一钱半　桔梗一钱半　淡豉一钱半　广橘红一钱　光杏仁三钱　象贝三钱　牛蒡子一钱半　枳壳一钱半　冬桑叶三钱　广郁金三钱　（引）竹肉一九

二帖。

[237]

某　风温夹湿邪，呛咳发热，脉浮滑，头痛，胃钝胸闷，舌色黄滑。宜清解消痰，防重。四月初四日

桔梗一钱半　贯仲二钱　前胡一钱半　大豆卷三钱　牛蒡子一钱半（杵）　光杏仁三钱　焦栀三钱　荆芥一钱半　广橘红一钱半　连翘三钱　象贝三钱　（引）鲜竹肉一九

二帖。

[238]

某　温邪未解，舌黄口燥，左脉弦，气口滑，呛咳发热，小便涩痛，身疼肢楚。宜清解消痰，恐昏蒙之变。十一月十四日

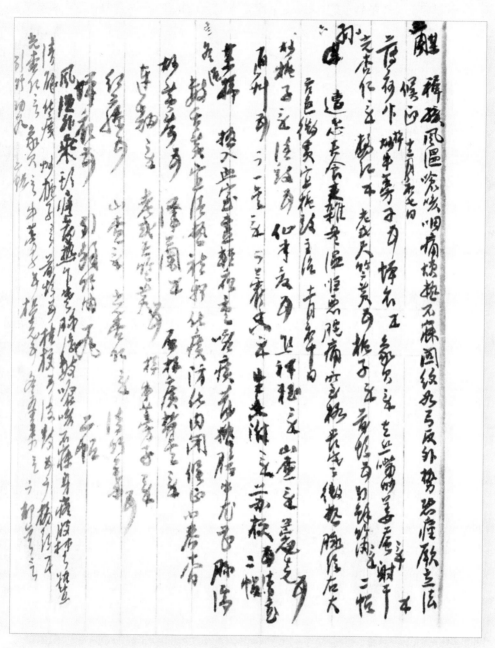

图 077　史介生手稿 / 温热（3）❶

❶ 本图释文见第 233 ～ 236 案。

瓜蒌根三钱　光杏仁三钱　元参三钱　广郁金三钱（原，杵）　焦栀三钱　原滑石四钱　连翘三钱　象贝三钱　牛蒡子三钱（杵）　生甘梢八分　老式天竺黄一钱半　（引）鲜竹肉一九

二帖。

▌239-1▐

某　冬温入肺，呛咳气急，发热恶寒，脉浮滑，右弦劲，舌黄燥。症非轻，尤防昏蒙之变，候正。十二月十七日

薄荷一钱半　牛蒡子三钱（杵）　前胡一钱半　蝉衣一钱半　连翘三钱　淡豉一钱半　冬桑叶三钱　光杏仁三钱　广橘红一钱半　象贝三钱　石菖蒲五分　（引）鲜竹肉三钱

二帖。

▌239-2▐

又　冬温头痛，发热乍寒，脉浮滑数，舌黄厚，呛咳呕恶。症非轻，尤防变幻，候正。十二月十九日

薄荷一钱半　牛蒡子三钱（杵）　蝉衣一钱半　淡豉一钱半　连翘三钱　象贝三钱　桔梗一钱半　广橘红一钱半　荆芥一钱半　冬桑叶三钱　石菖蒲七分　（引）鲜竹肉三钱

二帖。

▌240▐

某　冬温入肺，呛咳便结，脉浮数，舌黄燥，胸闷，候热乍寒。势在非轻，尤恐昏蒙之变，候正。

瓜蒌皮三钱　牛蒡子三钱（杵）　光杏仁三钱　前胡一钱半　枳壳一钱半　广郁金三钱（原，杵）　桑叶三钱　丝瓜络三钱　象贝三钱　焦栀三钱　橘络一钱半　（引）鲜竹肉一九

二帖。

▌241▐

某　湿温杂受，候热乍寒，脉濡细，左弦，舌红呛咳，胸胁刺痛。宜防血溢之变。午月初四日

陈杜栝蒌皮一钱半　焦栀三钱　大豆卷三钱　象贝三钱　枳壳一钱半　广郁金三钱（原，杵）　光杏仁三钱　丝瓜络三钱　元参三钱　苦丁茶一钱半　滑石四钱　（引）鲜竹叶卅片

二帖。

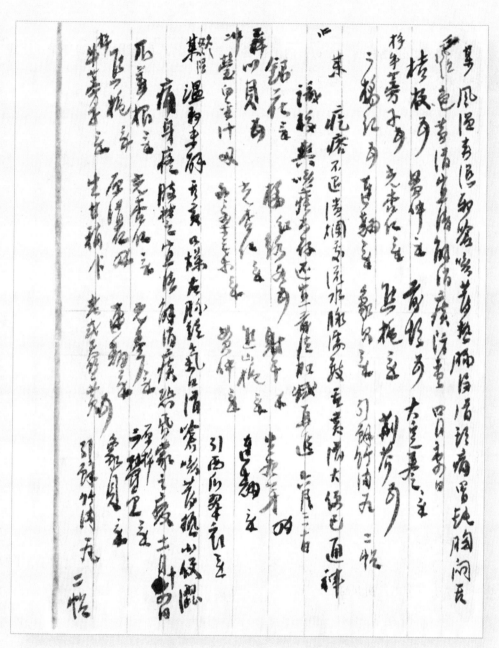

图 078　史介生手稿 / 温热（4）❶

❶　本图第 2 案为未标示的重复医案。释文见第 237、238 案。

141 ▶

▎242▐

某　温邪，发热颧赤，舌黄，内蕴伏暑现象，脉劲，右浮滑，脘闷身痛，便溏。宜清解为治，防变。小春十七日

银花一钱半　六一散三钱（包下）　炒姜蚕三钱　连翘三钱　广郁金三钱　焦神曲三钱　瓜蒌皮三钱　焦栀三钱　淡竹叶一钱半　蝉衣一钱半　贯仲一钱半　（引）桑梗尺许

二帖。

▎243▐

周　温邪侵肺，咳痰带红，脉小数，舌黄厚，倏热忽寒，胸闷心泛。尤恐昏蒙之变，候正。十二月初二日

陈杜栝蒌皮三钱　焦栀三钱　元参三钱　茜根三钱　象贝三钱　淡竹叶一钱半　小蓟草三钱　白薇三钱　银花一钱半　连翘三钱　生谷芽四钱　（引）荷叶半张

二帖。

▎244▐

某　热犹不解，头疼身痛，舌黄尖红，呕渴，邪热已及营分。还防昏蒙之变，候正。五月初二日

淡豉一钱半　鲜生地四钱　天花粉三钱　石菖蒲五分　连翘三钱　薄荷一钱　广郁金三钱（原，杵）　大豆卷三钱　炒黄芩一钱半　枳壳一钱半　银花一钱半　（引）鲜竹叶卅片

二帖。

▎245▐

某　稚年冬温，咳呕发热，神识不清，脉数左劲，舌黄，昏谵。症属棘手，宜防痉厥，候正。十二月初九日

淡豉一钱半　桔梗一钱半　石菖蒲七分　银花一钱半　焦栀二钱　牛蒡子二钱　炒姜蚕三钱　玉枢丹二分（研冲）　薄荷一钱　蝉衣一钱半　广橘红一钱半　（引）鲜竹茹三钱

一帖。

▎246▐

某　温邪袭肺，呛咳多痰，身痛发热，脉浮数，气口浮滑，神识乍愦，舌滑腻。症非轻，宜恐变端，候正。十二月十八日

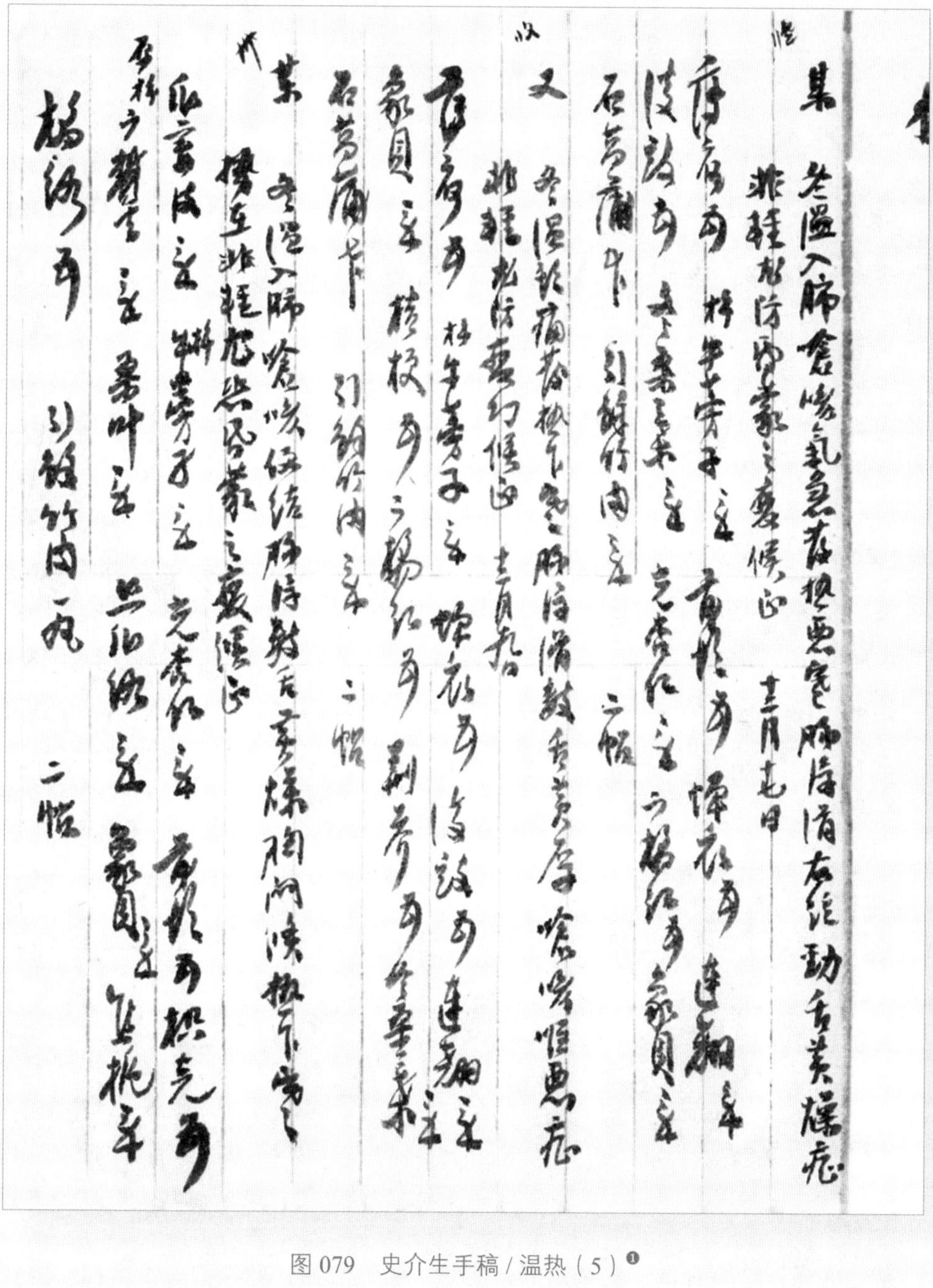

图 079　史介生手稿 / 温热（5）[1]

[1] 本图释文见第 239-1、239-2、240 案。

冬桑叶_{三钱}　老式天竺黄_{一钱半}　光杏仁_{三钱}　广郁金_{一钱半（原，杵）}　蝉衣_{一钱半}
橘红_{一钱半}　生菔子_{二钱}　牛蒡子_{一钱半}　象贝_{三钱}　连翘_{三钱}　前胡_{一钱半}　（引）鲜竹
肉_{三钱}

二帖。

▌247▐

某　风温痰多，咳逆气急，右脉浮滑，舌心干。尤防痰壅之险，候正。十月廿
三日

瓜蒌皮_{三钱}　冬桑叶_{三钱}　元参_{三钱}　前胡_{一钱半}　光杏仁_{三钱}　天花粉_{一钱半}　老式
天竺黄_{一钱半}　马兜铃_{一钱}　苏子_{一钱半（杵）}　象贝_{三钱}　白前_{一钱半}　（引）鲜竹肉_{一九}

二帖。

▌248▐

某　稚孩，烦热神昏，吸短气粗，口渴，邪热已及营络。症尚重，宜防厥闭，候
正。六月十日

银花_{一钱半}　天花粉_{三钱}　光杏仁_{三钱}　紫雪丹_{乙分（开水化服）}　连翘_{三钱}　焦栀_{三钱}
石菖蒲_{五分}　蝉衣_{一钱}　鲜生地_{四钱}　扁豆衣_{三钱}　贯仲_{一钱半}　（引）鲜竹叶_{卅片}

乙帖。

▌249▐

某　湿温杂受，头汗发热，脉濡数，舌白厚，脘闷晕眩，肢楚。尤恐昏蒙之变。
五月初四日

玉枢丹_{二分（研末冲）}　白蔻仁_{八分（冲）}　白芷_{八分}　仙半夏_{一钱半}　连翘_{三钱}　炒枳壳
_{一钱半}　丝通草_{一钱半}　炒黄芩_{一钱半}　大豆卷_{三钱}　神曲_{四钱}　藿香_{二钱}　桑梗_{尺许}

二帖。

▌250▐

某　气燥，呛咳音低，夹杂温邪，潮热，吸短气粗，脉浮数，舌滑白。势在非
轻，宜防变端，候正。二月初三

冬桑叶_{三钱}　马兜铃_{一钱}　象贝_{三钱}　苏子_{二钱（杵）}　光杏仁_{三钱}　连翘_{三钱}　老式
天竺黄_{一钱半}　广郁金_{二钱（杵）}　元参_{三钱}　广橘红_{一钱半}　瓜蒌皮_{三钱}　（引）鲜竹肉
_{三钱}

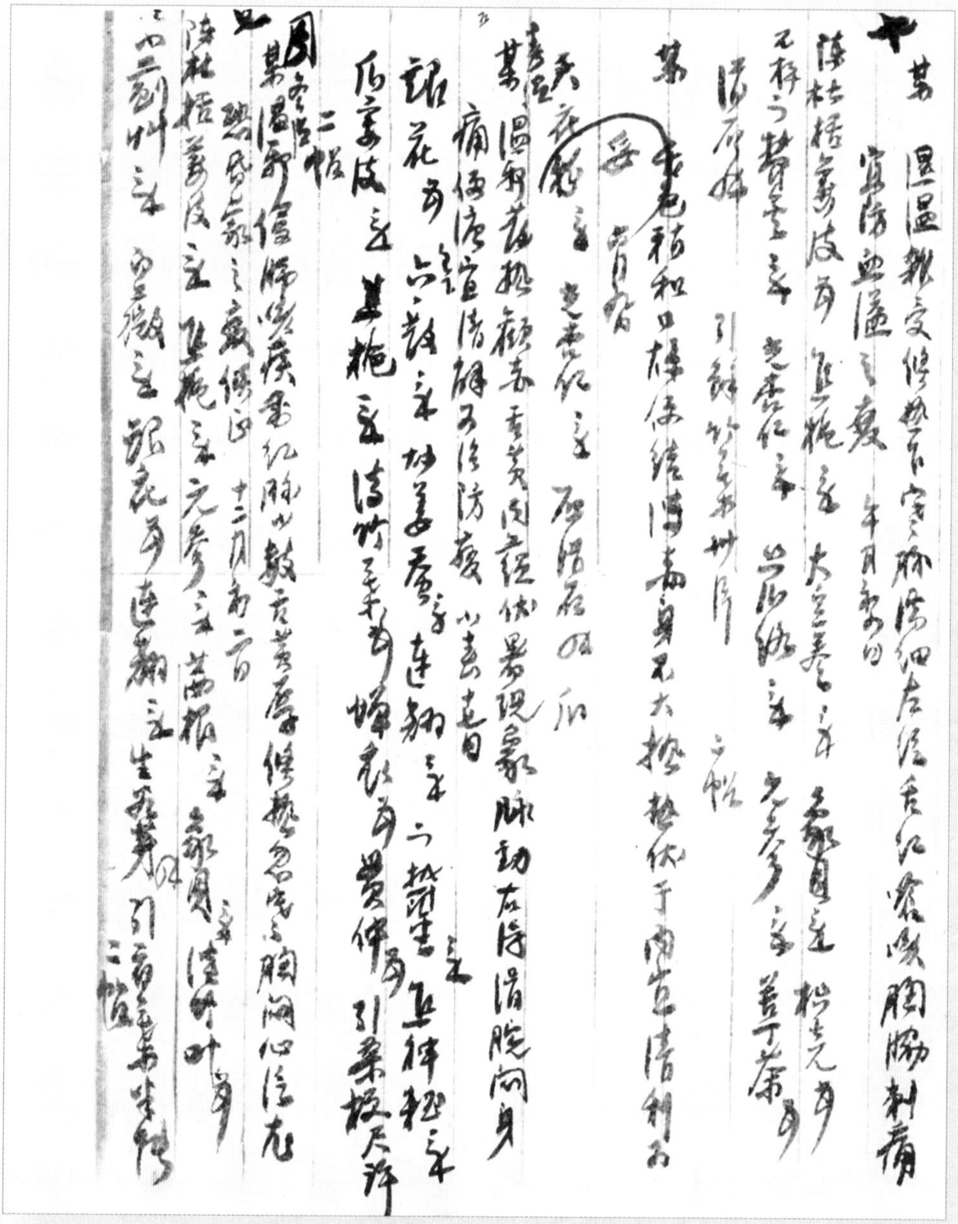

图 080　史介生手稿 / 温热（6）[1]

[1] 本图释文见第 241 ～ 243 案。

煎，二帖。

▌251▐

邵　清窍未和，呛咳耳木，大便自利，脉浮滑，症势尚重，宜防厥闭，候正。十月廿五日

元参三钱　银花一钱半　淡竹叶一钱半　丝通草一钱半　连翘三钱　广橘红一钱　六一散三钱（包下）　贯仲二钱　石菖蒲七分　象贝三钱　前胡一钱半　夏枯草一钱半

清煎，二帖。

▌252▐

某　冬温，发热乍寒，神识昏寐，脉寸浮弦，咳逆自利，舌黄根腻，身痛走注。症非轻，尤防变端。

淡豉一钱半　焦神曲三钱　枳壳一钱半　片姜黄八分　焦栀三钱　连翘三钱　广郁金三钱（原，杵）　丝通草一钱半　防风一钱半　前胡一钱半　石菖蒲五分　（引）鲜竹肉一九

二帖。

▌253▐

夏妇　经停咳呕，午后头痛，右脉浮滑，舌微黄，呛咳，候热乍寒，胸次痛，此由冬温袭肺所致。

桔梗一钱半　薄荷一钱　杏仁三钱　前胡一钱半　连翘三钱　川芎一钱　苏梗一钱半　滁菊一钱半　淡豉一钱半　象贝三钱　广橘红一钱半　（引）鲜竹肉三钱

煎，二帖。

▌254▐

某　自利较差，神识犹愦，舌滑灰黄，呛咳痰阻。症尚重险，还防厥闭，候正。十一月初八日

桔梗一钱半　贯仲三钱　前胡一钱半　淡竹叶一钱半　蝉衣一钱半　老式天竺黄一钱半　象贝三钱　炒姜蚕三钱　石菖蒲五分　银花一钱半　原滑石四钱　（引）活水芦根五钱

二帖。

▌255▐

唐　稚孩，温邪未解，呛咳，身热神倦，脉数，舌黄厚，大便自利，腹痛。宜开

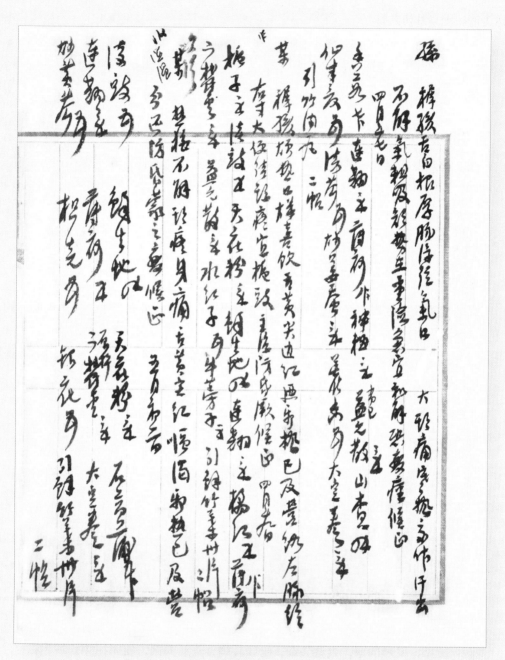

图081　史介生手稿/温热（7）❶

达为治。十二月初九日

桔梗一钱半　神曲三钱　前胡一钱半　广郁金三钱（原，杵）　蝉衣一钱半　连翘三钱　枳壳一钱半　丝通草一钱半　象贝三钱　山楂三钱　薄荷八分　（引）鲜竹茹三钱

煎，二帖。

▌256▐

某　湿热温邪杂受，咳痰发热，脉弦滑，舌黄边赤，大便色赤，胃钝。症非轻，宜防变幻，候正。四月廿四日

薄荷一钱　桔梗一钱半　银花一钱半　象贝三钱　牛蒡子一钱半（杵）　赤苓四钱　炒黄芩一钱半　生菔子二钱（杵）　广橘红一钱　炒枳壳一钱半　连翘三钱　（引）鲜竹肉一九

▌257▐

某　热尚存，舌焦尖红，右脉弦滑，呛咳便利，耳木。势在尚重，尤防内蒙，候正。四月廿九日

元参三钱　石菖蒲五分　银花一钱半　广橘红一钱　益元散三钱（包下）　象贝三钱　通草一钱半　焦栀三钱　贯仲二钱　铁皮鲜石斛二钱　苦丁茶一钱半　（引）活水芦根半两

一帖。

▌258▐

郑　稚孩，饮食失节，致伤脾胃，大便忽泻忽差，夹杂风温，呛咳身热，欲呕，脉濡，左浮滑，腹中乍痛。宜开达为先。十一月廿九日

桔梗一钱　前胡一钱半　炒枳壳一钱半　薄荷七分　蝉衣一钱　连翘二钱　麦芽三钱　象贝三钱　淡豉一钱半　广橘红一钱　广藿香一钱半　（引）鲜竹肉一九

二帖。

▌259▐

蒋　重感，发热乍寒，舌黄尖红，呛咳耳鸣，头痛如剖，便闭，脉弦细，右寸浮滑，右腿酸痛。宜清解为治。正月廿七日

冬桑叶三钱　铁皮鲜石斛三钱　杏仁三钱　煨天麻八分　滁菊二钱　川贝一钱半（不杵）　桑寄生二钱　蔓荆子三钱　川芎一钱　瓜蒌子四钱（杵）　豨莶草三钱　（引）鲜竹叶卅片　桑梗尺许

三帖。

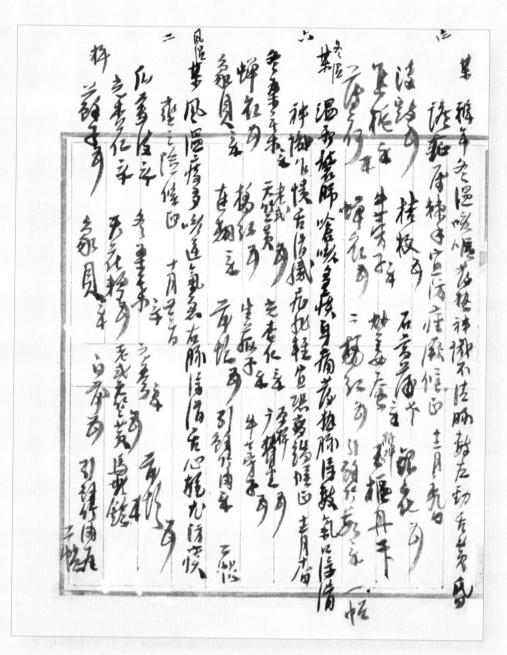

图 082　史介生手稿 / 温热（8）[1]

❶　本图释文见第 245 ～ 247 案。

▌260▐

徐　热犹不解，舌白心焦，神识昏愦，午夜尤剧，脉弦濡数。症尚重，宜防痉厥。八月望日

淡竹叶一钱半　连翘三钱　原滑石四钱　紫雪丹乙分（冲）　光杏仁三钱　蔻壳一钱半　银花一钱半　石菖蒲七分　贯仲二钱　大豆卷三钱　苦丁茶一钱半　（引）鲜荷叶一角

乙帖。

▌261▐

钟　血舍未清，脉濡数，左弦细，寒热不清，呛咳，舌嫩黄，少津，神识偶愦，胸发现白㾦。症尚重，藉泽兰汤加减治之。八月十四日

泽兰一钱半　延胡二钱　丝通草一钱半　酒炒柴胡一钱　当归一钱半　川芎一钱　广橘红一钱半　老式天竺黄一钱半　光杏仁三钱　炒黄芩一钱半　石菖蒲五分　（引）鲜竹肉一九

二帖。

▌262▐

赵　风温外袭，发热乍寒，脉寸浮滑，舌滑白底红，呛咳气急，耳木，自利。此肺与大肠表里现症，宜治防变。十月廿七日

桔梗一钱半　淡竹叶一钱半　石菖蒲五分　苦丁茶一钱半　赤苓三钱　丝通草一钱半　炒远志肉八分　广橘红一钱半　前胡一钱半　炒枳壳一钱半　光杏仁三钱　荷叶蒂二个

二帖。

▌263▐

徐　神清热退，脉濡，左微劲，舌滑白，耳鸣。不致变端无虑。八月十七日

淡竹叶一钱半　连翘三钱　苦丁茶一钱半　贯仲二钱　白蔻仁八分（冲）　原滑石四钱　光杏仁三钱　广郁金三钱　大豆卷三钱　枳壳一钱半　生米仁四钱　（引）鲜荷叶一角

二帖。

▌264▐

吴　咳痰气粗，舌滑白，中心灰，潮热不清，白㾦未能尽达，头汗溅溅。慎恐昏厥之变。九月初十日

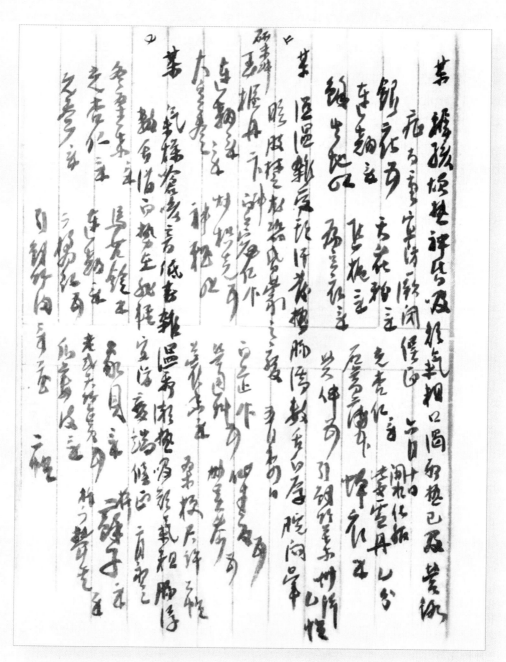

图 083　史介生手稿 / 温热（9）❶

❶　本图释文见第 248 ～ 250 案。

淡竹叶_{一钱半}　光杏仁_{三钱}　老式天竺黄_{一钱半}　蔻壳_{一钱半}　原滑石_{四钱}　栝蒌皮_{三钱}

广橘红_{一钱半}　胆星_{八分}　川贝_{一钱半}　焦栀_{三钱}　生米仁_{四钱}　（引）活水芦根_{五钱}

　　二帖。

▌265▐

叶　清窍仍木，呛咳气逆，暮夜神昏，舌沙黄，潮热口燥。宜防内陷，候正。
十一月初五日

贯仲_{二钱}　连翘_{三钱}　蝉衣_{一钱半}　石菖蒲_{五分}　炒姜蚕_{三钱}　丝通草_{一钱半}　老式天
竺黄_{一钱半}　象贝_{三钱}　焦栀_{三钱}　苦丁茶_{一钱半}　银花_{一钱半}　（引）活水芦根_{五钱}

　　二帖。

▌266▐

风温外乘，身热恶寒，脉两寸关浮滑，呛咳，周身酸楚。姑宜辛凉清解，防剧。

淡豉_{一钱半}　桔梗_{一钱半}　前胡_{一钱半}　连翘_{三钱}　象贝_{三钱}　广橘红_{一钱}　薄荷_{八分}

光杏仁_{三钱}　荆芥穗_{一钱半}　广郁金_{三钱}　蝉衣_{一钱}　（引）鲜竹肉_{一九}

　　三帖。

▌267▐

张　热犹不解，头汗呛咳，神昏，脉浮数，呕逆不寐。症非轻，宜防厥闭，候
正。三月初二日

炒栀子_{三钱}　淡豆豉_{一钱半}　石菖蒲_{五分}　光杏仁_{三钱}　连翘_{三钱}　桔梗_{一钱半}　蝉衣_{一钱}

象贝_{三钱}　桑叶_{三钱}　丝通草_{一钱半}　前胡_{一钱半}　（引）活水芦根_{五钱}

　　煎，二帖。

▌268▐

陈　案列于前，脉数，呛咳耳鸣，舌白厚，潮热吸粗。症非轻，宜防昏蒙之变。
三月初九日

桑叶_{三钱}　连翘_{三钱}　光杏仁_{三钱}　桔梗_{一钱半}　蝉衣_{一钱半}　象贝_{三钱}　橘红_{一钱}

老式天竺黄_{一钱半}　前胡_{一钱半}　丝瓜络_{三钱}　焦山栀_{三钱}　（引）竹肉_{一九}

　　二帖。

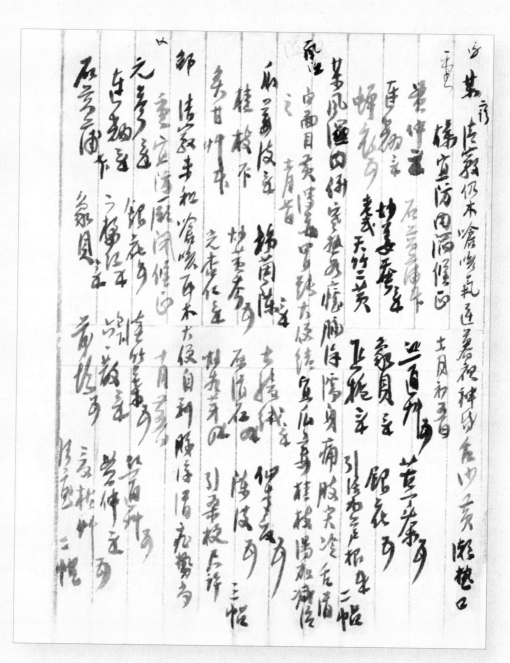

图 084　史介生手稿 / 温热（10）❶

---

❶　本图中第 1 案为已标示的重复医案，第 2 案为未标示的重复医案。释文见第 251 案。

269-1

胡　温邪日久不解，左脉弦，右气口大，寒热不清，溲赤。藉升麻鳖甲散加减，尤防昏蒙之变，候正。三月初七日

升麻七分　炙鳖甲三钱　细生地三钱　酒炒柴胡八分　炒枳实一钱　酒炒淡芩一钱半
橘皮一钱　甘菊二钱　远志肉八分　苦丁茶一钱半　丝通草一钱半

清煎，二帖。

269-2

又　寒热已除，舌沙黄，左脉弦，气口滑，头晕，余烟未熄，口干胸闷。仍作坏症论治，最怕变幻。三月初九日

升麻五分　炙鳖甲三钱（杵）　细生地三钱　酒炒淡芩一钱半　炒枳实一钱　瓜蒌根三钱
淡竹叶一钱半　远志肉八分　蕤仁一钱半　黄草川石斛三钱　麻子仁三钱

清煎，二帖。

270

郑　温邪，身疼发热，心泛不寐，脉两手搏大，舌白尖红，神识乍愦。症非轻，宜防厥闭，候正。三月初九日

炒栀子三钱　淡豉一钱半　橘皮一钱　桔梗一钱半　蝉衣一钱半　石菖蒲七分　贯仲一钱半
广郁金三钱　连翘三钱　牛蒡子一钱半（杵）　玉枢丹二分（研末冲）　（引）活水芦根五钱

二帖。

271

汪　邪火未清，头疼腹痛，脉寸弦滑，舌白，呛咳潮热。仍遵前法加减为妥，防变。三月初二日

冬桑叶三钱　甘菊二钱　川芎一钱　桔梗一钱半　人中黄八分　光杏仁三钱　贯仲一钱半
广郁金三钱　苦丁茶一钱半　炒枳壳一钱半　银花一钱半

清下，二帖。

272

沈　热缓呕差，脉虚细，舌心黄，大便稍下，胸前白㾦已现。宜清解为治，还防变端。午月廿二日

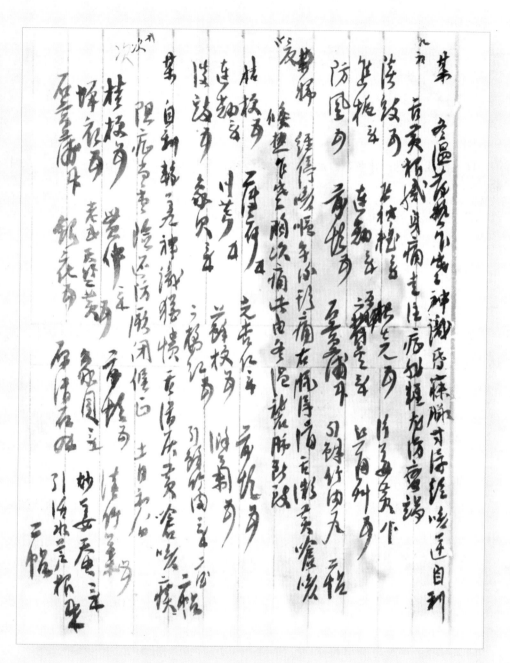

图 085　史介生手稿 / 温热（11）❶

淡竹叶一钱半　连翘三钱　大豆卷三钱　川连七分（吴萸三分拌炒）　广郁金三钱　贯仲二钱　丝通草一钱半　蔻壳一钱半　仙半夏一钱半　瓜蒌皮三钱　省头草三钱　（引）鲜荷叶边一圈　活水芦根五钱

二帖。

▌273▌

夏　汗出热缓，脉弦数，舌黄，胸闷溲赤，身疼走注。姑宜清解，防变。八月卅日

薄荷一钱半　牛蒡子三钱　炒黄芩一钱半　焦神曲三钱　连翘三钱　蝉衣一钱半　原滑石四钱　光杏仁三钱　陈皮一钱半　炒枳壳一钱半　大豆卷三钱　（引）鲜竹叶卅片

二帖。

▌274▌

蔡　血舍已清，胸前痦发如麻，左脉小数，右寸滑数，舌心嫩黄，呛咳未除，潮热。宜两清气血为治。六月廿七日

淡竹叶一钱　川贝一钱半　光杏仁三钱　鲜生地三钱　连翘三钱　广橘红一钱半　炒知母一钱半　炒枳壳一钱半　生米仁四钱　蔻壳一钱半　苦丁茶一钱　（引）活水芦根五钱

二帖。

▌275▌

胡　血舍已清，夜寐稍稳，舌白根微灰，脉涩，脘闷头晕，面浮。宜桑菊饮加减治。六月望日

冬桑叶三钱　白芷八分　甘菊二钱　香附三钱　佩兰三钱　炒谷芽四钱　蔻壳一钱半　辰茯神四钱　丹参三钱　丝通草一钱半　佛手花八分

清煎，三帖。

▌276▌

夏　潮热不清，头疼气逆，脉弦数，舌白，晕眩少寐。宜养营清邪，最怕变幻。七月十五日

小生地三钱　当归二钱　川芎一钱　酒炒柴胡一钱　甘菊二钱　丹皮二钱　煨天麻八分　茯神四钱　炒远志肉八分　钩钩三钱　苦丁茶一钱半　（引）荷叶一角

三帖。

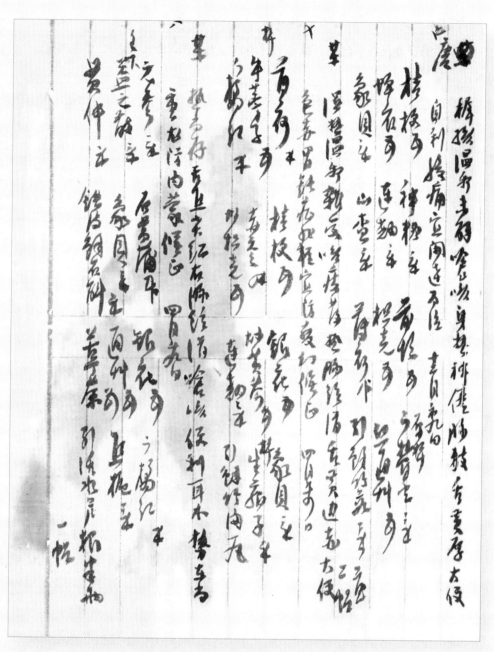

图 086 史介生手稿 / 温热（12）

277

胡　呕渴较差，身热已缓，脉小数，舌白，咳逆耳木。症尚重，还防变幻。七月初四日

桔梗一钱半　光杏仁三钱　淡竹叶一钱半　瓜蒌皮三钱　焦栀三钱　白蔻仁八分（冲）苦丁茶一钱半　广郁金三钱　广橘红一钱　甘菊二钱　石菖蒲七分　（引）活水芦根五钱

二帖。

278

周　热犹不解，脉弦数，舌滑，呛咳耳木。宜防昏蒙之变。七月廿五日

冬桑叶三钱　杏仁三钱　象贝三钱　炒条芩一钱半　连翘三钱　苦丁茶一钱半　石菖蒲七分　天竺黄一钱半　炒栀子三钱　广橘红一钱　甘菊二钱　鲜竹肉一九

二帖。

279-1

王　白㾦略现，潮热如疟，脉濡细，舌灰黄。姑宜清利。七月初四日

晚蚕沙三钱（包下）　连翘三钱　大豆卷三钱　贯仲二钱　原滑石四钱　炒黄芩一钱半　淡竹叶一钱半　生米仁四钱　大腹绒三钱　白蔻仁七分（冲）　光杏仁三钱　（引）鲜荷叶边一圈

二帖。

279-2

又　㾦发如麻，舌色较和，脉虚形瘦。余烟未净，宜治复。七月初十日

淡竹叶一钱半　生米仁四钱　苦丁茶一钱　铁皮鲜石斛二钱　光杏仁三钱　生谷芽四钱　省头草三钱　抱木茯神四钱　地骨皮三钱　益元散三钱（包下）　贯仲二钱　（引）荷叶边一圈

三帖。

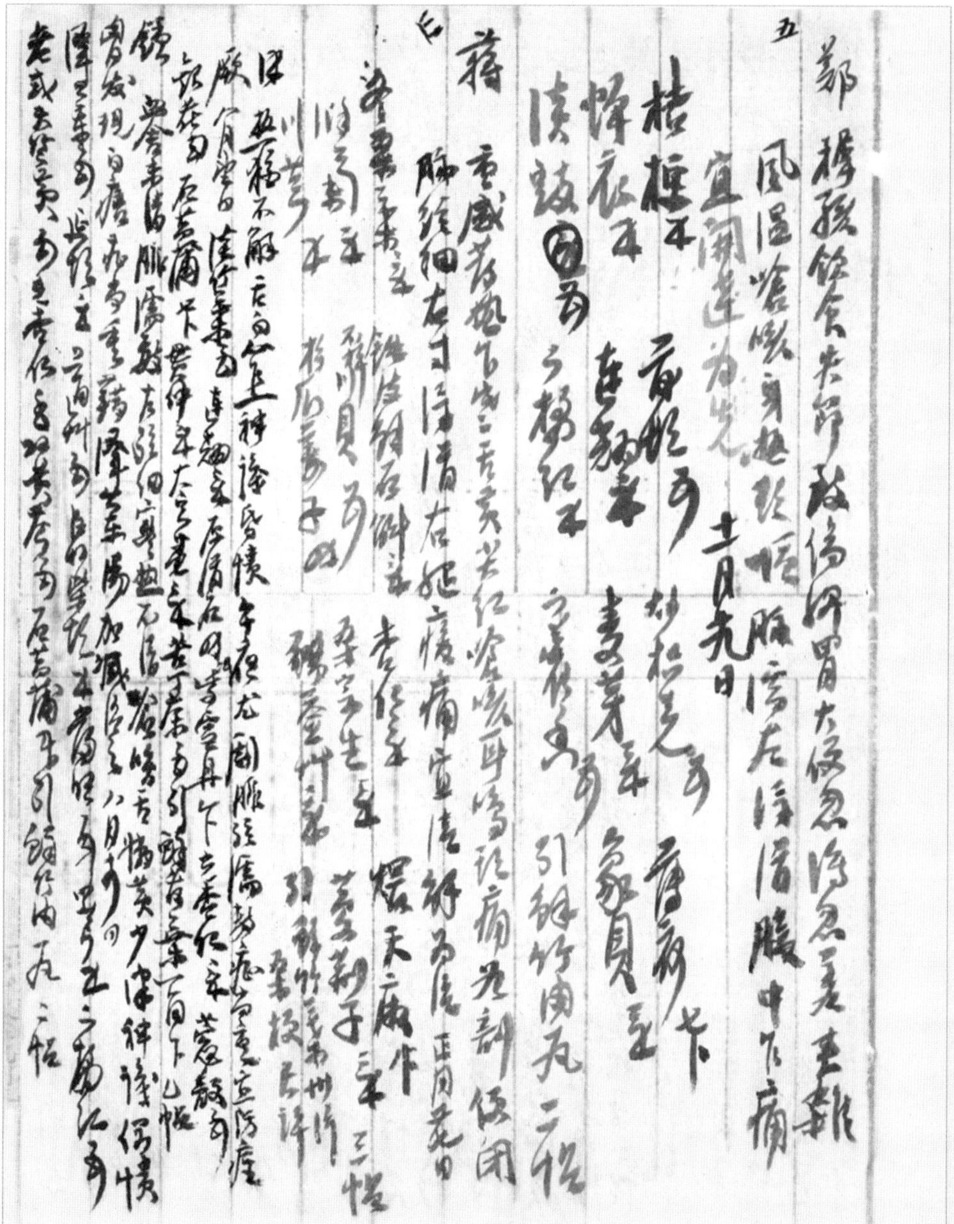

图 087　史介生手稿／温热（13）❶

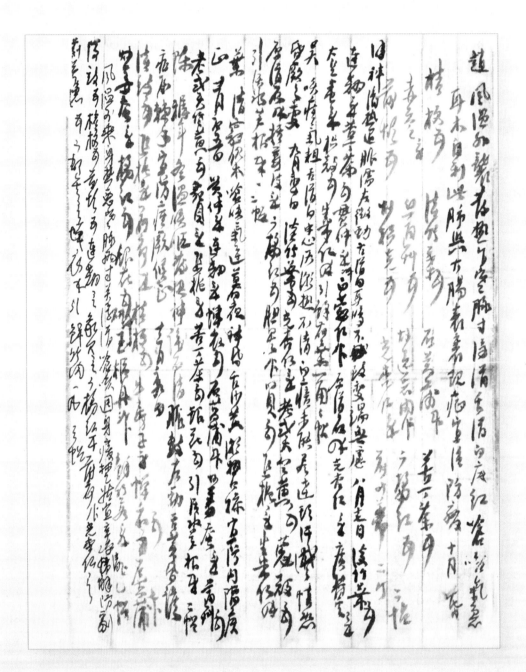

图 088　史介生手稿 / 温热（14）

---

❶　本图中第 5 案为未标示的重复医案。释文见第 262～266 案。

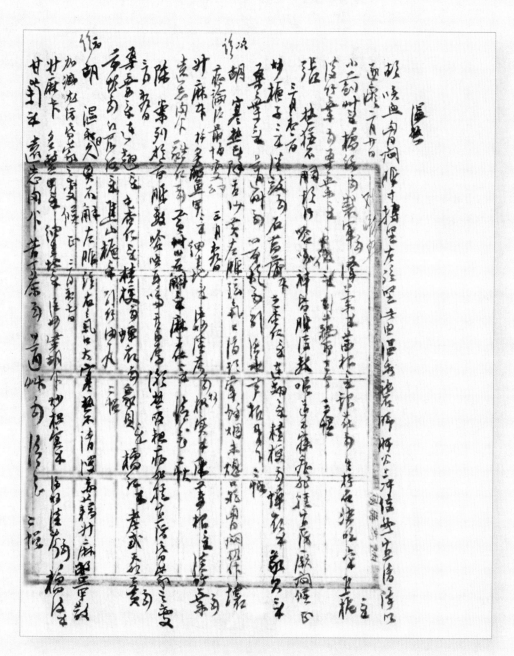

图 089　史介生手稿 / 温热（15）●

● 本图中第 1 案标示"划咳血"，第 3 案标示"次诊"，第 5 案标示"初诊"，位置作相应调整。
释文见第 267 ～ 269-1、269-2 案。

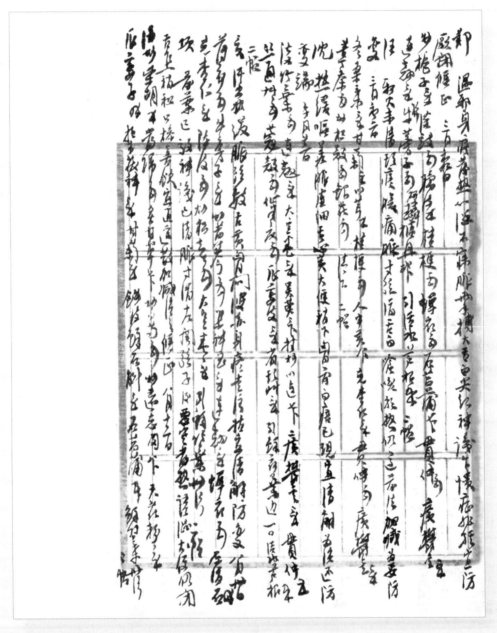

图 090　史介生手稿 / 温热（16）[1]

❶　本图中第 5 案为未标示的重复医案。释文见第 270～273 案。

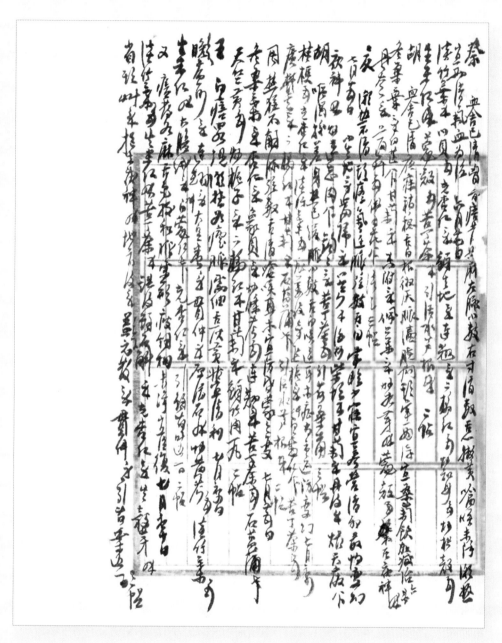

图 091 史介生手稿/温热（17）❶

❶ 本图释文见第 274 ～ 279-1、279-2 案。

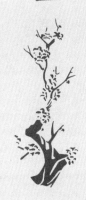

卷
二

（一） 耳目口鼻（280～287）　　（二） 咳嗽（288～324）

（三） 痰（325～331）　　（四） 衄血（332～334）

（五） 咳血（335～344）　　（六） 肺痈（345）

（七） 肺痿（346～349）　　（八） 痘瘄（350～352）

（九） 不寐（353～356）　　（十） 怔忡心悸（357～359）

（十一） 消渴（360）　　（十二） 虚劳（361～370）

一 耳目口鼻（280～287）

▌280▌

周　走马牙疳，脉虚数，口苦，舌滑尖红，头晕。宜治防剧。六月初九日

淡竹叶一钱半　人中白三钱（杵）　粉丹皮二钱　鲜生地四钱　银花一钱半　黄草川石斛三钱　苦丁茶一钱半　光杏仁三钱　焦栀三钱　省头草三钱　旱莲草一钱半

清下，三帖。

▌281▌

沈　吸短气喘，脉弦细数，呛咳咽痛，声嘶，舌白腻。肺气已戕，非轻藐之症，宜防喉烂。七月廿二日

金果榄一钱　川贝一钱半　射干一钱　白前一钱半　地骨皮三钱　光杏仁三钱　冬桑叶三钱　粉丹皮二钱　杜兜铃子一钱　广橘红一钱　生谷芽四钱　（引）鲜枇杷叶三片（去毛）

▌282▌

高　风热未清，头疼牙痛不已，脉浮数，左弦细，舌微黄，寒热不清，咳逆。宜治防剧。九月初七日

冬桑叶三钱　炒姜黄三钱　薄荷一钱半　桔梗一钱半　连翘三钱　大豆卷三钱　牛蒡子一钱半　焦栀三钱　炒枳壳一钱半　光杏仁三钱　炒黄芩一钱半

清下，二帖。

▌283▌

高　身热已缓，咽痛较减，脉浮数，呛咳，舌黄，身疼溲赤。仍遵前法加减再进。八月初七日

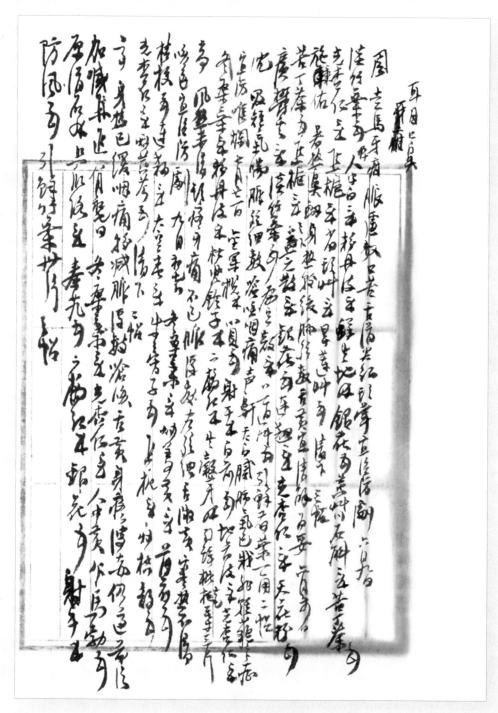

图 092　史介生手稿／耳目口鼻（1）

① 本图中第 2 案应为"衄血"类。释文见第 280 ～ 283 案。

167

冬桑叶_{三钱} 光杏仁_{三钱} 人中黄_{八分} 马勃_{一钱半} 原滑石_{四钱} 丝瓜络_{三钱} 秦艽_{一钱半} 广橘红_{一钱} 银花_{一钱半} 射干_{一钱} 防风_{一钱半} （引）鲜竹叶_{卅片}

三帖。

▌284▌

方　湿热熏蒸，咽痛痰多，脉濡数，舌滑。恐成喉痹。八月十四日

桔梗_{一钱半} 生甘_{七分} 射干_{一钱} 马勃_{一钱半} 原滑石_{四钱} 银花_{一钱半} 光杏仁_{三钱} 广橘红_{一钱半} 炒黄芩_{一钱半} 象贝_{三钱} 金果榄_{一钱半}

清下，二帖。

▌285▌

周　产后，呛咳日久，舌红，咽痛音哑，脉涩数。症非轻。宜防喉烂。十二月十四日

马兜铃_{一钱} 橘红_{一钱} 元参_{三钱} 金果榄_{一钱半} 川贝_{一钱半} 光杏仁_{三钱} 桑叶_{三钱} 白前_{一钱半} 胖大海_{三钱} 射干_{一钱半} 地骨皮_{三钱} （引）枇杷叶_{三片（去毛）}

三帖。

▌286-1▌

高　暑热喉痹，传染发热，脉弦滑，身发疹痱瘙痒。按症非轻，急宜清解，防剧，候正。六月九日

马勃_{一钱半} 银花_{一钱半} 六一散_{三钱（布包下）} 人中黄_{八分} 薄荷_{一钱半} 广橘红_{一钱} 桔梗_{一钱半} 射干_{一钱半} 金果榄_{一钱半} 牛蒡子_{三钱（杵）} 淡竹叶_{一钱半} （引）丝瓜叶_{三片}

二帖。（注：286-1案的手稿见图021，第6案；图022，第1案前部分医案）

▌286-2▌

又　暑热上郁，午后倏寒发热，脉寸关弦，舌心黄，咽痛头晕，四肢酸楚，经停三月。宜清解为治，防剧。六月十三日

薄荷_{一钱（后下）} 连翘_{三钱} 马勃_{一钱半} 银花_{一钱半} 广橘红_{一钱} 射干_{一钱半} 金果榄_{一钱半} 生甘草_{五分} 桔梗_{一钱半} 枳壳_{一钱半} 金锁匙_{一钱半} （引）鲜荷叶_{一角} 西瓜翠_{三钱}

两帖。（注：286-2案的手稿见图022，第2案）

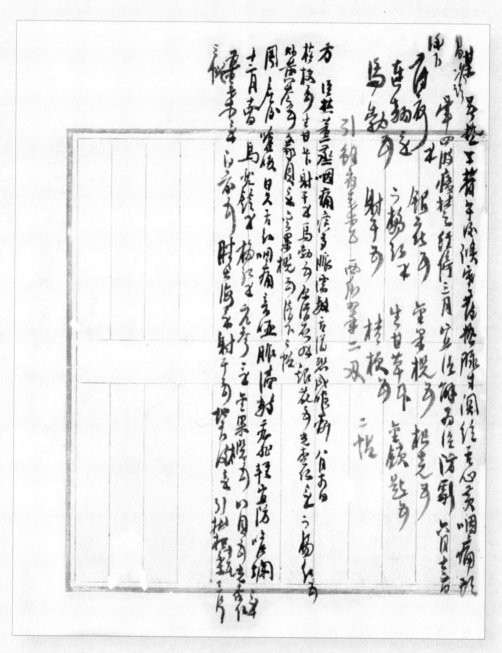

图 093　史介生手稿 / 耳目口鼻（2）❶

❶　本图中第 1 案为未标示的重复医案。释文见第 284、285 案。

169　▶

▌287▌

某 食后发热，脉弦濡，舌色黄厚，喉痛咯血，溲赤。宜栀子厚朴汤加减治之，防变。五月初二日

神曲四钱 焦栀三钱 麦芽三钱 淡竹叶一钱半 原滑石四钱 炒黄芩二钱 银花一钱半 射干一钱 茜根三钱 天花粉三钱 小蓟草一钱半

清煎，二帖。（注：287案的手稿见图110，第2案）

二 咳嗽（288～324）

▌288▌

孟 脱力受邪，呛咳跗酸，脉虚，气口弦滑。不易之症，宜清上益下为治。二月廿五日

北沙参三钱 生牡蛎四钱 光杏仁三钱 紫菀一钱半 川贝一钱半（不杵） 甘菊二钱 豨莶草三钱 茯苓三钱 白前一钱半 东瓜子三钱 广橘红一钱 （引）鲜枇杷叶三片（去毛）

四帖。

▌289▌

夏 舌色已和，脉数，耳鸣呛咳，右胁刺痛。宜清肺气为主。杏月二日

金沸花三钱（包） 橘络一钱半 杏仁三钱 丝瓜络三钱 枳壳一钱半 白前一钱半 淡竹叶一钱半 滁菊二钱 生谷芽四钱 陈杜栝蒌皮一钱半 象贝三钱 （引）鲜竹肉三钱

清煎，三帖。

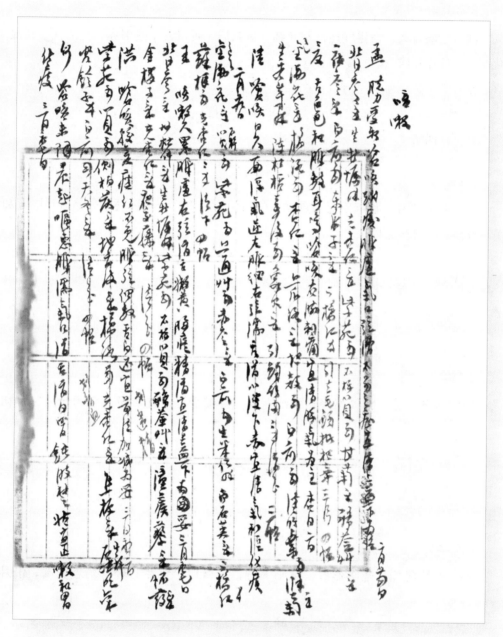

图 094　史介生手稿 / 咳嗽（1）❶

❶　本图中第 4 案标示"划遗精"，第 5 案标示"划咳血"。释文见第 288 ～ 291 案。

▌290▐

陆　呛咳日久，面浮气逆，左脉细，右弦濡，舌滑，小溲乍赤。宜清气、利湿、化痰。二月廿九日

金沸花三钱（包下）　川贝一钱半（不杵）　紫菀一钱半　丝通草一钱半　赤苓三钱　白前一钱半　生米仁四钱　白石英三钱　广橘红一钱　苏梗一钱半　光杏仁三钱

清下，四帖。

▌291▐

何　呛咳未除，晨起呕恶，脉濡，气口滑，舌滑白，胃钝肢楚。姑宜止嗽、和胃、化痰。三月初七日

蒸百部八分　光杏仁三钱　桔梗一钱半　紫菀一钱半　广橘红一钱　炒谷芽四钱　姜半夏一钱半　茯苓三钱　生款冬花三钱　金沸花三钱（包下）　川贝一钱半（不杵）　（引）鲜竹肉一九

三帖。

▌292▐

周　咳嗽未除，肺气不降，脉细左弦，胃馁少谷，宜清降消痰为治。三月初二日。

紫菀一钱半　川贝一钱半（不杵）　光杏仁三钱　杜栝蒌皮三钱　白石英三钱　谷芽四钱　金沸花三钱（包下）　广橘红一钱　兜铃子一钱　海石三钱　白前一钱半　（引）鲜竹肉一九

四帖。

▌293▐

孙　左胁犹痛，呛咳形脱，脉细无神，舌微白。势在非轻，尤恐变端。午月十三日

紫菀一钱半　川贝一钱半（不杵）　丹参三钱　干地龙一钱　橘络一钱半　丝通草一钱半　广郁金三钱　光杏仁三钱　丝瓜络三钱　白前一钱半　生谷芽四钱　（引）枇杷叶五片（去毛）

三帖。

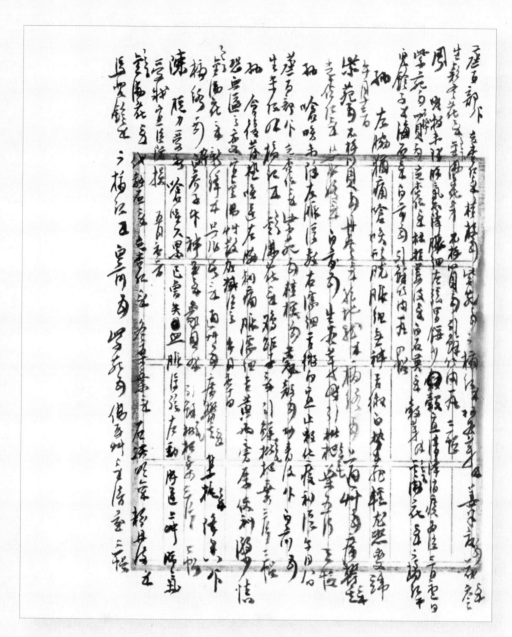

图 095　史介生手稿 / 咳嗽（2）❶

▍294▍

孙　呛咳未除，左脉浮数，右濡细，舌微白。宜止嗽、化痰、利湿。午月八日

蒸百部八分　光杏仁三钱　紫菀一钱半　桔梗一钱半　蔻壳一钱半　炒青皮八分　白前一钱半　生米仁四钱　橘红一钱　金沸花三钱（包下）　鸡距子三钱　（引）鲜枇杷叶三片（去毛）

三帖。

▍295▍

孙　食后发热，咳逆，左胁刺痛，脉濡细，舌黄两旁厚，便利溺少。慎恐血溢之变，宜金沸草散加减治之。午月初十日

金沸花三钱（包下）　新绛一钱　丝瓜络三钱　通草一钱半　广郁金三钱　焦栀三钱　降香八分　橘络一钱半　白芥子五分（杵）　神曲三钱　象贝四钱　（引）鲜枇杷叶三片（去毛）

二帖。

▍296▍

陈　脱力受邪，呛咳久累，已曾失血，脉浮弦左劲，肝逆上冲，肺气受戕。宜治防损。五月初二日

金沸花三钱（包下）　代赭石三钱　光杏仁三钱　冬桑叶三钱　石决明六钱　粉丹皮二钱　马兜铃一钱　广橘红一钱　白前一钱半　紫菀一钱半　佛耳草三钱

清煎，三帖。

▍297▍

朱　产后受风，呛咳久累不已，脉寸短，右浮滑，关部弦，舌红苔微黄。姑宜养阴、宁肺、化痰。杏月初二日

北沙参三钱　款冬花三钱　蒸百部八分　广藿梗二钱　天冬三钱　新会皮一钱半　川贝一钱半（不杵）　白前一钱半　甜杏仁三钱　紫菀一钱半　遍钗斛三钱　（引）鲜竹肉三钱

煎，四帖。

▍298▍

洪　湿热未罢，酿痰，脉濡细，舌黄滑，潮热呛咳，便利。姑宜清利为治，防变幻。八月初八日

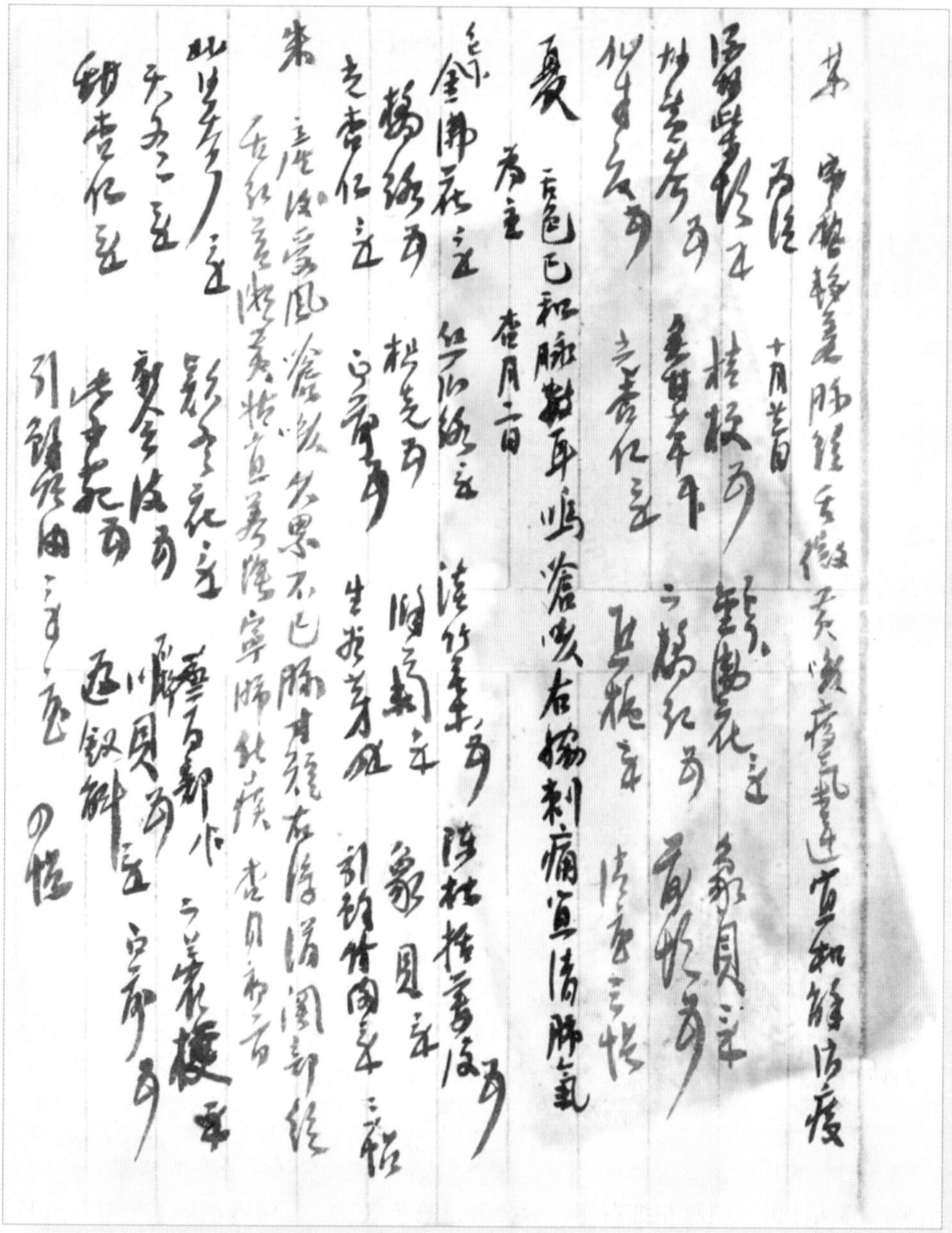

图 096　史介生手稿 / 咳嗽（3）❶

---

❶　本图中第 1、2 案为未标示的重复医案。释文见第 297 案。

冬桑叶三钱　川贝一钱半　橘红一钱　扁豆衣三钱　赤苓三钱　白前一钱半　丝通草一钱半　谷芽四钱　原滑石四钱　炒枳壳一钱半　焦神曲三钱　（引）鲜枇杷叶三片

三帖。

▌299▐

李　前药已效，胸次痛已减，脉濡数，舌燥黄，口渴呛咳，自利。还防变端，候正。八月十七日

冬桑叶三钱　连翘三钱　天花粉三钱　薄荷一钱　炒枳壳一钱半　六一散三钱（包）前胡一钱半　象贝三钱　丝通草一钱半　淡竹叶一钱半　生米仁四钱　生麦芽三钱

二帖。

▌300▐

沈　宿邪夹新邪，呛咳，发热畏寒，左脉❶，右浮滑，舌微黄。宜清燥、化痰、祛邪。八月初九日

冬桑叶三钱　光杏仁三钱　淡豉一钱半　前胡一钱半　橘红一钱半　象贝三钱　荆芥一钱半　枳壳一钱半　丝通草一钱半　苏梗一钱半　桔梗一钱半　竹肉一九

三帖。

▌301▐

某　呛咳未除，舌黄滑，腰痛，小便乍赤，胸次痰气胶固。仍遵前法加减治之。十一月七日

北沙参三钱　陈杜栝蒌皮三钱　生牡蛎四钱　赖橘红八分　冬瓜子三钱　川贝一钱半（不杵）泽泻三钱　豨莶草三钱　兜铃子一钱　白前一钱半　茯苓三钱　（引）鲜枇杷叶三片（去毛）

四帖。

▌302▐

某　邪从汗出，顷脉左细右濡，舌微黄，呛咳气逆。宜清降消痰。午月初五日

瓜蒌皮三钱　焦栀三钱　金沸花三钱（包下）通草一钱半　象贝三钱　光杏仁三钱　广橘红一钱　佛耳草一钱半　白前一钱半　苏梗一钱半　炒谷芽四钱　（引）鲜竹肉一九

二帖。

---

❶　左脉：疑漏字。

图 097　史介生手稿 / 咳嗽（4）

‖303‖

某　音嘶稍爽，脉尚细数，呛咳咽干，便泻色赤，舌滑。湿热内蓄，仍遵前法加减再进。四月廿三日

桔梗一钱半　冬桑叶三钱　银花一钱半　白前一钱半　六一散三钱（布包下）　广橘红一钱　炒白芍一钱半　兜铃子一钱　川贝一钱半（不杵）　通草一钱半　炒黄芩一钱半　（引）鲜枇杷叶五片（去毛）

三帖。

‖304‖

某　呛咳音嘶不已，脉尚濡数，舌滑，足跗浮。宜清肺利湿为治。五月初三日

桑皮一钱半　金沸花三钱（包下）　石决明六钱（生，杵）　白前一钱半　生米仁四钱　川贝一钱半　茯苓三钱　款冬花三钱　地骨皮三钱　冬瓜子三钱　通草一钱半　（引）枇杷叶五张（去毛）

四帖。

‖305‖

某　呛咳暮夜尤剧，脉虚细，气口滑，形寒，牙齿浮，舌薄滑微黄。宜清养肺气为妥。三月廿五日

南沙参三钱　旱莲草一钱半　骨碎补三钱　紫菀一钱半　光杏仁三钱　川贝一钱半（不杵）　女贞子三钱　炒谷芽四钱　滁菊二钱　粉丹皮二钱　广橘红一钱

清煎，三帖。

‖306‖

施　咳嗽已减，汗出未能尽除，脉细，食入嗳逆，舌白尖红。肝胃欠和，仍宜养阴和胃为妥。十二月初二日

北沙参三钱　紫菀一钱半　仙半夏一钱半　生牡蛎四钱　茯神四钱　新会皮一钱半　炒谷芽三钱　炒枣仁三钱　稽豆皮三钱　川贝一钱半（不杵）　省头草三钱

清煎，四帖。

‖307‖

某　痰气上咳，潮热胃馁，脉虚数，右寸弦滑，舌心红，形羸肉脱。尤恐变厥，

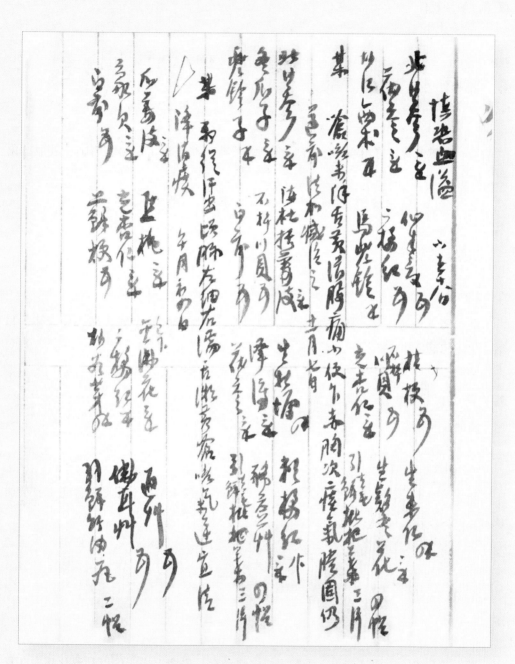

图 098　史介生手稿 / 咳嗽（5）[1]

---

❶　本图中第 1 案前部分医案，无法确认承接何处，故删除。释文见第 301、302 案。

候正。午月八日

金沸花三钱（包下） 紫菀一钱半 桑叶三钱 兜铃子一钱 川贝一钱半（不杵） 苏梗一钱半 杏仁三钱 炒黄芩一钱半 元参三钱 白前一钱半 通草一钱半 （引）鲜竹肉一丸

三帖。

‖308‖

某 咳嗽未除，左脉涩数，右弦细，舌黄滑，潮热汗出。姑宜清肺、敛液、化痰，候正。午月廿二日

紫菀一钱半 稽豆皮三钱 马兜铃一钱 南沙参三钱 川贝二钱（不杵） 杏仁三钱 天冬三钱 六一散三钱（包下） 生牡蛎四钱 炒黄芩一钱半 白前一钱半

清煎，三帖。

‖309‖

某 痰气仍属上咳，脉濡细，气口滑，舌色滑腻，腰胯串气作痛。宜清肺、和络、化痰。正月廿五日

金沸花三钱（包煎） 丝瓜络三钱 光杏仁三钱 桑寄生三钱 □新绛一钱 紫菀一钱半 豨莶草三钱 茯苓三钱 川贝一钱半（不杵） 白前一钱半 苏子一钱半（杵）

清煎，三帖。

‖310‖

某 呛咳未除，右脉浮滑，舌黄边紫，气逆，小溲未清，头胀肢楚。还宜前法加减为妥。八月廿三日

冬桑叶三钱 光杏仁三钱 白前一钱半 广橘红一钱 苏梗一钱半 川贝一钱半（不杵） 兜铃子一钱 赤苓四钱 焦山栀三钱 陈杜梧蒌皮三钱 通草一钱半

清煎，三帖。

‖311‖

某 咳痰未除，胃钝溲赤，舌黄滑，湿热尚存。仍清上燥，佐以利湿化痰。九月初二日

冬桑叶三钱 川贝一钱半（不杵） 滁菊一钱半 白前一钱半 冬瓜子三钱 丝通草一钱半 仙半夏一钱半 广橘红一钱 兜铃子一钱 生米仁四钱 白蒺藜三钱（去刺） （引）鲜枇杷叶五张（毛刷净）

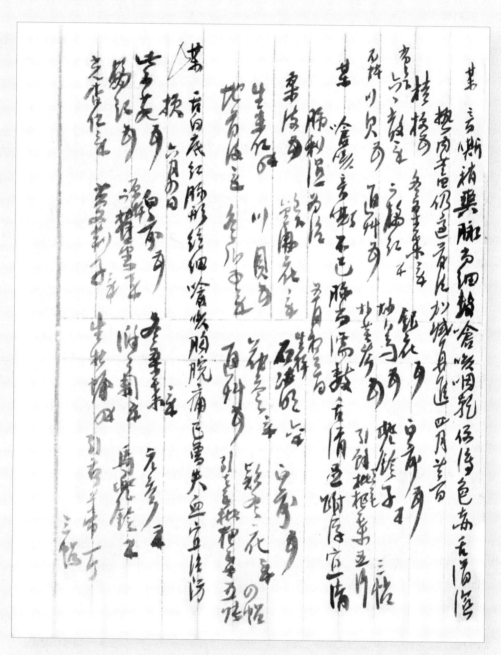

图 099　史介生手稿/咳嗽（6）❶

<hr />

❶　本图中第 3 案为未标示的重复医案。释文见第 303、304 案。

▌312▐

孙　胸次痛已减，脉数左弦，舌黄腻，咳痰气涌。仍遵前法加减为妥。六月十三日

陈杜栝蒌皮三钱　薤白一钱半　光杏仁三钱　紫菀一钱半　川贝一钱半　橘红一钱　炒小川连六分　茯苓三钱　广郁金三钱　马兜铃一钱　生蛤壳六钱（杵）　粉丹皮二钱　（引）鲜枇杷叶三片（去毛）

三帖。

▌313▐

沈　呛咳稍差，舌黄背掣，脉弦细，头晕跗酸。还宜前法加减为妥。六月望日

桔梗一钱半　川贝一钱半　光杏仁三钱　冬桑叶三钱　甘菊二钱　丝瓜络三钱　陈杜栝蒌皮三钱　广橘红一钱　丝通草一钱半　白前一钱半　鹿含草一钱半　鲜荷叶一角

三帖。

▌314▐

鲁　清气和中，呛咳便利悉减，脉涩，右寸弦细，舌红苔灰黄，肝气作痛。仍遵前法加减为妥。七月初三日

北沙参三钱　扁豆壳三钱　六一散三钱（包）　广藿梗二钱　川贝一钱半　新会皮一钱半　佩兰三钱　茯苓三钱　左金丸八分　禹余粮三钱（包）　茉莉花八分

五帖。

▌315▐

陆　辛散消痰，浮肿稍减，脉已缓，呛咳气急，二便涩少。症尚重，宜分消为治，候正。七月初八日

金沸花三钱（包下）　光杏仁三钱　葶苈子三钱　苏子二钱（杵）　赤苓三钱　杜赤小豆四钱　瓜蒌皮三钱　象贝三钱　白前一钱半　广橘红一钱　浮萍一钱半

清下，三帖。

▌316▐

沈　脱力受邪，呛咳气促，久累不已，脉弦舌微白，腹中胀闷。不易之症。八月初七日

金沸花三钱（包下）　川贝一钱半　白前一钱半　光杏仁三钱　石决明六钱（生，杵）　广

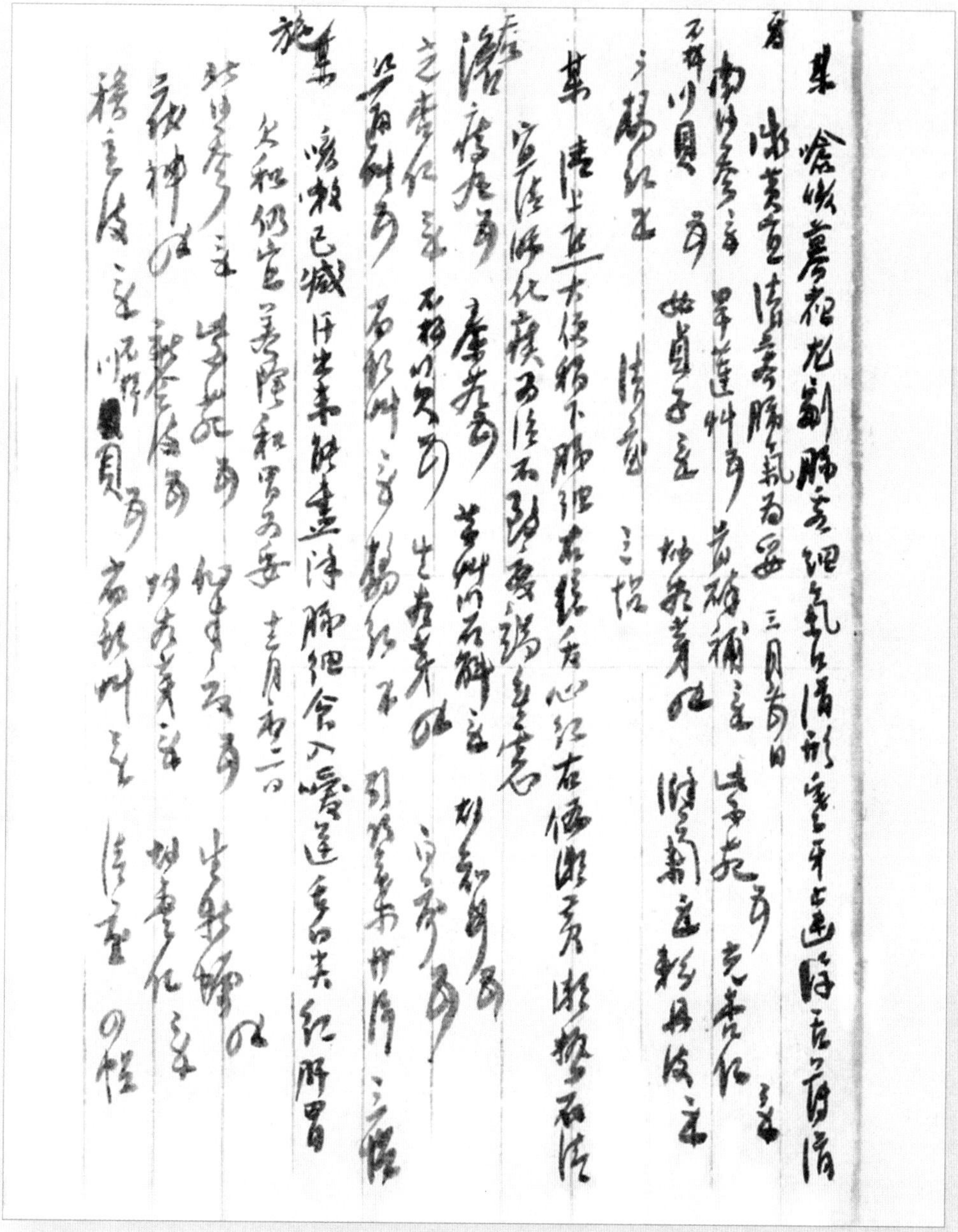

图 100　史介生手稿/咳嗽（7）[1]

---

[1]　本图中第 2 案为未标示的重复医案。释文见第 305、306 案。

橘红一钱　兜铃子一钱　沉香曲一钱半　鹿含草一钱　代赭石一钱半　蔻壳一钱半

清煎，三帖。

▌317▌

陆　脱力，呛咳蚘酸，脉弦数，形怯。虑恐血溢，宜清上、益下、消痰。

北沙参三钱　生牡蛎四钱　杜仲三钱　紫菀一钱半　川贝一钱半　光杏仁三钱　白前一钱半　橘红一钱　丝瓜络三钱　金沸花三钱（包）　海石三钱

清煎，四帖。

▌318▌

张　呛咳未除，脉濡细，左弦，舌滑白，面浮。宜清肺、利湿、和胃。八月望日

金沸花三钱（包下）　川贝一钱半　丝通草一钱半　东瓜子三钱　炒谷芽四钱　蔻壳一钱半
白前一钱半　光杏仁三钱　广橘红一钱　焦神曲三钱　炒枳壳一钱半

清下，三帖。

▌319▌

沈　呛咳，痰不易出，脉弦细，舌微黄。肺气未清，还宜前法加减为妥。六月十八日

桔梗一钱半　川贝一钱半　白芷八分　杜栝蒌皮三钱　广郁金三钱　光杏仁三钱　白前一钱半　丝瓜络三钱　丝通草一钱半　生米仁四钱　广橘红一钱　（引）荷叶一角

三帖。

▌320▌

寿　头胀，右耳鸣，脉寸浮滑，咳痰溲赤，舌黄，汗出不彻。宜清解消痰。六月廿八日

桑叶三钱　甘菊二钱　淡豉一钱半　陈杜栝蒌皮三钱　光杏仁三钱　象贝三钱　桔梗一钱半　原滑石四钱　薄荷八分　广橘红一钱半　苦丁茶八分　（引）丝瓜叶三片

三帖。

▌321▌

阴虚呛咳，已曾失血，咽痛音低，左脉小数，右弦，舌滑白，便泄。肝横气滞，不易之症。

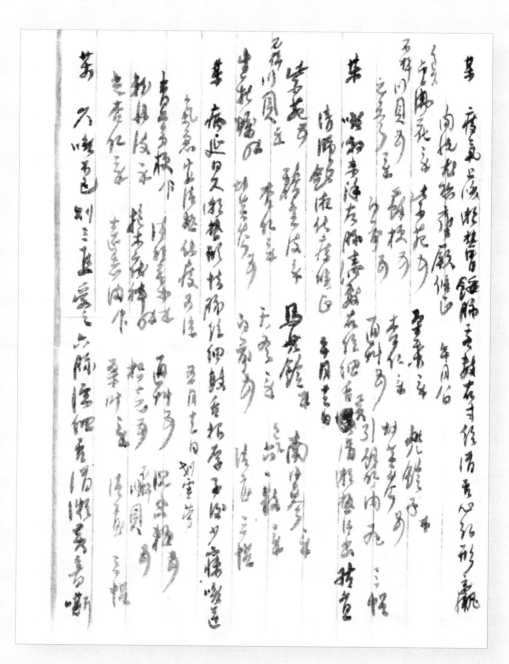

图 101　史介生手稿／咳嗽（8）

❶　本图中第 3 案标示"划虚劳"；第 4 案只部分医案，不知下接何处，故删除。释文见第 307、308 案。

北沙参三钱　炒驴胶一钱半　川贝二钱（不杵）　扁豆衣三钱　鸡子黄一枚　怀药三钱　橘络一钱半　茯苓四钱　石决明六钱（生，杵）　金果榄一钱　生米仁四钱　（引）枇杷叶五片

五帖。

▌322▐

叠进建中汤已效，脉较有神，潮热形寒，汗出稍敛。还宜前法加减为妥。

东洋参一钱半　炒白芍一钱半　紫菀一钱半　桂枝八分　川贝一钱半（不杵）　麦冬三钱（去心）　炙甘草五分　清炙芪一钱半　甜杏仁一钱半　秦艽一钱半　生牡蛎四钱　（引）红枣三枚

清煎，五帖。

▌323-1▐

某　呛咳未除，寒热不清，脉濡细，舌灰黄而滑，溲赤。宜清肺、利湿、化痰。午月十二日

金沸花三钱　仙半夏一钱半　桔梗一钱半　前胡一钱半　光杏仁三钱　炒黄芩一钱半　象贝三钱　神曲三钱　广橘红一钱　滑石四钱　大豆卷三钱　（引）鲜竹肉一丸

三帖。（注：323-1案的手稿见图044，第2案）

▌323-2▐

又　湿热尚存，脉濡细，寒热不清，汗出身痛，舌灰黄。仍遵前法加减为妥。午月十五日

金沸花三钱（包下）　仙半夏一钱半　原滑石四钱　光杏仁三钱　炒黄芩一钱半　桂枝六分　广橘红一钱　象贝三钱　焦枝三钱　大豆卷三钱　通草一钱半　（引）鲜竹肉一丸

三帖。（注：323-2案的手稿见图044，第3案；图045，第1案前部分医案）

▌324▐

何　舌滑白，脉细，右弦滑，呛咳暮夜尤甚，脘闷。宜瓜蒌薤白汤治之。二月卅日

瓜蒌皮三钱　薤白一钱　仙半夏一钱半　紫菀一钱半　广橘红一钱　光杏仁三钱　金沸花三钱（包下）　白蔻壳一钱半　炒谷芽四钱　蒸百部八分　桔梗一钱半

清煎，三帖。（注：324案的手稿见图141，第3案）

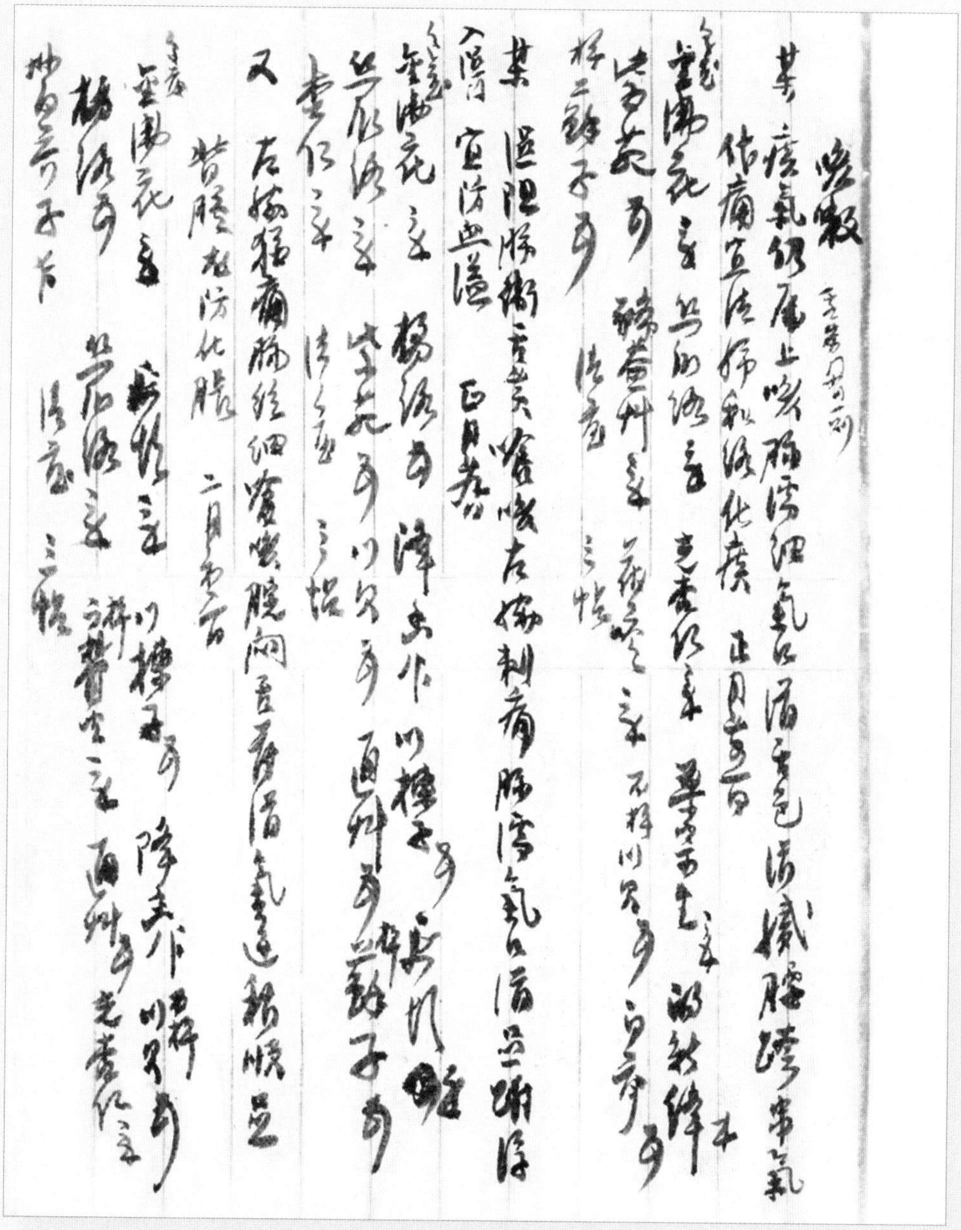

图 102　史介生手稿 / 咳嗽（9）❶

---

❶ 本图中第 2、3 案标示"入湿门"。释文见第 309 案。

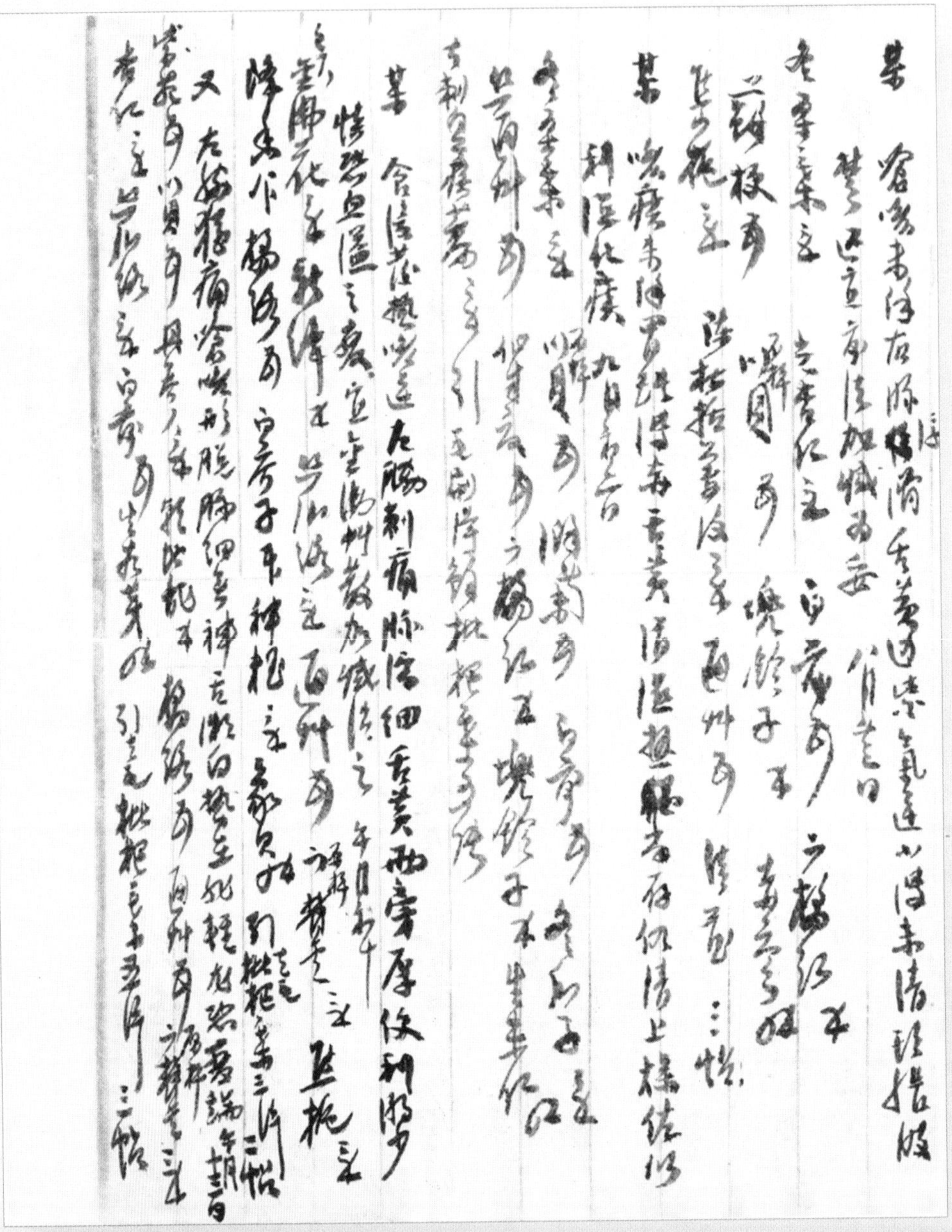

图 103　史介生手稿 / 咳嗽（10）[1]

❶ 本图中第 3、4 案为未标示的重复医案。释文见第 310、311 案。

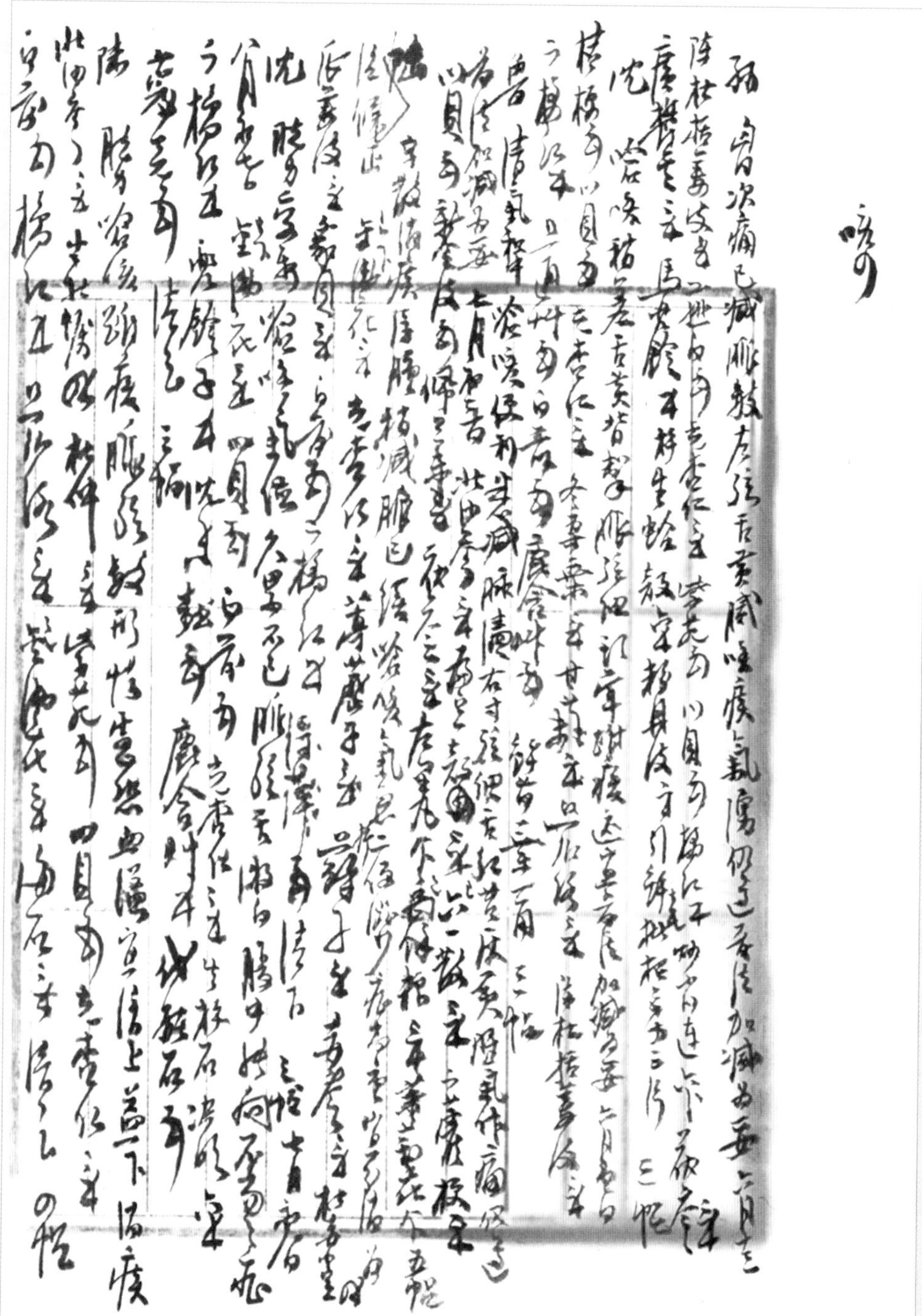

图 104　史介生手稿 / 咳嗽（11）[1]

❶　本图释文见第 312 ～ 317 案。

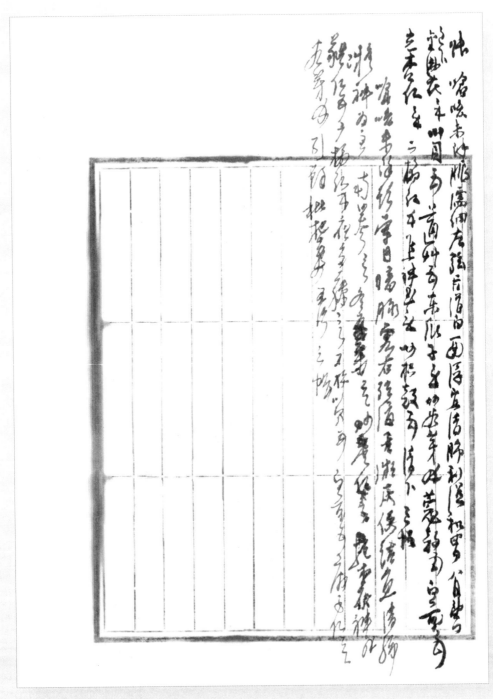

图 105　史介生手稿 / 咳嗽（12）[1]

---

❶　本图中第 2 案与《邵氏医案》重复。释文见第 318 案。

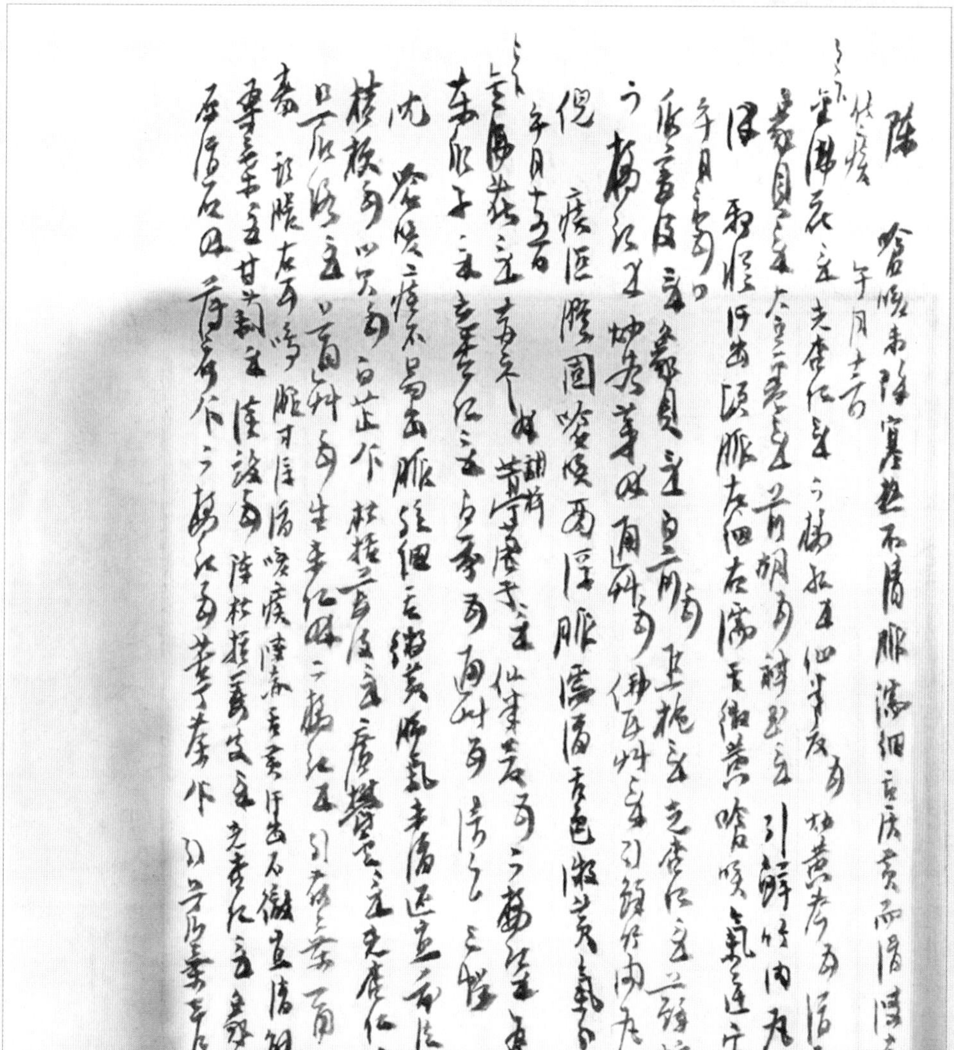

图 106　史介生手稿 / 咳嗽（13）[1]

[1] 本图中第 1、2、3 案为未标示的重复医案。释文见第 319、320 案。

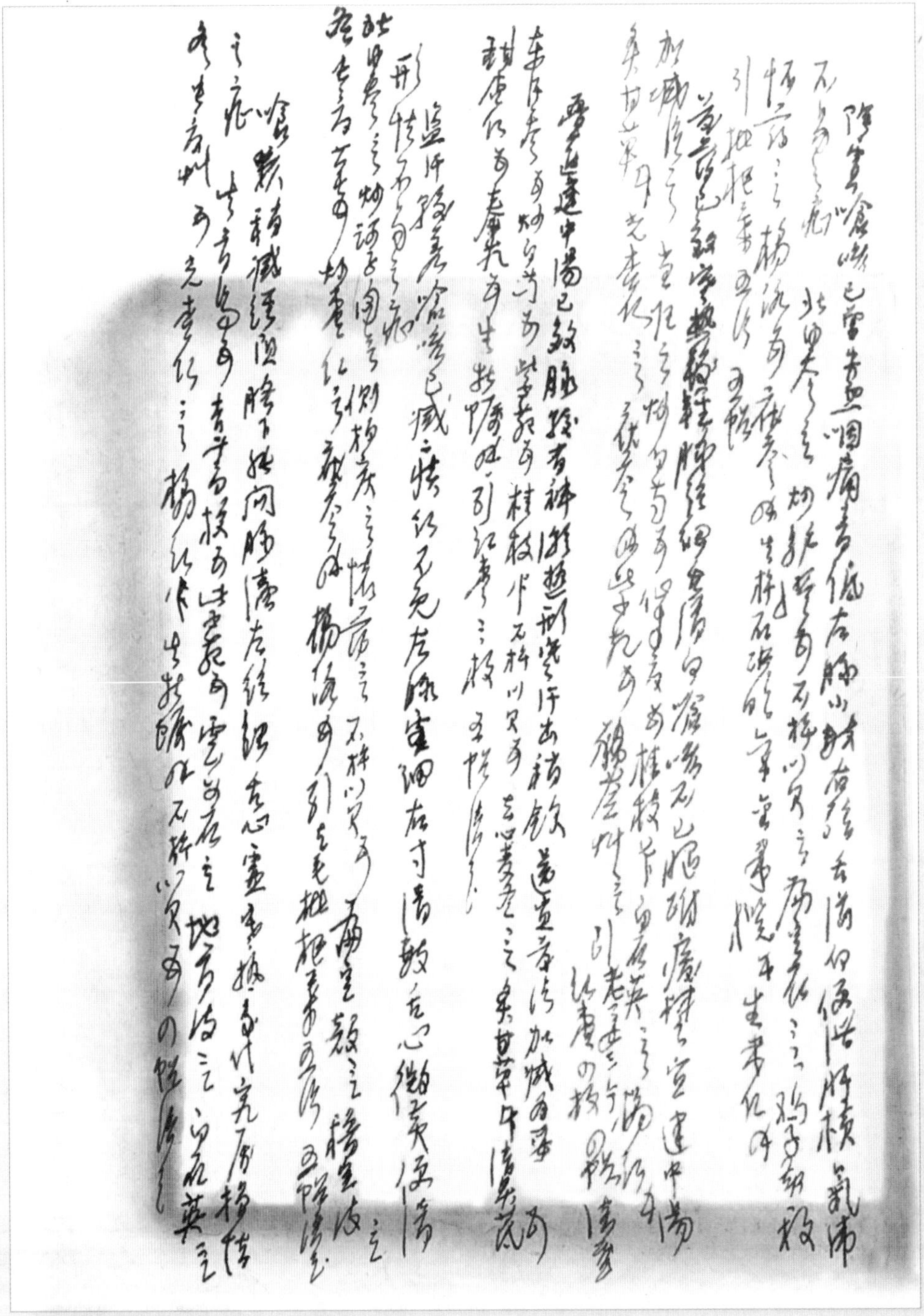

图 107　史介生手稿 / 咳嗽（14）[1]

[1] 本图中第 2、4、5 案与《邵氏医案》重复。释文见第 321、322 案。

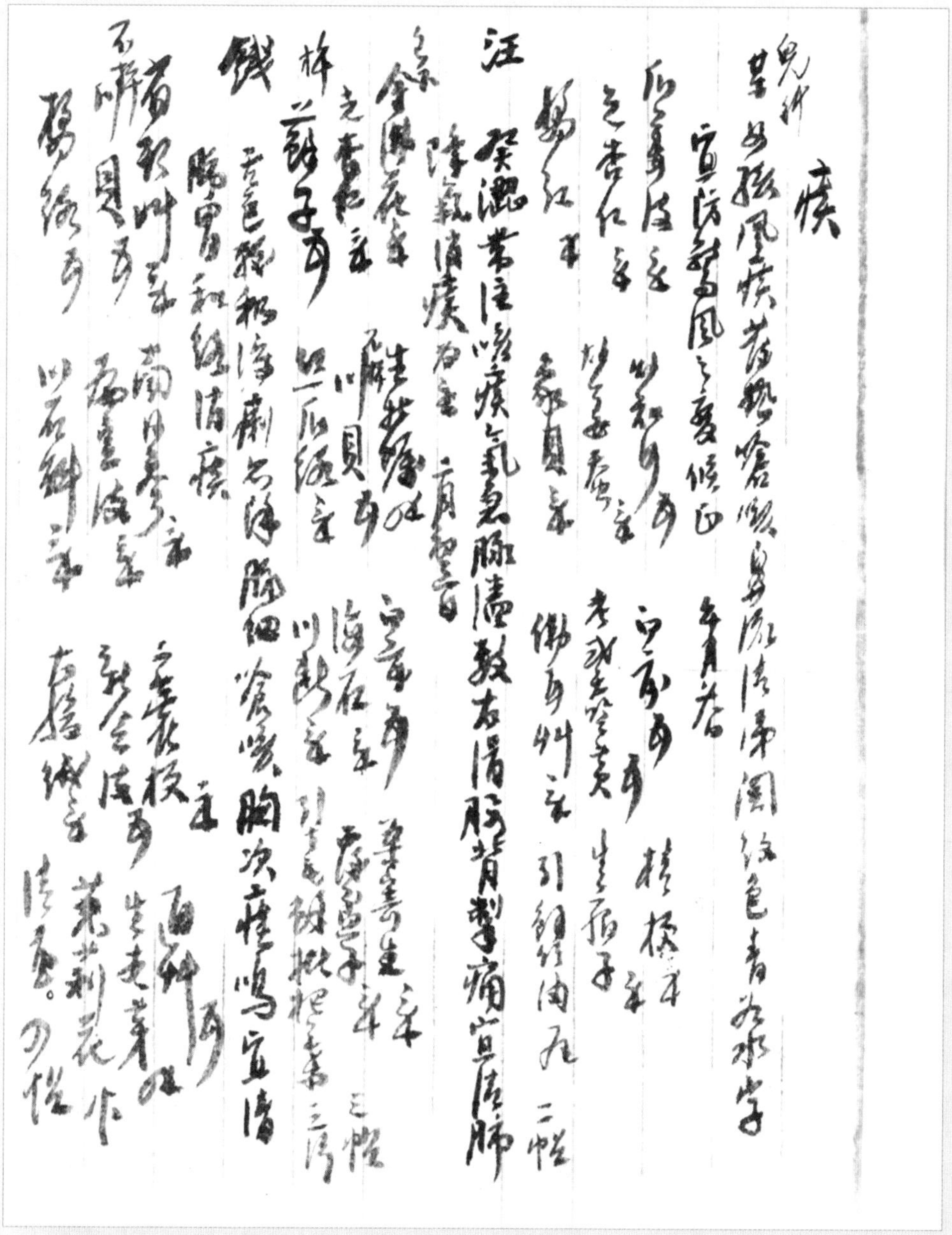

图 108　史介生手稿 / 痰（1）

三 痰（325～331）

‖ 325 ‖

某　女孩风痰，发热呛咳，鼻流清涕，关纹色青如水字。宜防惊风之变，候正。午月廿八日

瓜蒌皮三钱　炒知母一钱半　白前一钱半　桔梗一钱　光杏仁三钱　炒姜蚕三钱　老式天竺黄一钱半　生葶子二钱　橘红一钱　象贝三钱　佛耳草三钱　（引）鲜竹肉一丸

二帖。

‖ 326 ‖

汪　癸涩带注，咳痰气急，脉涩数，右滑，腰背掣痛。宜清肺、降气、消痰为主。二月初三日

金沸花三钱（包下）　生牡蛎四钱　白前一钱半　桑寄生三钱　光杏仁三钱　川贝一钱半（不杵）　海石三钱　覆盆子三钱　苏子一钱半（杵）　丝瓜络三钱　川断三钱　（引）鲜枇杷叶三片（去毛）

三帖。

‖ 327 ‖

钱　舌色较和，泻痢亦除，脉细呛咳，胸次痰鸣。宜清肺胃、和络、消痰。

省头草三钱　南沙参三钱　广藿梗二钱　通草一钱半　川贝一钱半（不杵）　扁豆皮三钱　新会皮一钱半　生谷芽四钱　橘络一钱半　川石斛三钱　大腹绒三钱　茉莉花八分

清煎，四帖。

‖ 328 ‖

倪　痰湿胶固，呛咳面浮，脉濡滑，舌色微黄，气分热。宜分消为治。午月

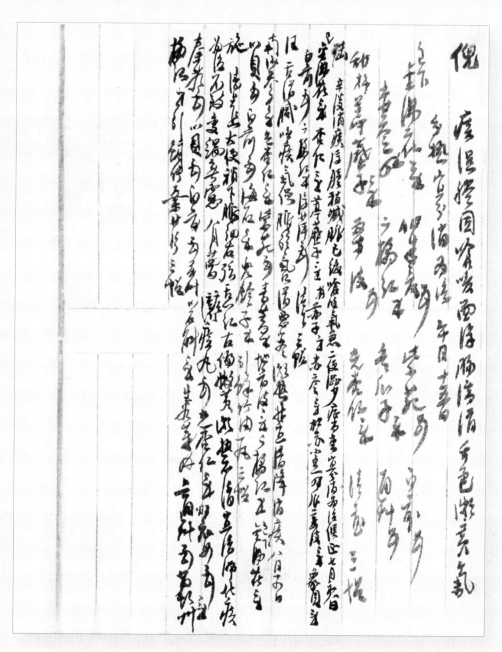

图 109　史介生手稿 / 痰（2）❶

十五日

金沸花三钱（包下）　仙半夏一钱半　紫菀一钱半　白前一钱半　赤苓四钱　广橘红一钱
冬瓜子三钱　通草一钱半　甜葶苈子三钱（杵）　桑皮一钱半　光杏仁三钱

清煎，三帖。

▌329▐

陆　辛淡消痰，浮肿稍减，脉已缓，呛咳气急，二便涩少。症尚重，宜分消为治，候正。七月初八日

金沸花三钱（包）　杏仁三钱　葶苈子三钱　苏子二钱（杵）　赤苓三钱　杜赤小豆四钱
瓜蒌皮三钱　象贝三钱　白前一钱半　广橘红一钱　浮萍一钱半

清下，三帖。

▌330▐

汪　舌滑腻，咳痰气促，脉弦，气口滑，恶寒潮热。姑宜清降消痰。八月十四日

南沙参三钱　光杏仁三钱　紫菀一钱半　青蒿一钱　地骨皮三钱　广橘红一钱　金沸花三钱（包下）　川贝一钱半　白前一钱半　海石三钱　兜铃子一钱　（引）鲜竹肉一丸

三帖。

▌331▐

施　清上焦，大便稍下，脉细右弦，舌心红，右偏嫩黄，潮热不清。宜清肺化痰为治，不致变端无虑。八月廿四日

滚痰丸一钱半（吞）　光杏仁三钱　炒知母一钱半　秦艽一钱半　川贝一钱半　白前一钱半
黄草川石斛三钱　生谷芽四钱　丝通草一钱半　省头草三钱　橘红一钱　（引）鲜竹叶廿片

三帖。

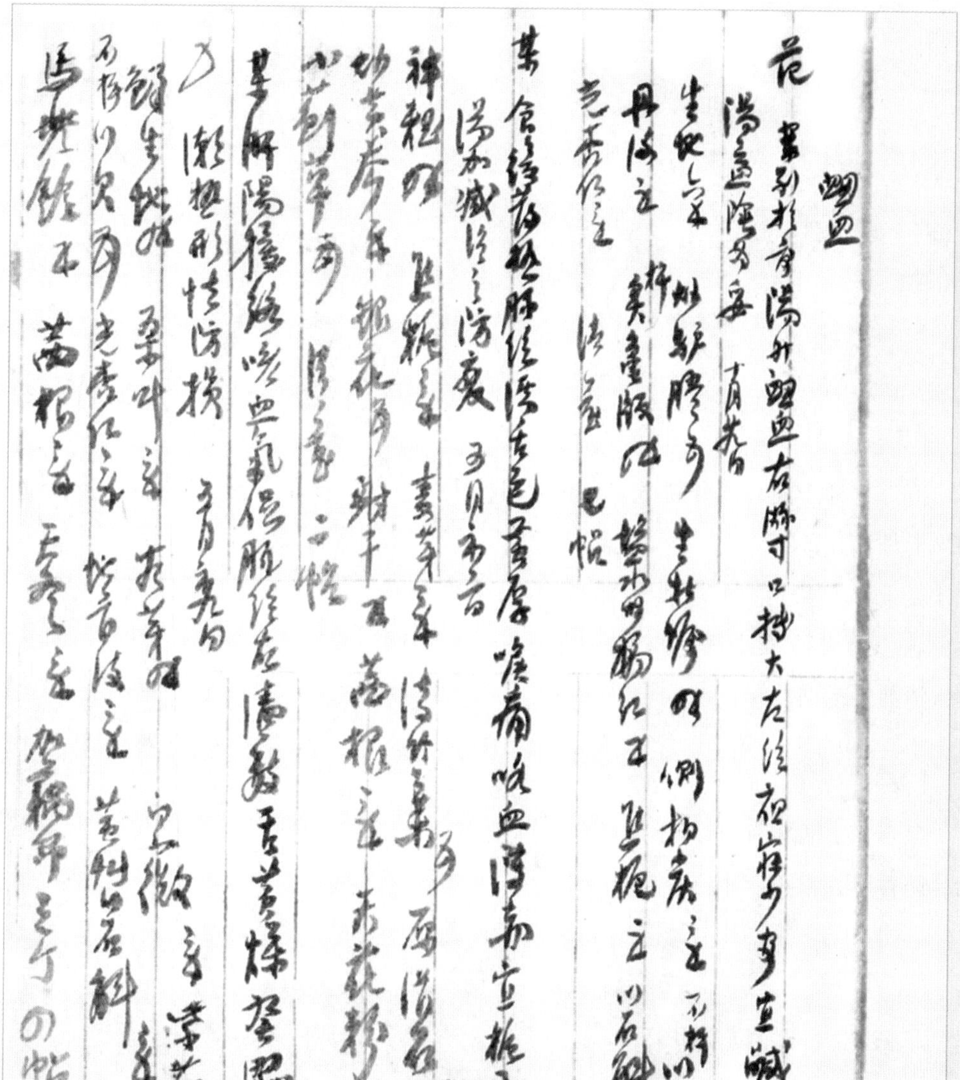

图 110　史介生手稿 / 衄血（1）[1]

[1] 本图中第 2 案应为耳目口鼻类，第 3 案为未标示的重复医案。释文见第 332 案。

四 衄血（332～334）

332

范　案列于前，阳升衄血，右脉寸口搏大，左弦，夜寐少安。宜咸寒和阳益阴为妥。十月廿九日

生地六钱　炒驴胶一钱半　生牡蛎四钱　侧柏炭三钱　川贝一钱半（不杵）　丹皮二钱
炙龟版四钱（杵）　盐水炒橘红一钱　焦栀二钱　川石斛三钱　光杏仁三钱

清煎，七帖。

333

某　娠，温邪上郁，牙宣鼻衄，脉滑数，舌滑腻，身热口燥，不寐。宜清解为治，防昏厥，候正。十二月十日

犀角尖四分（先煎）　银花一钱半　鲜生地四钱　冬桑叶三钱　连翘三钱　焦栀三钱　光杏仁三钱　白薇一钱半　天花粉一钱半　人中黄八分　元参三钱　（引）鲜竹叶卅片

二帖。

334

施秉佑　暑热鼻衄，身热较缓，脉弦数，舌黄。宜清解为妥。六月十四日

苦丁茶一钱半　焦栀三钱　益元散三钱（包下）　银花一钱半　连翘三钱　光杏仁三钱
天花粉一钱半　广郁金三钱　淡竹叶一钱半　扁豆壳三钱　丝通草一钱半　（引）鲜荷叶一角

二帖。（注：334案的手稿见图092，第2案）

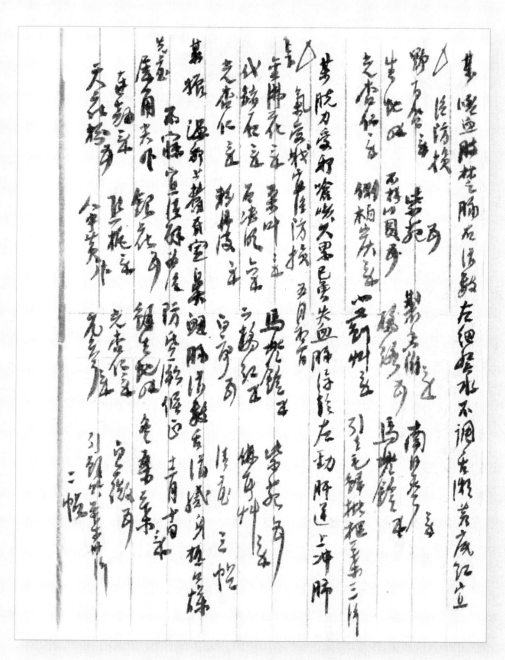

图 111　史介生手稿 / 衄血（2）

---

❶　本图中第 1、2 案为未标示的重复医案。释文见第 333 案。

五 咳血（335～344）

▌335▌

施　肝阳扰络，咳血气促，脉弦，右涩数，舌黄燥，癸涩不调，潮热形怯。防损。五月初九日

鲜生地四钱　川贝一钱半　白薇三钱　桑叶三钱　光杏仁三钱　黄草川石斛三钱　谷芽四钱　地骨皮三钱　紫菀一钱半　马兜铃一钱　天冬三钱　茜根三钱　（加）藕节三个

四帖。

▌336▌

许　咳血肢楚，脉右滑数，左细，癸水不调，舌微黄底红。宜治防损。午月十四日

野百合三钱　生地四钱　光杏仁三钱　紫菀一钱半　川贝一钱半（不杵）　侧柏炭三钱　制香附三钱　橘红一钱半　小蓟草三钱　南沙参三钱　马兜铃一钱　（引）鲜枇杷叶三片（去毛）

四帖。

▌337▌

童童　舌白底红，脉形弦细，呛咳，胸脘痛，已曾失血。宜治防损。六月四日

紫菀一钱半　橘络一钱半　光杏仁三钱　白前一钱半　广郁金三钱　蔓荆子三钱　冬桑叶三钱　滁菊二钱　生牡蛎四钱　元参三钱　马兜铃一钱　（引）荷蒂一个

三帖。

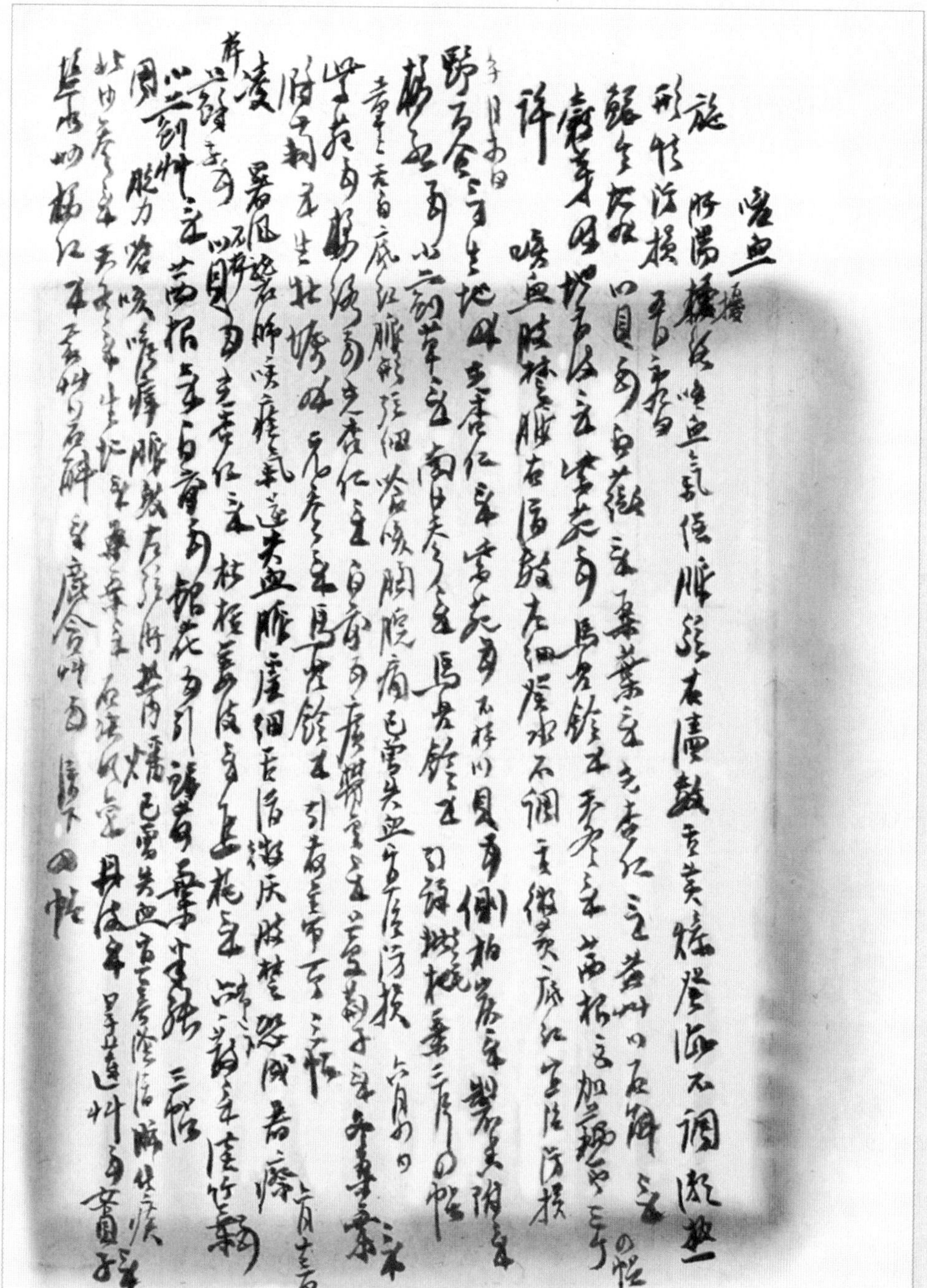

图112 史介生手稿/咳血（1）●

● 本图释文见第 335 ～ 339 案。

▌338▐

凌　暑风袭肺，咳痰气逆，失血，脉虚细，舌滑微灰，肢楚。恐成暑瘵。六月十三日

苏子一钱半（杵）　川贝一钱半（不杵）　光杏仁三钱　杜栝蒌皮三钱　焦栀三钱　六一散三钱（布包下）　淡竹叶一钱半　小蓟草三钱　茜根三钱　白前一钱半　银花一钱半　（引）鲜荷叶半张

三帖。

▌339▐

周　脱力，呛咳喉痒，脉数左弦，肝热内燔，已曾失血。宜养阴、清肺、化痰。

北沙参三钱　天冬三钱　生地三钱　桑叶三钱　石决明六钱　丹皮二钱　旱莲草一钱半　女贞子三钱　盐水炒橘红一钱　黄草川石斛三钱　鹿含草一钱半

清下，四帖。

▌340▐

宋　湿热内着，夹起肝阳，胃钝气逆，咯血，脉左弦右濡，舌腻，大便忽泻，偶有呕恶，经阻。防成蛊。七月初十日

川连七分（吴萸二分拌炒）　赤苓三钱　制香附一钱半　降香七分　谷芽四钱　泽兰一钱半　丹参三钱　木蝴蝶四分　鸡内金三钱　丝通草一钱半　绿萼梅一钱半　（引）藕节三个

四帖。

▌341▐

王　呛咳已瘥，适痰中带红，脉小数，跗酸，肝火上炎，偶觉晕眩。宜治防损。九月初五日

淡竹叶一钱半　焦栀三钱　白薇三钱　鲜生地四钱　石决明六钱（生，杵）　小蓟草三钱　鹿含草三钱　女贞子三钱　茜根三钱　豨莶草三钱　丝通草一钱半　（引）荷叶半张

四帖。

▌342▐

何　咳痰带红，舌白底赤，脉细劲，系阴虚火炽，下遗未除。宜清上益下，佐以育阴为治。四月廿二日

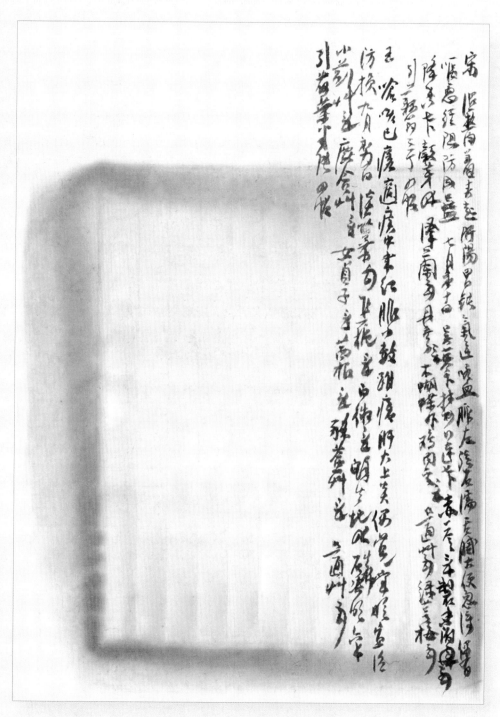

图 113　史介生手稿 / 咳血（2）❶

❶ 本图释文见第 340、341 案。

北沙参三钱　生牡蛎四钱　甜杏仁三钱　金樱子三钱　怀药三钱　川贝一钱半（不杵）
山茶花三钱　小蓟草三钱　细生地四钱　侧柏炭三钱　橘络一钱半　（引）淡菜三钱

煎，五帖。

▌343▐

胡　咳血胸闷，脉寸搏坚，左弦坚，此由温邪袭肺，肝火上冲使然。宜清降以逐瘀。二月廿日

小蓟草三钱　橘络一钱半　制军一钱半　泽兰一钱　茜根三钱　银花一钱半　石决明六钱（生，杵）　焦栀三钱　淡竹叶一钱半　桑叶三钱　白薇三钱　（引）藕节二个

三帖。（注：343案的手稿见图089，第1案）

▌344▐

洪　呛咳较差，痰红不见，脉弦细数，舌白。还宜前法加减为妥。三月初二日

紫菀一钱半　川贝一钱半　侧柏炭三钱　地骨皮三钱　橘络一钱半　光杏仁三钱　焦栀三钱　石决明六钱（生，杵）　兜铃子一钱　白前一钱半　天冬三钱

清煎，四帖。（注：344案的手稿见图094，第5案）

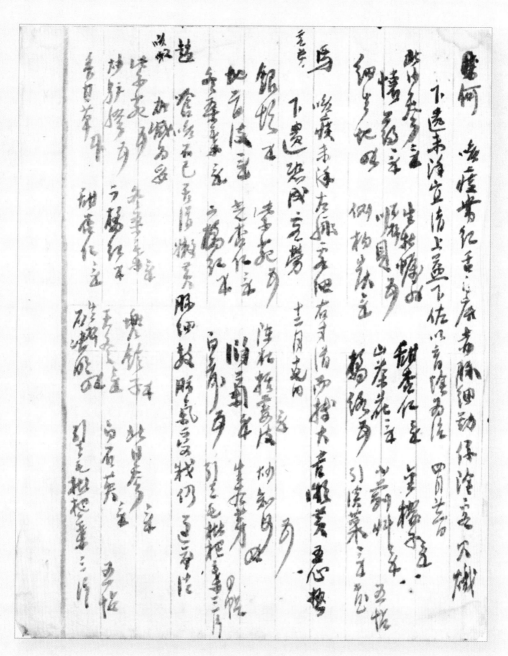

图 114　史介生手稿 / 咳血（3）❶

---

❶　本图中第 2 案标示"虚劳"，第 3 案为未标示的重复医案。释文见第 342 案。

六　肺痈（345）

‖345‖

徐　肺痈，咯痰如脓，气秒，脉弦细数，舌黄滑。仍遵前法加减再进。元月十九日

金沸花三钱（包煎）　杏仁三钱　银花一钱半　白前一钱半　象贝三钱　丝瓜络三钱　生甘五分　白及片五分　焦栀三钱　茜根三钱　橘红一钱　（引）苇茎一尺

三帖。

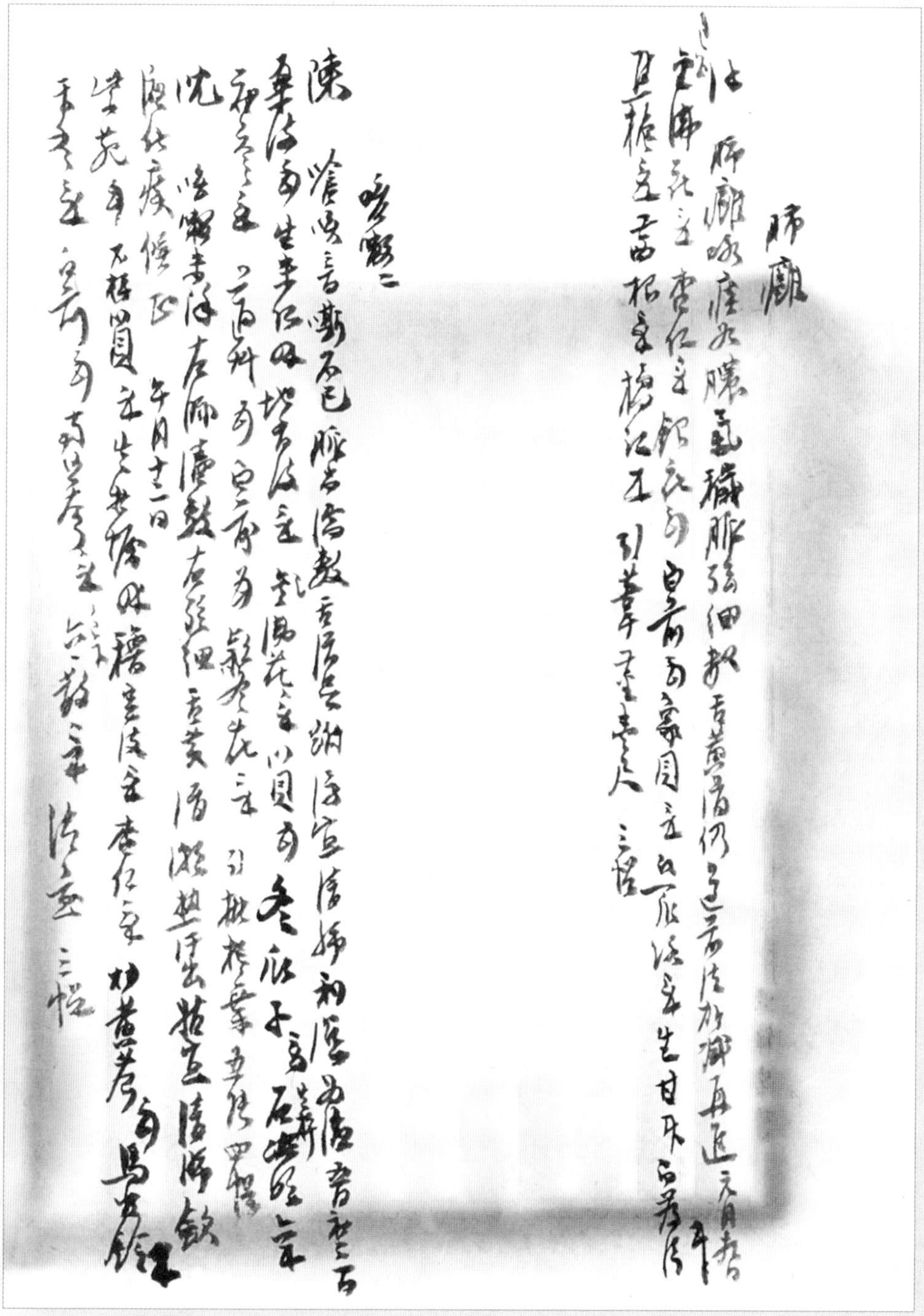

图 115　史介生手稿 / 肺痈[1]

[1] 本图中第 2、3 案为未标示的重复医案。释文见第 345 案。

七 肺痹（346～349）

▌346▐

莫　肺痹气逆，呛咳胸闷，脉左细，右寸关弦。宜防血溢。四月十二日

杜栝蒌皮三钱　薤白一钱　紫菀一钱半　苏子一钱半（杵）　川贝一钱半（不杵）　白前一钱半　橘络一钱半　光杏仁三钱　兜铃子一钱　海石三钱　焦栀二钱

清煎，三帖。

▌347▐

徐　肺痹气逆，喉如物梗，脉涩滞，脘痛窒格，舌黄滑，跗重溲赤。湿火熏蒸，宜防缠喉。六月廿八日

瓜蒌皮三钱　薤白一钱半　射干一钱　石决明六钱（杵）　左金丸八分　黄草川石斛三钱　丝通草一钱半　广郁金三钱　广橘红一钱　川贝一钱半　金果榄一钱

清煎，三帖。

▌348▐

夏　夜寐未稳，右脉弦，上出鱼际，气冲脘闷，大便结。仍遵前法加减。八月初十日

瓜蒌皮三钱　薤白一钱半　佩兰三钱　沉香五分　广郁金三钱　炒谷芽四钱　生香附一钱半　抱木茯神四钱（辰砂拌）　淡竹叶一钱半　光杏仁三钱　佛手花八分

清下，四帖。

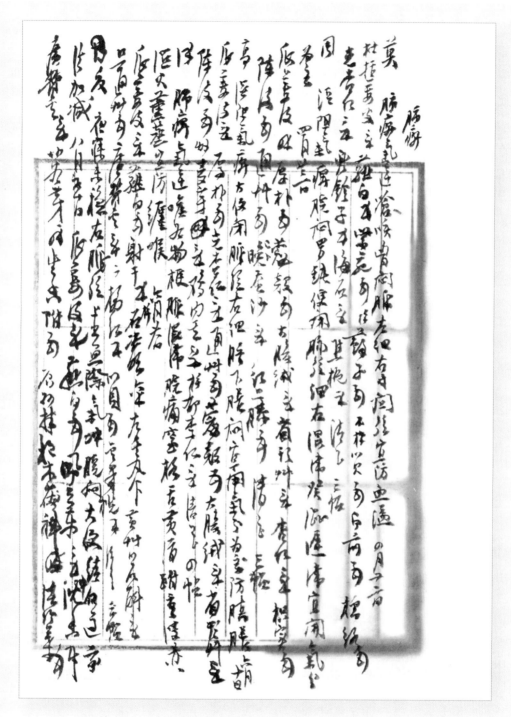

图 116　史介生手稿 / 肺痹（1）^❶

❶　本图中第 2、3 案为未标示的重复医案。释文见第 346～348 案。

209 ▶

▌349 ▌

周　肺痹气逆，呛咳，胸闷脘格，已曾失血，脉数右弦，舌厚腻。已成损怯重症。八月初五日

杜陈栝蒌皮_{三钱}　薤白_{一钱半}　光杏仁_{三钱}　桑叶_{三钱}　川贝_{一钱半（不杵）}　白前_{一钱半}　广橘红_{一钱}　广郁金_{三钱}　谷芽_{四钱}　炒枳壳_{一钱半}　马兜铃_{一钱}　（引）枇杷叶_{三片（去毛）}

三帖。

八　痘瘄（350 ～ 352）

▌350 ▌

王　稚孩，痘后受风，呛咳，发热鼻扇。症属重险，宜防痉厥。十二月初五

前胡_{一钱半}　连翘_{二钱}　象贝_{三钱}　炒姜蚕_{一钱半}　老式天竺黄_{一钱半}　生菔子_{一钱半（杵）}　光杏仁_{三钱}　炒知母_{八分}　射干_{八分}　石菖蒲_{五分}　橘红_{一钱}　（引）鲜竹肉_{一丸}

二帖。

▌351 ▌

徐　稚孩，素患腹泻，迨瘄后尤剧，脉细左弦。肝木凌侮脾胃，姑宜泄肝、和中、分利。三月初八日

炒小川连_{四分}　白芍_{一钱半}　省头草_{三钱}　香附_{一钱半}　六一散_{三钱（布包下）}　新会皮_{一钱半}　椿根白皮_{一钱}　赤苓_{三钱}　川楝子_{一钱半}　广藿梗_{一钱半}　炒车前_{三钱}

清煎，三帖。

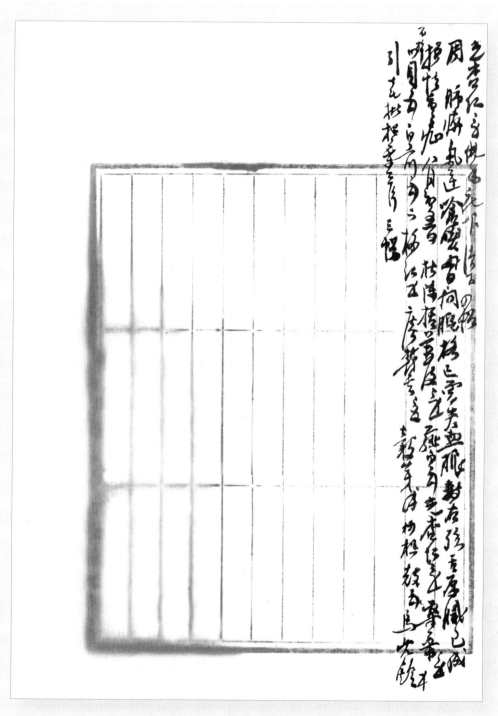

图 117　史介生手稿 / 肺痹（2）❶

---

❶　本图释文见第 349 案。

▌352▐

胡　稚孩，瘄后食积化肿，脉濡滑，腹满便泻。症属重极，宜保和丸法加减治之。七月廿五日

焦神曲四钱　炒菔子三钱（杵）　麦芽三钱　鸡内金三钱　炒车前三钱　大豆卷三钱
东瓜皮三钱　海金沙三钱（包）　杜赤小豆三钱　茯苓皮四钱　丝通草一钱半

三帖。

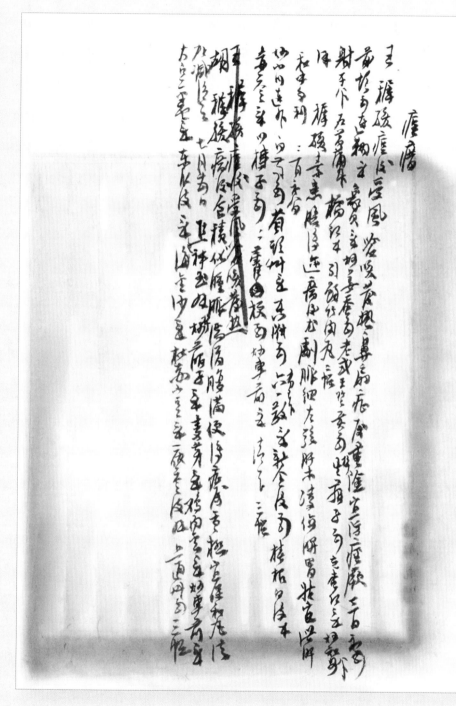

图 118　史介生手稿 / 痘瘄 [1]

[1]　本图释文见第 350 ～ 352 案。

九　不寐（353～356）

▌353-1▐

某　潮热不清，舌黄边赤，脉濡细数，溲溺较利。胃不和则卧不安，宜黄连安神丸加减治之。十二月十七日

炒小川连五分　焦栀三钱　炒黄芩一钱半　陈皮一钱半　抱木茯神四钱　光杏仁三钱
广郁金三钱（原，杵）　麦芽三钱　鲜生地四钱　原滑石四钱　淡竹叶一钱半　（引）灯心七支
鲜竹肉三钱

二帖。

▌353-2▐

又　夜寐未安，舌色仍黄边红，脉弦濡，气口短，便利溺少。宜清利为治。十二月十九日

炒小川连五分　大豆卷三钱　秦皮一钱半　赤苓四钱　茯神四钱　猪苓一钱半　银花一钱半　省头草三钱　六一散三钱　丝通草一钱半　扁豆皮三钱

清煎，三帖。

▌354▐

项　舌色稍薄，胃气欠和，夜不安寐，脉沉弦，按之涩滞，脘闷。宜温胆、和胃、凝神为主。六月四日

仙半夏一钱半　炒枳实一钱　省头草三钱　瓜蒌皮三钱　抱木茯神四钱（辰砂染）　谷芽四钱　焦栀三钱　薤白一钱半　新会皮一钱半　黄草川石斛三钱　通草一钱半　（引）鲜竹肉一丸

三帖。

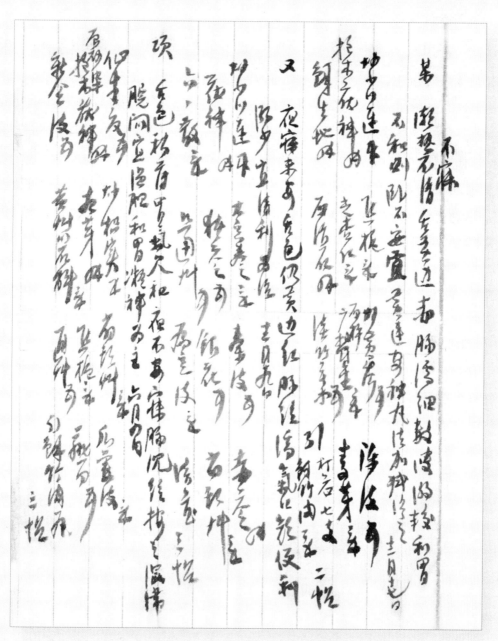

图 119　史介生手稿／不寐（1）❶

【355】

夏　脘中未和，脉涩右弦，上出鱼际，夜寐少安，舌心微黄。宜开气分为主。八月初四日

瓜蒌皮_{三钱}　厚朴_{一钱}　丝通草_{一钱半}　炒小川连_{五分}　抱木茯神_{四钱（辰砂染）}　沉香曲_{一钱半}　仙半夏_{一钱半}　炒枳实_{一钱半}　省头草_{三钱}　白蒺藜_{三钱}　炒谷芽_{四钱}

清下，三帖。

【356】

大腑已润，头晕，呛咳未除，脉小数，右寸关弦，舌白根微黄，子后寐不安。仍遵前法加减为妥。

生玉竹_{三钱}　紫菀_{一钱半}　夜交藤_{三钱}　抱木茯神_{四钱}　川贝_{一钱半（不杵）}　炒枣仁_{二钱}　甜杏仁_{三钱}　橘白_{一钱}　白蒺藜_{三钱}　巨胜子_{三钱}　炒谷芽_{四钱}　（引）枇杷叶_{五片（去毛）}

清煎，二帖。

图 120　史介生手稿 / 不寐（2）❶

十 怔忡心悸（357～359）

┃357┃

陆　心无所主，晕眩并作，脉两手涩细，舌黄燥。宜防怔忡。三月初三日

丹参三钱　抱木茯神四钱　炒远志肉八分　原西琥珀八分　甘菊二钱　石菖蒲五分

焙天麻八分　广橘红一钱　预知子三钱（即八月札）　煅龙齿一钱半　黄草川石斛三钱　（引）

灯心七支

四帖。

┃358┃

夏　诸款悉减，脉上出鱼际，心悸，寐不安，气冲脘闷。宜镇摄疏肝。七月

十五日

原西琥珀八分　抱木茯神四钱　炒小川连五分　沉香五分（冲）　石决明六钱　佩兰三钱

炒谷芽四钱　蔻壳一钱半　丹皮二钱　薏仁一钱半　佛手花八分　（引）灯心七支

三帖。

┃359-1┃

胡　寝寐稍安，胃气未振，心犹悸，口淡，脉虚细，舌微白。仍遵前法加减治

之。七月初十

原西琥珀八分　抱木茯神四钱（辰砂染）　远志肉八分　丹参三钱　炒枣仁三钱　炒谷

芽四钱　蔻壳一钱半　省头草三钱　新会皮一钱半　黄草川石斛三钱　绿萼梅一钱半　（引）

灯心七支

三帖。

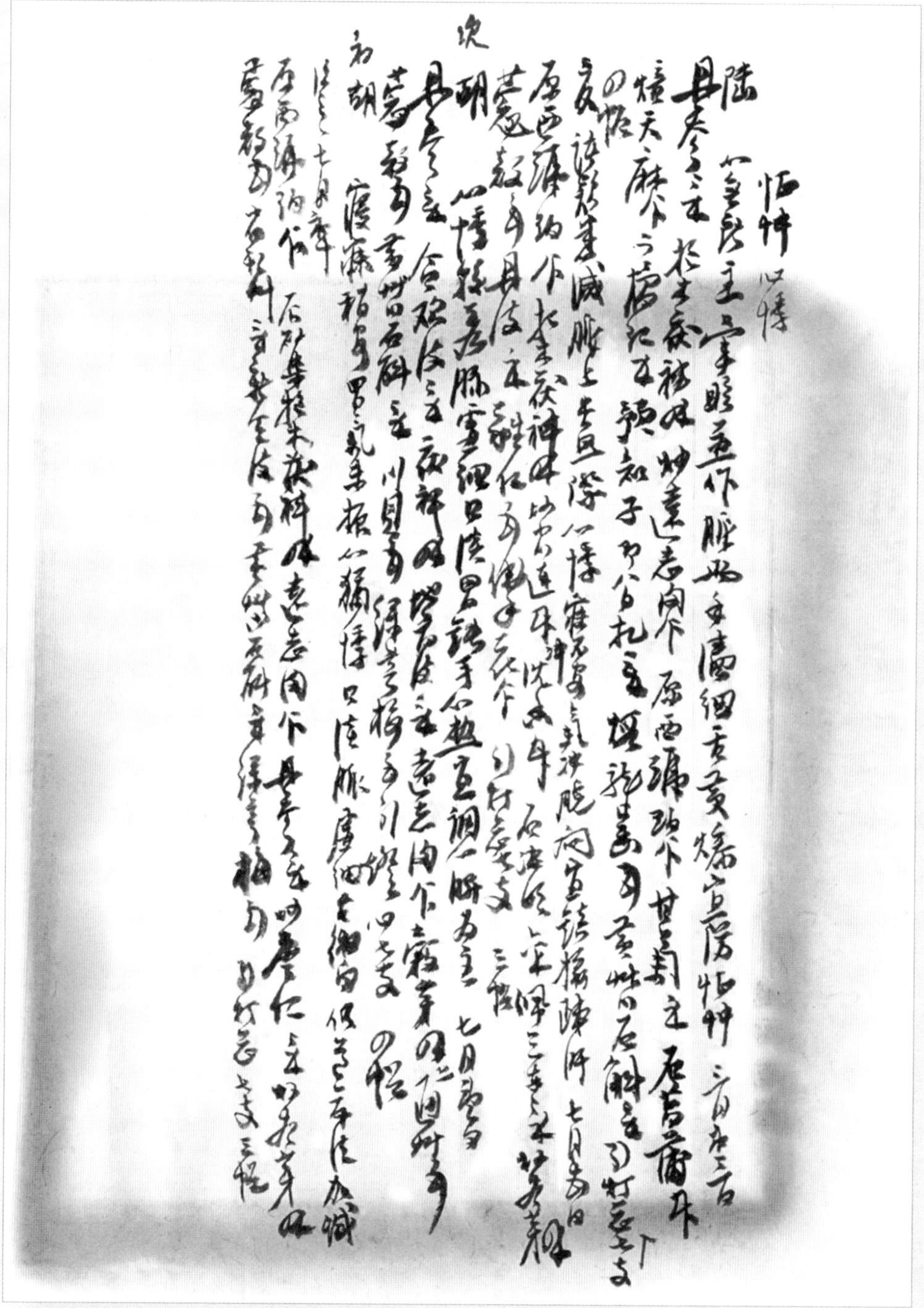

图 121　史介生手稿 / 怔忡心悸 ❶

---

❶　本图中第 3 案标示"次"，第 4 案标示"初"，调整相应位置。释文见第 357～359-1、359-2 案。

219 ▶

▌359-2▐

又　心悸较差，脉虚细，口淡胃钝，手心热。宜调心脾为主。七月望日

丹参三钱　合欢皮三钱　茯神四钱　地骨皮三钱　远志肉八分　谷芽四钱　丝通草一钱半　蔻壳一钱半　黄草川石斛三钱　川贝一钱半　绿萼梅一钱半　（引）灯心七支

四帖。

十一　消渴（360）

▌360▐

某　案列于前，顷脉两手弦劲，渴饮未除，溲溺犹多，舌色嫩黄，尖红。还宜前法加减为治。十一月廿日

西洋参一钱　起码霍石斛三钱　粉丹皮二钱　旱莲草一钱半　怀药四钱　五味子十粒　麦冬四钱（去心）　女贞子三钱　熟地四钱　生白芍一钱半　天花粉一钱半

清煎，八帖。

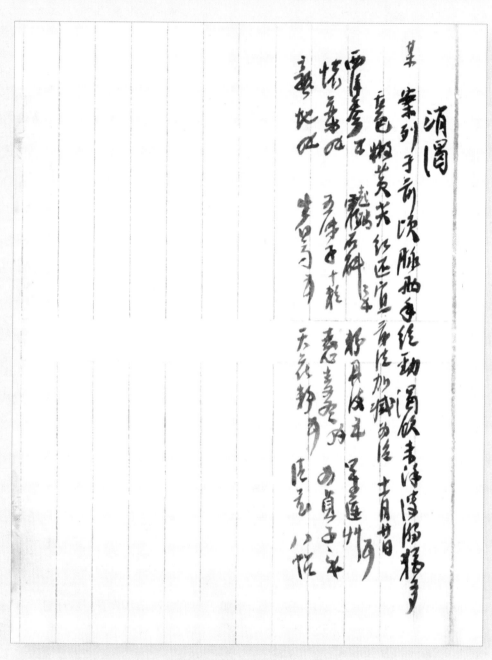

图 122　史介生手稿 / 消渴[1]

十二 虚劳（361～370）

361-1

高　经停三月，身热已退，脉虚细，头晕，汗出雨淋，舌心厚，心悸。此邪去正伤，宜补虚敛液。六月九日

仁记参一钱　抱木茯神四钱　稽豆衣三钱　清炙芪七分　炒白芍一钱半　炒枣仁三钱　谷芽四钱　新会皮一钱半　桑寄生三钱　焙天麻八分　阳春砂八分（冲）（引）荷叶一角

二帖。

361-2

又　头汗稍敛，晕眩耳木，脉虚细，脘闷心悸，舌白胃钝。宜清暑、敛汗、养胃、凝心神。六月十二日

苦丁茶一钱半　滁菊二钱　稽豆皮三钱　抱木茯神四钱　炒远志肉八分　陈皮一钱半　神曲三钱　扁豆衣三钱　谷芽四钱　清炙芪皮八分　阳春砂七分（冲）（引）荷叶一角

三帖。

362

祁　前药已效，诸款悉减，脉虚左弦，舌心光。宜滋清金水为妥。六月初三

生地四钱　抱木茯神四钱　丹皮二钱　盐水炒川柏一钱　怀药三钱　北沙参三钱　骨碎补三钱　滁菊二钱　光杏仁三钱　焦栀三钱　苦丁茶一钱半

清下，十帖

363

高　血后，呛咳痰阻，脉细数，舌黄滑，胸次不爽。已成损怯重症，藉百合地黄

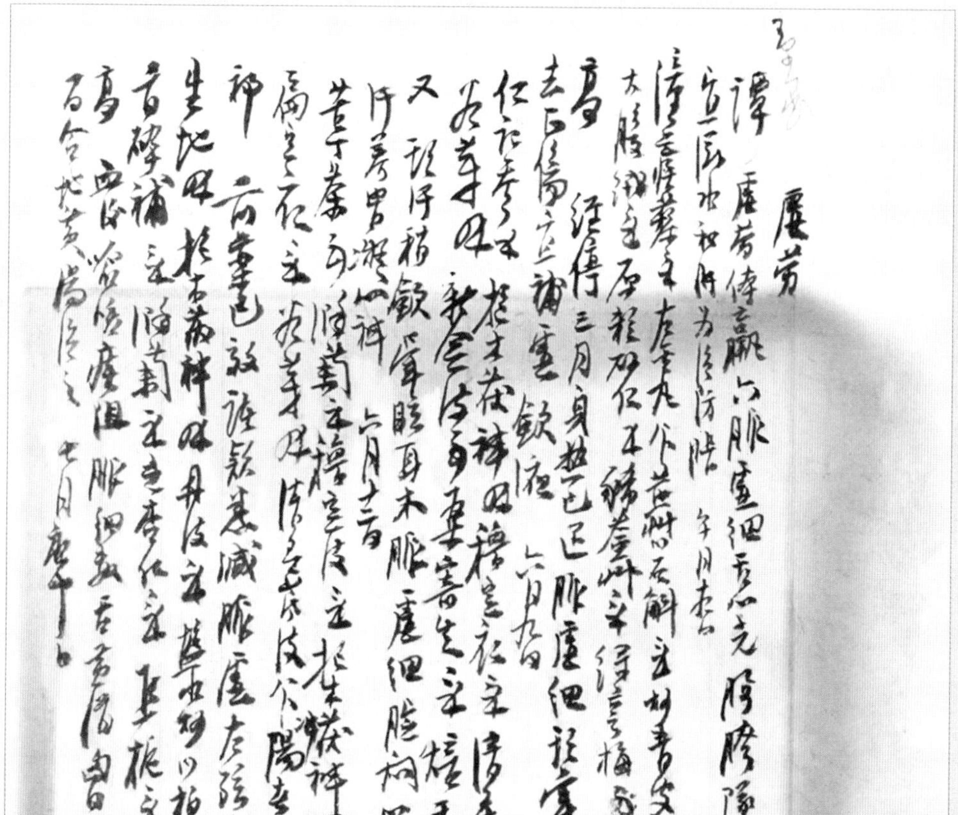

图 123　史介生手稿 / 虚劳（1）[1]

[1] 本图中第 1 案为已标示的重复医案。释文见第 361-1、361-2 ～ 363 案。

汤治之。七月初十日

野百合二钱　生地三钱　杏仁三钱　陈杜栝蒌皮一钱半　川贝一钱半　橘络一钱半　紫菀一钱半　白石英三钱　杜兜铃子一钱　白前一钱半　天冬二钱

清煎，三帖。

▌364▐

高　久嗽欲呕，肺胃俱虚，脉涩弱，癸涩形怯。症将成损，不易之候，宜清养肺胃、化痰。七月初五日

北沙参三钱　白石英三钱　光杏仁三钱　仙半夏一钱半　川贝一钱半　广橘红一钱　谷芽四钱　蔻壳一钱半　白前一钱半　紫菀一钱半　生款冬花三钱　（引）鲜竹肉三钱

煎，四帖。

▌365-1▐

王　脱力呛咳，脉右滑，面无华色，盗汗，腰蹐酸。不易之症。七月初四日

北沙参三钱　生牡蛎四钱　鹿含草一钱半　紫菀一钱半　川贝一钱半　稽豆皮三钱　甜杏仁三钱　茯神四钱　盐水炒橘红一钱　清炙芪皮八分　生款冬花三钱　（引）陈南枣三枚

四帖。

▌365-2▐

又　盗汗已敛，脉细数，呛咳不已，舌微黄，午夜潮热，足蹐犹酸。究属脱力之症，恐成损。

北沙参三钱　地骨皮三钱　甜杏仁三钱　紫菀一钱半　川贝一钱半　清炙义芪皮八分　生款冬花三钱　抱木茯神四钱　百合二钱　秦艽一钱半　鹿含草一钱半　（引）陈南枣三枚

五帖。

▌366▐

张　顷六脉虚细，舌微白，大便黑溏，头汗溅溅，气液已耗，幸不渴饮。宜清暑益气之议，势在防脱，候正。七月廿八日

太子参一钱　益元散三钱（布包）　清炙芪皮八分　北五味子十粒　抱木茯神四钱　炙甘草五分　陈皮一钱半　麦冬三钱（去心）　地骨皮三钱　扁豆衣三钱　稽豆皮二钱　（引）鲜荷叶边一圈

一帖。

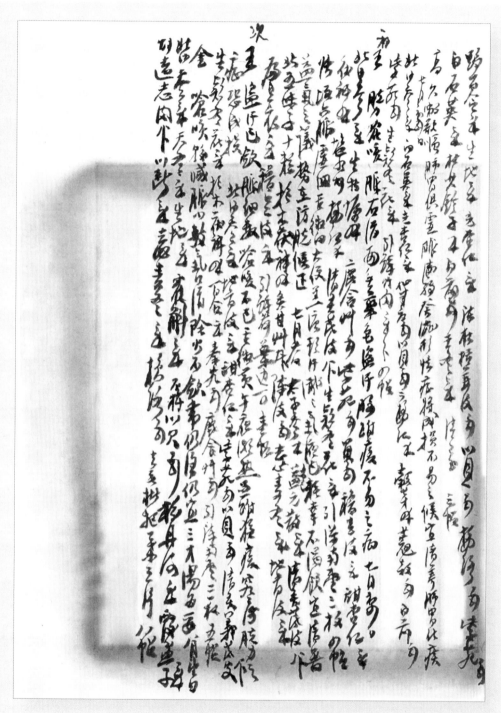

图 124　史介生手稿 / 虚劳（2）❶

❶　本图中第 2 案标示"初"，第 4 案标示"次"，调整相应位置。释文见第 364 ~ 367 案。

225　▶

‖367‖

金　呛咳较减，脉小数，气口滑，阴火不敛，带仍注。仍宜三才汤为妥。八月望日

北沙参三钱　天冬三钱　生地三钱　霍斛三钱　川贝一钱半（不杵）　粉丹皮二钱　覆盆子三钱　炒远志肉八分　川断三钱　麦冬三钱（去心）　橘络一钱半　枇杷叶三片（去毛）

八帖。

‖368‖

谭　虚劳体羸，六脉虚细，舌心光，腰胯坠痛，腹中胀闷，夜不安寐。宜滋水和肝为治，防胀。午月十九日

潼蒺藜三钱　左金九八分　黄草川石斛二钱　炒青皮八分　炒白芍一钱半　菴蔺子三钱　大腹绒三钱　原砂仁三粒　豨莶草三钱　绿萼梅一钱半　丝通草一钱半

清煎，五帖

‖369‖

马　咳痰未除，左脉虚细，右寸滑而搏大，舌微黄，五心热，下遗。恐成虚劳。十二月十七日

银胡一钱　紫菀一钱半　陈杜栝蒌皮三钱　炒知母一钱半　地骨皮三钱　光杏仁三钱　滁菊二钱　生谷芽四钱　冬桑叶三钱　广橘红一钱　白前一钱半　（引）枇杷叶三片（去毛）

四帖。（注：369案的手稿见图114，第2案）

‖370‖

某　病延日久，潮热形怯，脉弦细数，舌根厚，子后少寐，咳逆气急。宜清热化痰为治。五月十二日

青蒿梗八分　淡竹叶一钱　通草一钱半　沉香曲一钱半　粉丹皮二钱　抱木茯神四钱　枳壳一钱半　川贝一钱半（不杵）　光杏仁三钱　远志肉八分　桑叶三钱

清煎，三帖。（注：370案的手稿见图101，第3案）

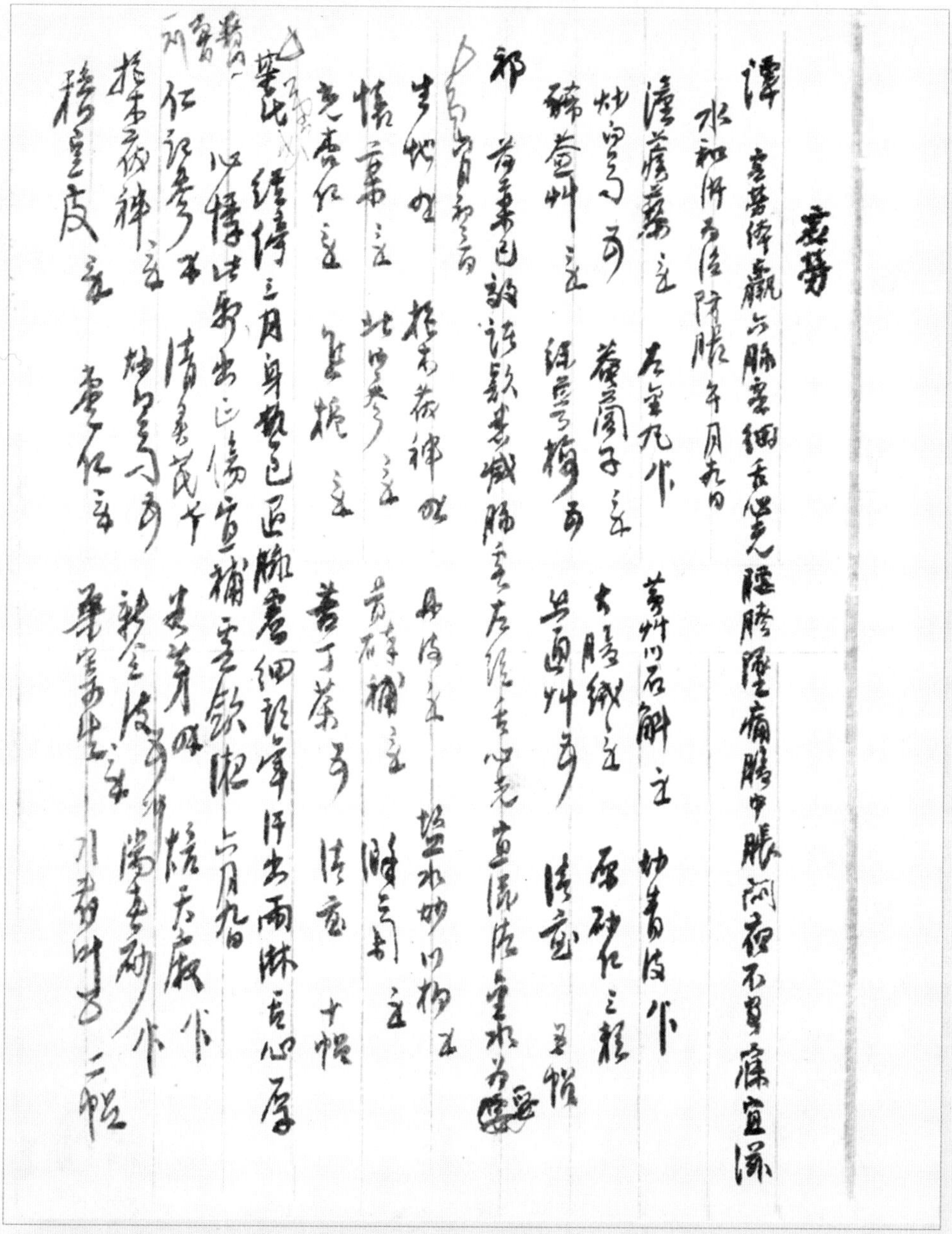

图 125　史介生手稿 / 虚劳（3）[1]

[1] 本图中第 2、3 案为已标示的重复医案。释文见第 368 案。

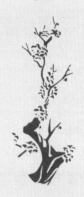

卷
三

（一）肝风（371～386）　　（二）痉厥（387～395）

（三）肝气（396～398）　　（四）肥气（399～400）

（五）噫嗳（401～403）　　（六）呕吐（404～408）

（七）噎膈（409～411）　　（八）脘痛（412～431）

（九）腹痛（432～439）　　（十）肝胃（440～444）

（十一）泄泻（445～488）　　（十二）便秘（489～493）

（十三）便血（494～497）　　（十四）痢疾（498～532）

（十五）疟疾（533～550）　　（十六）黄疸（551～553）

一 肝风（371～386）

▎371▎

某　据述始患痔疡，继齿痛久累，谅体质阴虚，兼肝风浮越使然。宜填阴、熄风、清肝为治。四月初二日

生地六钱　炒知母一钱　炙龟版四钱　旱莲草一钱半　女贞子三钱　钩钩三钱　遍钗斛三钱　石决明六钱　甘菊三钱　骨碎补三钱　粉丹皮三钱

清煎，八帖。

▎372▎

郭　肝风上越，头晕而疼，左脉涩右细，舌心空，癸水不调，来时腰腹联痛，胃馁心泛。宜平肝熄风，佐和胃调经。午月初四日

黄草石斛三钱　新会皮一钱半　丹参三钱　焙天麻八分　石决明四钱（生，杵）　滁菊一钱半　仙半夏一钱半　延胡二钱　川楝子一钱半　炒谷芽四钱　木蝴蝶四分　绿萼梅一钱半

清煎，四帖。

▎373▎

虞　心肾亏，肝风浮越，偏左头疼，晕眩，脉虚细，舌灰黄。姑宜熄风柔肝，防煎厥。六月二十日

桑叶三钱　甘菊二钱　炒驴胶一钱半　煨天麻八分　蝎梢二分　白蒺藜三钱　黄草川石斛三钱　稽豆皮三钱　石决明六钱（生，杵）　生首乌一钱半　巨胜子三钱

清煎，五帖。

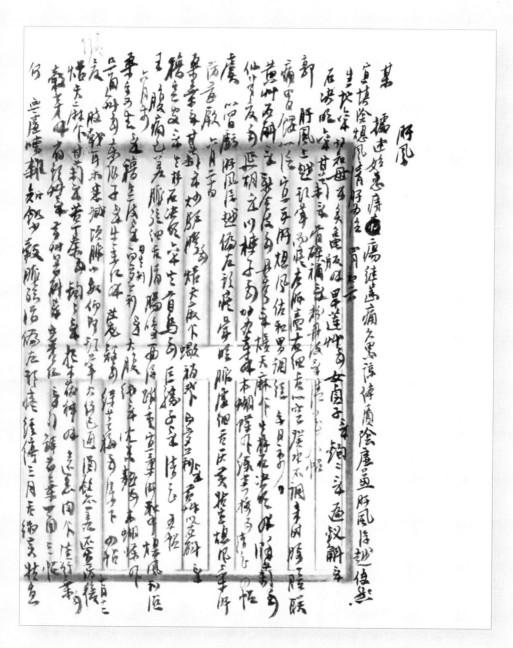

图 126 史介生手稿/肝风（1）❶

374

王 腹痛已差，脉弦细，舌滑肠鸣，面浮跗重。宜柔肝和中，熄风利湿。六月廿四

桑寄生三钱 稽豆皮三钱 白蒺藜三钱（去刺） 大腹绒三钱 沉香曲一钱半 木蝴蝶四分 丝通草一钱半 东瓜子三钱 生米仁四钱 蔻壳一钱半 绿萼梅一钱半

清下，四帖。

375

夏 肢战耳木悉减，顷脉小数，仰即头晕，大便已通，渴饮亦差，还宜防复。七月十二

煨天麻八分 甘菊二钱 苦丁茶一钱半 钩钩三钱 抱木茯神四钱 远志肉八分 淡竹叶一钱半 谷芽四钱 省头草三钱 黄草川石斛三钱 光杏仁三钱 （引）鲜荷叶一角

三帖。

376

何 血虚嘈杂，知饥少谷，脉弦滑，偏左头疼，经停三月，舌微黄。姑宜养血熄风。七月廿三日

归身一钱半 炒川连六分 小生地三钱 稽豆皮三钱 石决明六钱 黄草川石斛三钱 炒驴胶一钱半 白芍一钱半 煨天麻八分 钩钩三钱 滁菊一钱半

清下，四帖。

377

李 头疼较差，脉细，舌黄厚，手足还觉抽掣，腰疼项掣。仍宜消风为妥。八月初八日

荆芥一钱半 川芎一钱 防风一钱半 桑寄生三钱 当归一钱半 木防己一钱半 钩钩三钱 炒姜蚕三钱 蝎梢二分 独活一钱半 明天麻八分 神曲三钱 （引）丝瓜藤一把

二帖。

378

夏 阳虚夹湿，进人参泻心汤，据述颇宜，仰宜头晕欲厥，系体虚内风鼓舞使然，大便如酱，正气已亏，湿热尚存，虑恐脱厥。仍遵前损益，候正。七月初五日

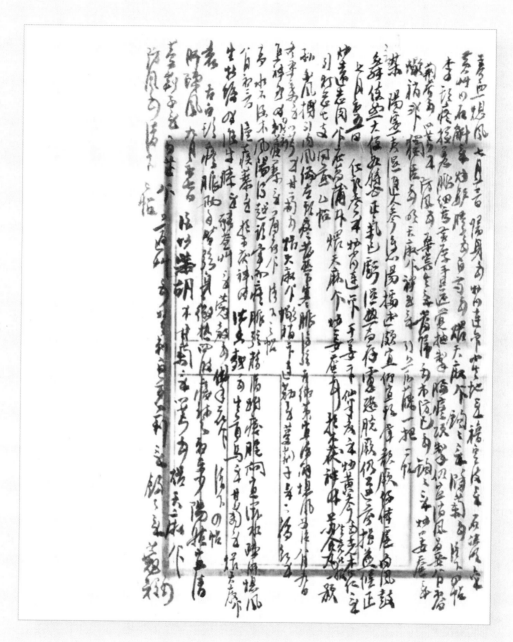

图 127 史介生手稿/肝风（2）❶

❶ 本图释文见第 377 ～ 381 案。

仁记参一钱　炒小川连六分　干姜二分　仙半夏二钱　炒黄芩一钱半　光杏仁三钱　炒远志肉八分　石菖蒲五分　煨天麻八分　炒姜蚕一钱半　抱木茯神四钱　苏合丸一颗（去壳化服）（引）灯心七支

同煎，乙帖。

▌379▐

孙　外风搏引内风，偏左头疼，发热乍寒，脉浮弦，舌微黄。宜清解熄风为治。八月九日

冬桑叶三钱　川芎一钱　甘菊一钱半　煨天麻八分　蝎梢二分　连翘三钱　蔓荆子三钱　广橘红一钱　焦神曲四钱　刺蒺藜三钱（炒，去刺）　薄荷八分

清下，三帖。

▌380▐

高　水不涵木，风阳浮越，头晕而疼，脉弦精滑，跗酸脘闷。宜滋水、疏肝、熄风。八月初三日

潼蒺藜三钱　抱木茯神四钱　沉香曲一钱半　生首乌二钱　甘菊二钱　煨天麻八分　生牡蛎四钱　淮牛膝二钱　豨莶草三钱　蔻壳一钱半　佛手花八分

清下，四帖。

▌381▐

袁　舌白头疼，脉两手皆弦，身微热，四肢酸楚。邪在少阳，姑宜清肝疏风。九月初七日

酒炒柴胡一钱　甘菊三钱　川芎一钱半　煨天麻八分　蔓荆子三钱　白芷八分　丝通草一钱半　白蒺藜三钱（炒，去刺）　钩钩三钱　蔻壳一钱半　防风一钱半

清下，二帖。

▌382▐

某　牙痛较差，脉细面浮，舌心淡黄，肝经气大上冲。宜清肝熄风为治。十一月十七日

冬桑叶三钱　淡竹叶一钱半　旱莲草一钱半　忍冬藤三钱　滁菊二钱　焦栀三钱　石决明六钱（生，杵）　通草一钱半　粉丹皮三钱　地肤子三钱　白藓皮三钱

清煎，四帖。

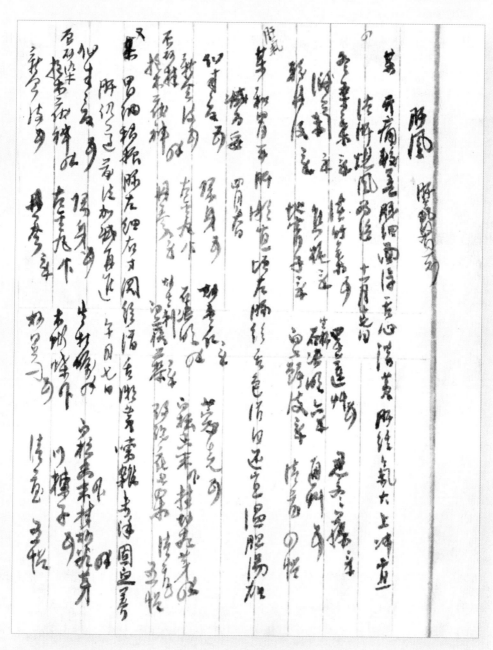

图 128　史介生手稿 / 肝风（3）[1]

---

[1]　本图中第 2、3 案为未标示的重复医案。释文见第 382 案。

‖383‖

某　操劳阳升风动，脉寸弦滑，头晕背楚，舌心微黄。宜柔肝熄风为主。正月廿九日

生首乌一钱半　煨天麻八分　清炙芪一钱半　石决明六钱（生，杵）　当归一钱半　炒杜仲三钱　陈皮一钱　鹿含草一钱半　桑寄生三钱　黄草川石斛三钱　丝瓜络三钱

清煎，四帖。

‖384‖

陈　湿热寒热，脉虚，按之涩滞，腹中冲气上攻，脘闷头晕，系血虚生风，癸水不调。宜镇摄熄风为主。十二月初三日

原西琥珀八分　桑寄生三钱　稽豆皮三钱　明天麻八分　煅龙齿一钱半　炒杜仲三钱　抱木茯神四钱　大腹皮三钱　滁菊一钱半　川断三钱　石决明六钱（生，杵）　（引）灯心七支

三帖。

‖385‖

某　闺女，惊触动肝，头痛心惕，脉弦，寸口短，舌厚腻，腹中乍痛。宜养血、清邪、熄风。十一月二日

当归一钱半　煨天麻八分　沉香曲一钱半　炒谷芽四钱　川芎一钱　滁菊二钱　蝎梢二分　桑叶三钱　酒炒柴胡一钱　香附三钱　蔓荆子三钱

清煎，三帖。

‖386‖

孙　秋感寒热交作，脉弦数，面色微青，神识昏谵，舌心焦。内风鸥张，症属重险。宜防痉厥，候正。八月望日

炒柴胡八分　连翘三钱　炒淡芩一钱半　羚羊角五分（先下）　广郁金三钱　水红子一钱半　钩钩三钱　炒姜蚕三钱　牛蒡子一钱半　银花一钱半　紫雪丹乙分（冲）　（引）活水芦根五钱

乙帖。

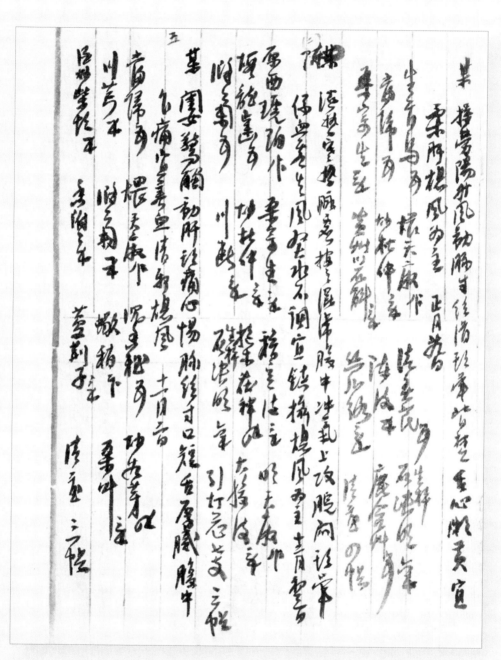

图 129　史介生手稿/肝风（4）[1]

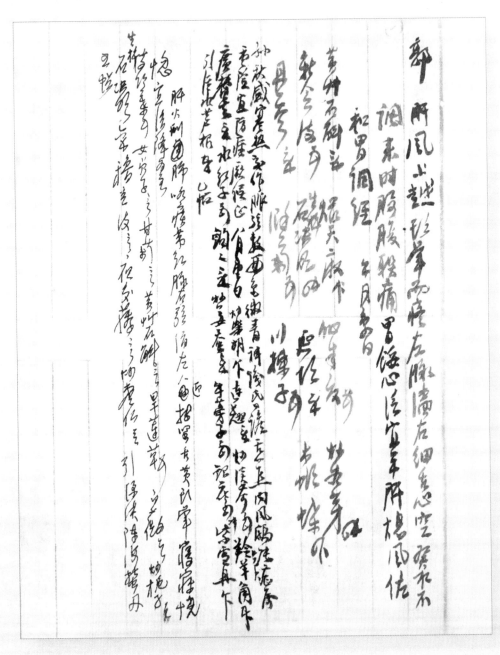

图 130　史介生手稿 / 肝风（5）

---

❶　本图中第 1 案为未标示的重复医案，第 3 案与《邵氏医案》重复。释文见第 386 案。

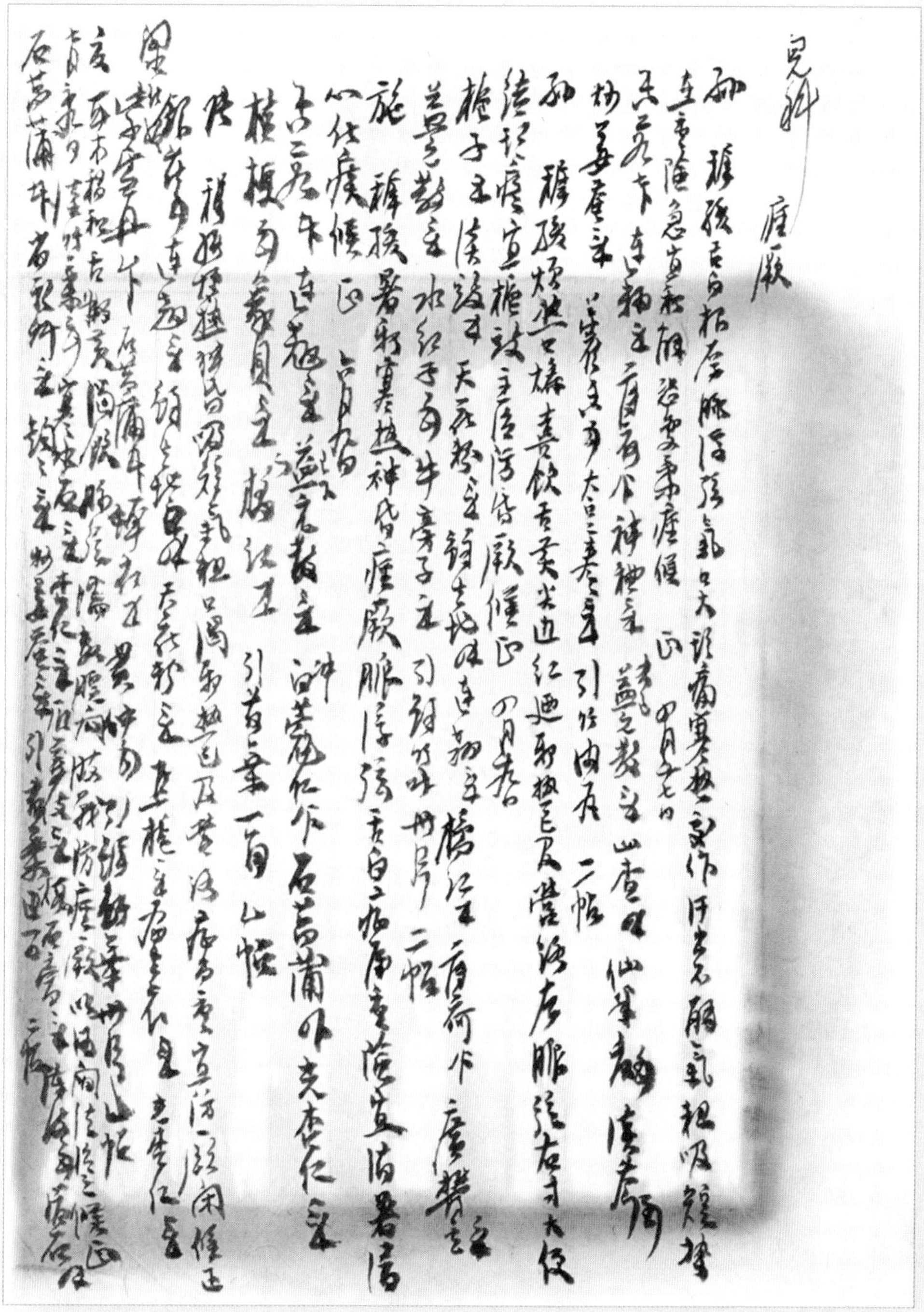

图 131　史介生手稿 / 痉厥（1）[1]

[1] 本图释文见第 387 ～ 391 案。

二 痉厥（387～395）

▌387▐

孙　稚孩，舌白根厚，脉浮弦，气口大，头痛，寒热交作，汗出不解，气粗吸短。势在重险，急宜和解。恐变柔痉，候正。四月廿七日

香茹七分　连翘二钱　薄荷八分　神曲三钱　益元散三钱（布包）　山楂四钱　仙半夏一钱半　淡芩一钱半　炒姜蚕三钱　藿香一钱半　大豆卷三钱　（引）竹肉一九

二帖。

▌388▐

孙　稚孩烦热，口燥喜饮，舌黄尖边红，乃邪热已及营络，左脉弦，右寸大，便结头疼。宜栀豉主治，防昏厥，候正。四月廿九日

栀子二钱　淡豉一钱　天花粉三钱　鲜生地四钱　连翘三钱　橘红一钱　薄荷八分　广郁金三钱　益元散三钱　水红子一钱半　牛蒡子二钱　（引）鲜竹叶卅片

二帖。

▌389▐

施　稚孩，暑邪寒热，神昏痉厥，脉浮弦，舌白。症属重险，宜消暑、清心、化痰，候正。六月九日

香茹五分　连翘三钱　益元散三钱（包下）　白蔻仁八分（冲）　石菖蒲四分　光杏仁三钱　桔梗一钱半　象贝三钱　广橘红一钱　（引）荷叶一角

乙帖。

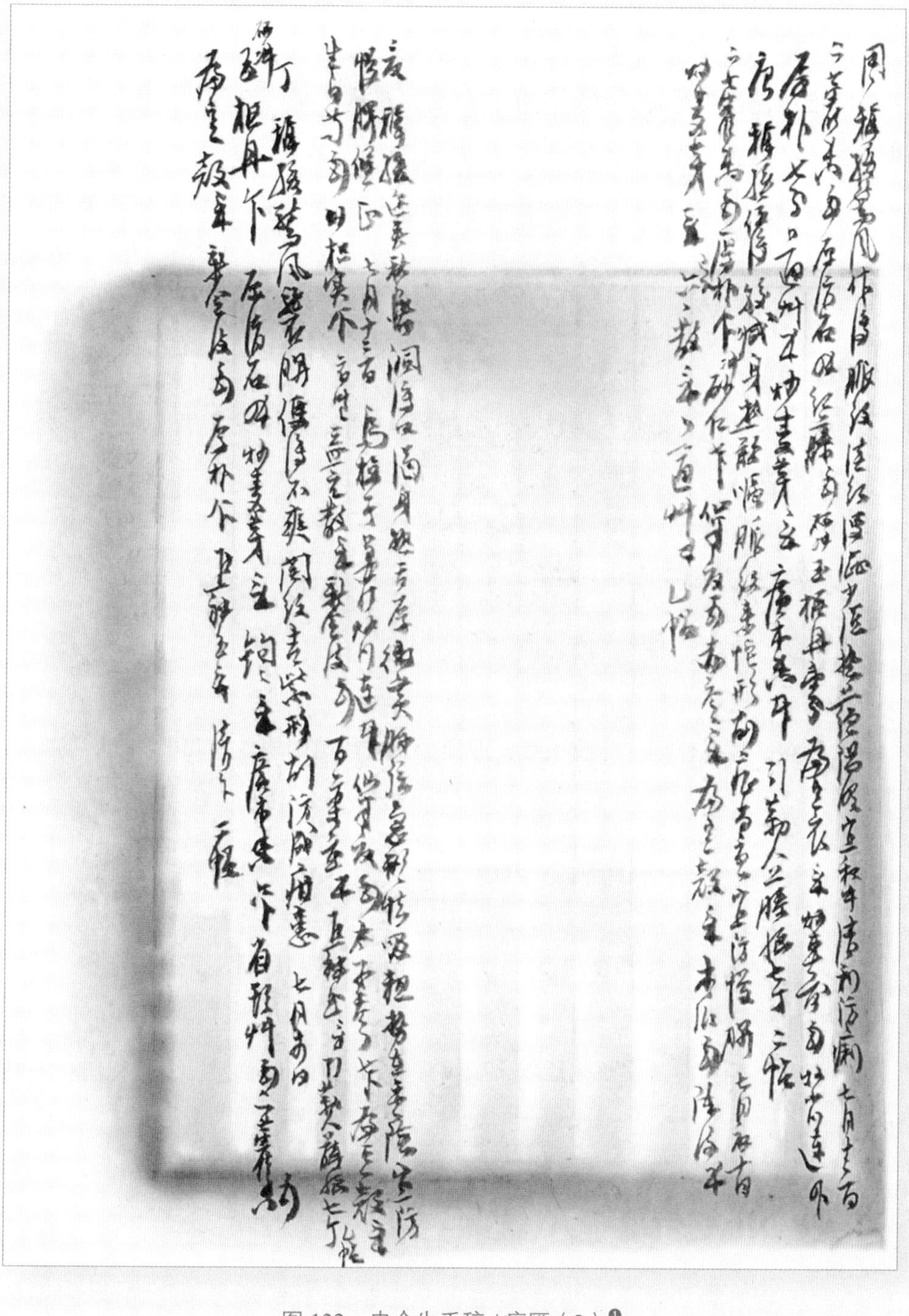

图 132　史介生手稿 / 痉厥（2）[1]

---

① 本图释文见第 392 ～ 395 案。

【390】

张　稚孩，壮热神昏，吸短气粗，口渴。邪热已及营络，症尚重。宜防厥闭，候正。

银花一钱半　连翘三钱　鲜生地四钱　天花粉三钱　焦栀三钱　扁豆衣三钱　光杏仁三钱　紫雪丹乙分（开水化服）　石菖蒲五分　蝉衣一钱　贯仲一钱半　（引）鲜竹叶卅片

乙帖。

【391】

夏　耳木稍和，舌嫩黄，渴饮，脉弦濡数，脘闷肢战。防痉厥，以河间法治之，候正。七月初九日

淡竹叶一钱半　寒水石三钱　杏仁三钱　瓜蒌皮三钱　煅石膏三钱　陈皮一钱半　滑石四钱　石菖蒲五分　省头草三钱　钩钩三钱　炒姜蚕三钱　（引）荷叶边一圈

二帖。

【392】

周　稚孩，惊风作泻，脉纹淡红，溲涩少。湿热蕴阳明，宜和中清利，防痢。七月十三日

广藿香一钱半　原滑石四钱　红藤一钱半　玉枢丹一分（研冲）　扁豆衣三钱　炒车前一钱半　炒小川连四分　厚朴七分　丝通草一钱　炒麦芽三钱　广木香五分　（引）勒人藤脑七个

二帖。

【393】

唐　稚孩，便泻较减，身热欲呕，脉纹来蛇，形削。症尚重，宜防慢脾。七月初十日

广藿香一钱半　厚朴八分　砂仁七分（冲）　仙半夏一钱半　赤苓三钱　扁豆壳三钱　木瓜一钱半　陈皮一钱　炒麦芽三钱　六一散三钱（包下）　丝通草一钱

乙帖。

【394】

夏　稚孩，迩夹秋暑，洞泻，口渴身热，舌厚微黄，脉弦急，形怯吸粗。势在重险，宜防慢脾，候正。七月十三日

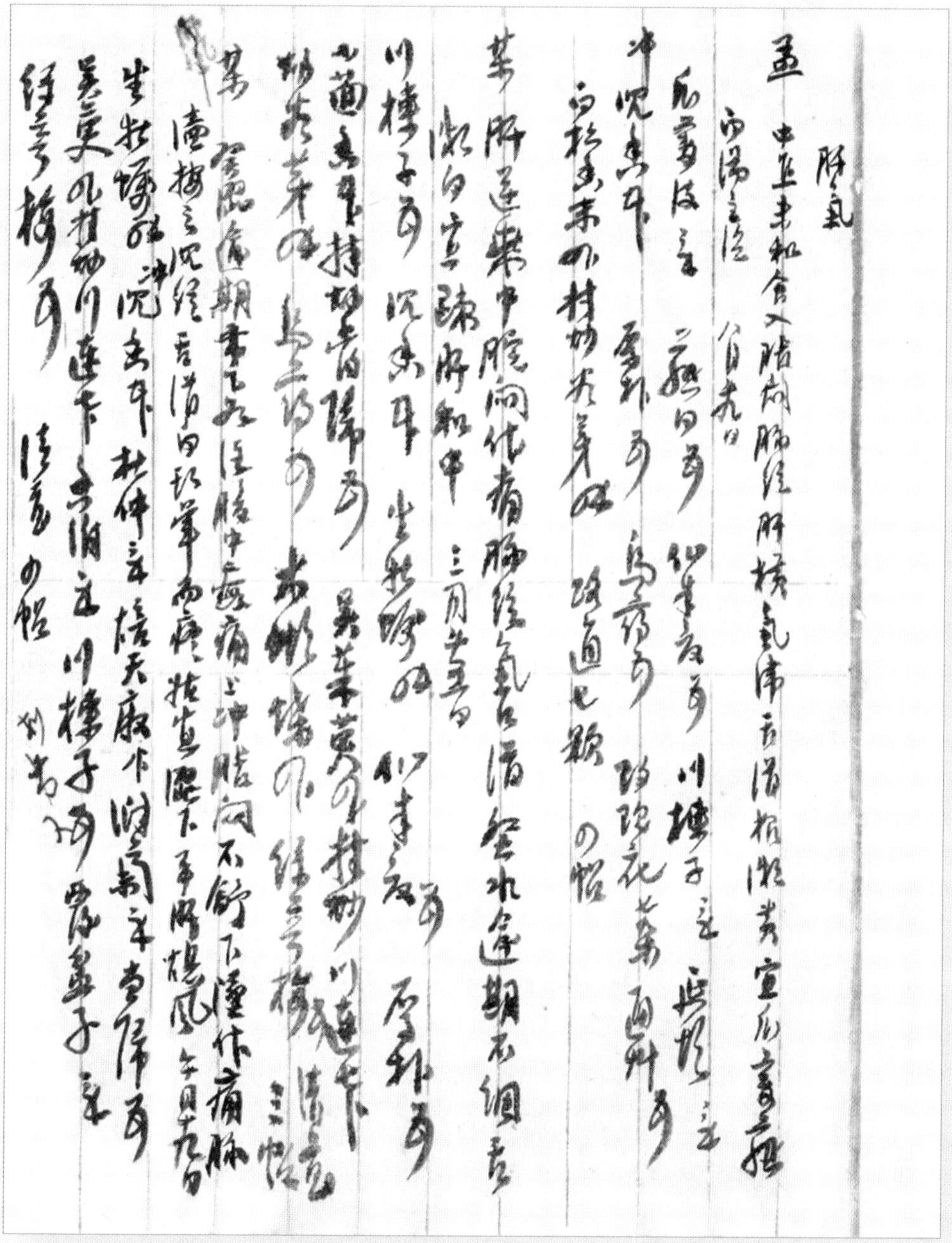

图 133　史介生手稿 / 肝气（1）[1]

❶ 本图中第 3 案为未标示的重复医案。释文见第 396、397 案。

乌梅一个　姜汁炒川连五分　仙半夏一钱半　太子参七分　扁豆壳三钱　生白芍一钱半　炒枳实八分　益元散三钱（荷叶包）　新会皮一钱半　百药煎一钱　焦神曲三钱　（引）勒人藤脑七个

乙帖。

▌395▌

丁　稚孩，惊风袭脾，便泻不爽，关纹青紫，形削。防成疳患。七月十四日

玉枢丹乙分（研冲）　原滑石四钱　炒麦芽三钱　钩钩三钱　广木香六分　省头草一钱半　广藿香一钱半　扁豆壳三钱　新会皮一钱半　厚朴八分　焦神曲三钱

清下，二帖。

三　肝气（396～398）

▌396▌

孟　中焦未和，食入胀闷，脉弦，肝横气滞，舌滑根微黄。宜瓜蒌薤白汤主治。八月廿九日

瓜蒌皮三钱　薤白一钱半　仙半夏一钱半　川楝子三钱　延胡三钱　沉香五分（冲）　厚朴一钱半　乌药一钱半　玫瑰花七朵　通草一钱半　谷芽四钱（白檀香末四分拌炒）　路路通七颗

四帖。

▌397▌

某　肝逆乘中，脘闷作痛，脉弦，气口滑，癸水愈期不调，舌微白。宜疏肝和中。三月廿五日

川楝子一钱半　沉香五分　生牡蛎四钱　仙半夏一钱半　厚朴一钱半　当归一钱半（小茴香五分拌炒）　川连七分（吴茱萸四分拌炒）　炒谷芽四钱　乌药一钱半　木蝴蝶四分　绿萼梅一钱半

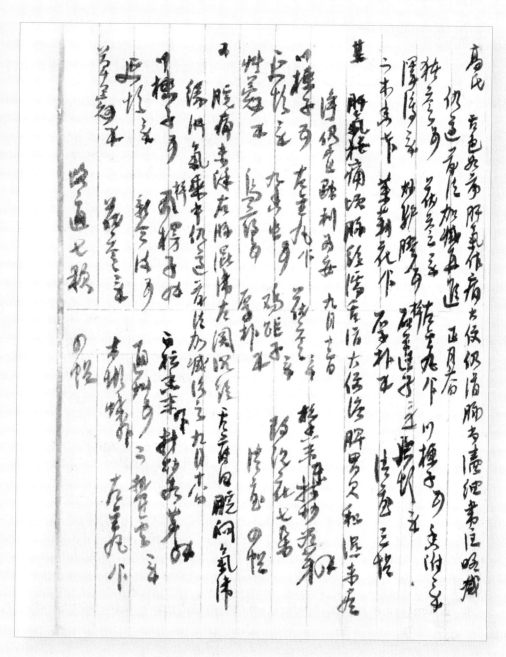

图 134　史介生手稿/肝气（2）[1]

① 本图中第 2、3 案为未标示的重复医案。释文见第 398 案。

245 ▶

清煎，三帖。

▎398▎

高氏　舌色如前，肝气作痛，大便仍滑，脉尚涩细，带注略减。仍遵前法加减再进。正月廿八日

猪苓一钱半　茯苓三钱　左金丸八分　川楝子一钱半　香附三钱　泽泻三钱　炒驴胶一钱半　石莲子三钱（杵）　延胡二钱　广木香七分　茉莉花八分　厚朴一钱

清煎，三帖。

四　肥气（399～400）

▎399▎

某氏　舌微白，根微黄，脉弦细，肥气作痛，脘闷经阻，尤防膜胀。二月初三日

炒青皮八分　仙半夏一钱半　川楝子一钱半　生香附三钱　厚朴一钱半　左金丸八分　沉香曲一钱半　佛手花八分　枣槟三钱　蔻壳一钱半　炒谷芽四钱

清煎，三帖。

▎400▎

朱　肥块不散，顷脉弦细，舌滑白，面痿，肢楚力怯。宜疏肝、和中、利湿。八月十二日

炒青皮八分　左金丸八分　大腹绒三钱　棉茵陈三钱　厚朴一钱半　丝通草一钱半　生香附二钱　茯苓三钱　蔻壳一钱半　川楝子一钱半　佛手花八分

清下，四帖。

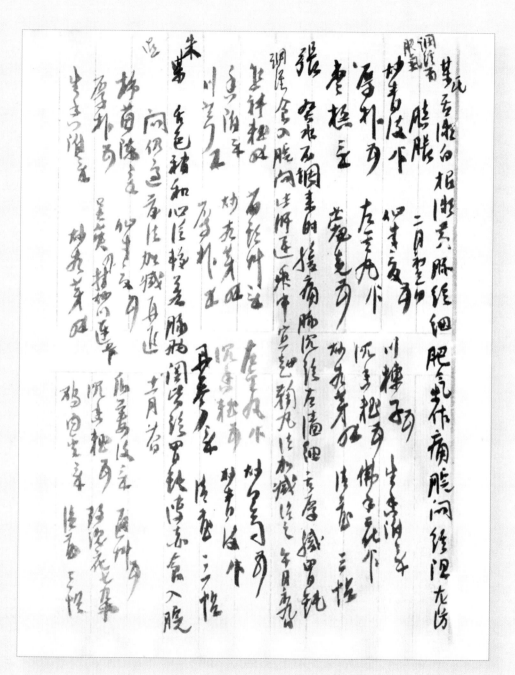

图 135　史介生手稿／肥气（1）❶

---

❶　本图中第 2 案为未标示的重复医案，第 3 案标示"湿"。释文见第 399 案。

五　噫嗳（401～403）

▌401▐

陈　能食不运，脘闷，气滞作嗳，脉两手弦细，舌滑微黄，跗重力怯。宜和胃疏肝。二月十三日

生香附二钱　厚朴一钱半　炒青皮七分　仙半夏一钱半　新会皮一钱半　豨莶草三钱　海桐皮三钱　沉香曲一钱半　生牡蛎四钱　乌药一钱半　玫瑰花七朵

清煎，四帖。

▌402-1▐

陶　据述便泻已除，腹中微鸣，嗳逆较松，午后烦热肢冷。此由厥阳上越，仍遵前法加减为妥。四月初十日

骨碎补三钱　茯苓三钱　炒白芍一钱半　炒青皮八分　生牡蛎四钱　砂壳一钱半　新会皮一钱半　左金丸八分　香附二钱　怀药三钱　芡实三钱　玫瑰花七朵

清下，五帖。

▌402-2▐

又　据述嗳逆未除，大便不畅。系胃气欠和，藉旋复代赭汤加减治之。四月二十日

旋覆花三钱（包煎）　代赭石三钱　仙半夏一钱半　炒元党一钱半　新会皮一钱半　怀药三钱　黄草川石斛三钱　浙茯苓三钱　骨碎补三钱　原粒砂仁一钱　炒白蒺藜三钱（去刺）

清煎，五帖。

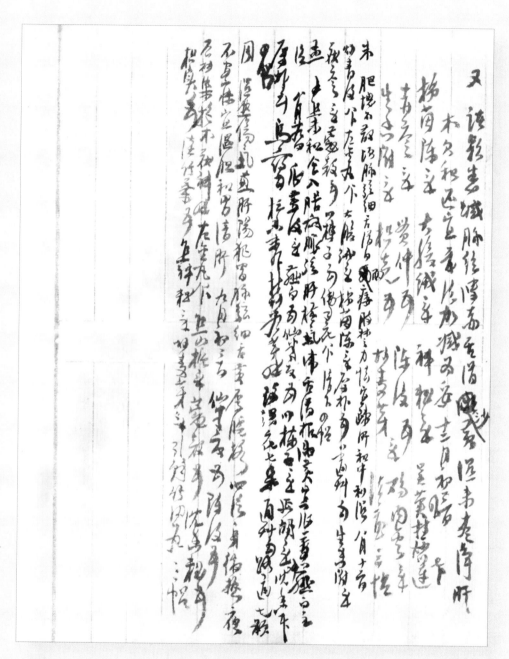

图 136　史介生手稿/肥气（2）❶

---

❶　本图中第 1 案接上页，标示为"湿"，第 3、4 案为未标示的重复医案。释文见第 400 案。

▌403▐

任　气郁成痹，脉弦左细，舌白微灰，脘中格拒，便溏不爽，胃钝，嗳逆心泛。宜泻心汤加减以和肝胃。七月十三日

仙半夏一钱半　川连七分（吴萸四分拌炒）　炒枳壳一钱　炒白芍一钱半　光杏仁三钱　厚朴一钱　生香附三钱　谷芽四钱　鸡内金三钱　蔻壳一钱半　绿萼梅一钱半

清下，三帖。（注：403案手稿见图142，第4案）

六　呕吐（404～408）

▌404▐

高　肝逆犯胃，脘痛气冲，欲呕恶，脉弦细，大便结。膈症须防。四月廿五日

干姜二分　川连八分（吴萸四分拌炒）　仙半夏二钱　炒枳实一钱半　炒谷芽四钱　沉香曲一钱半　瓜蒌皮三钱　厚朴一钱　郁李仁三钱（杵）　川楝子三钱　延胡二钱　玫瑰花七朵

清煎，三帖。

▌405▐

胡　脘痛已减，口起涎沫，欲呕，脉弦，舌根黄厚，此肝阳上冲，中焦格截，大便旁流。还防变幻，候正。七月初二日

杜栝蒌皮三钱　川连七分（吴萸三分拌炒）　仙半夏一钱半　炒枳实一钱半　广郁金三钱　淡竹叶一钱半　省头草三钱　原滑石四钱　橘皮一钱　红藤一钱半　佛手花八分

清下，二帖。

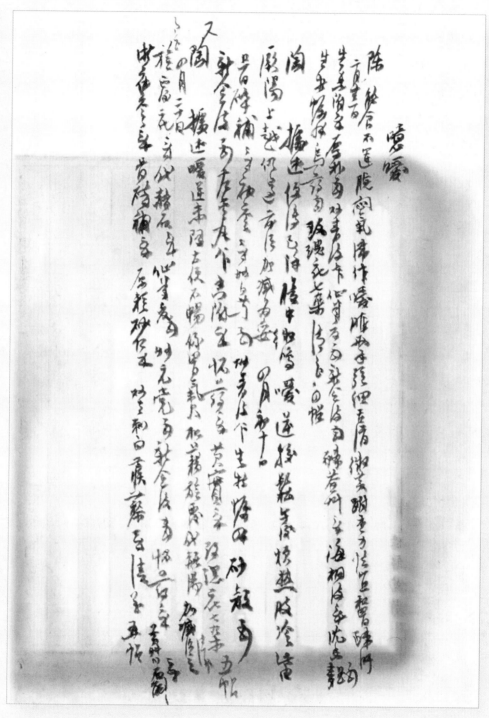

图 137　史介生手稿 / 噎嗳 [1]

❶　本图释文见第 401、402-1、402-2 案。

▌406-1▌

项　肝逆乘中，脘格欲呕，脉沉弦，寒热交作。宜疏理中焦为治。七月十三日

生香附二钱　厚朴一钱半　枣槟三钱　川楝子三钱　延胡二钱　沉香曲一钱半　仙半夏一钱半　炒谷芽四钱　丝通草一钱半　广藿梗二钱　佛手花八分

清下，二帖。

▌406-2▌

又　疏理中焦，诸款悉减，脉弦细，溲赤。仍遵前法加减再进。七月十五日

生香附一钱半　厚朴一钱半　枣槟三钱　仙半夏一钱半　新会皮一钱半　沉香曲一钱半　蔻壳一钱半　省头草三钱　炒麦芽三钱　丝通草一钱半　佛手花八分

清下，三帖。

▌407▌

周　湿热伤气，夹起肝阳，脘格，心泛欲呕，脉弦濡，舌微白。宜和中清肝。九月初四日

焦神曲四钱　香附二钱　厚朴一钱半　藿香二钱　左金丸八分　蔻壳一钱半　炒谷芽四钱　沉香曲一钱半　仙半夏一钱半　茯苓三钱　丝通草一钱半

清下，三帖。

▌408▌

徐　养血、平肝、和胃，脘痛呕恶悉减，右脉细，左沉弦。仍遵前法加减为妥。十月廿二日

归身二钱（小茴五分拌炒）　木蝴蝶四分　丹参三钱　仙半夏一钱半　左金丸八分　九香虫一钱　潼白蒺藜各三钱　抱木茯神四钱　炒谷芽四钱　乌药一钱半　猺桂心片五分（冲）　玫瑰花五朵

清煎，五帖。

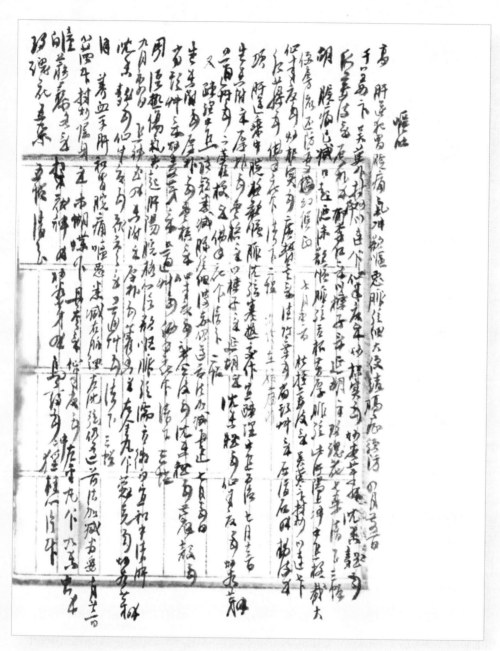

图 138　史介生手稿/呕吐 ❶

---

❶　本图释文见第 404～408 案。

七　噎膈（409～411）

▌409▌

俞　膈气心泛，脉弦濡，舌滑，腹痛气滞，足跗酸。不易之症。五月初九日

仙半夏一钱半　川连七分（吴萸四分拌炒）　厚朴一钱半　川楝子一钱半　赤苓三钱　沉香曲一钱半　大腹绒三钱　山楂四钱　丝通草一钱半　谷芽四钱（白檀香末四分拌炒）　玫瑰花七朵

清下，三帖。

▌410▌

夏　膈气欲呕，嗳呃吞酸，脉弦细，舌微黄，大便不爽。姑宜镇肝、和胃、调中。六月廿七

金沸花三钱（包下）　代赭石三钱　仙半夏一钱半　左金丸八分　厚朴一钱半　丝通草一钱半　瓜蒌皮三钱　薤白一钱　郁李仁三钱（杵）　猬皮一钱半　沉香五分　炒谷芽四钱　路路通七颗

清下，三帖。

▌411▌

顾　脘痛窒格，脉沉涩，右弦细，便溺不爽利。此由肝热乘中，膈症须防。六月初七日

瓜蒌皮三钱　川楝子三钱　谷芽四钱（檀香末四分拌炒）　薤白一钱半　延胡三钱　木蝴蝶四分　婆婆子三钱　仙半夏一钱半　草蔻一钱　郁李仁三钱　玫瑰花七朵

清煎，四帖。（注：411案的手稿见图146，第3案）

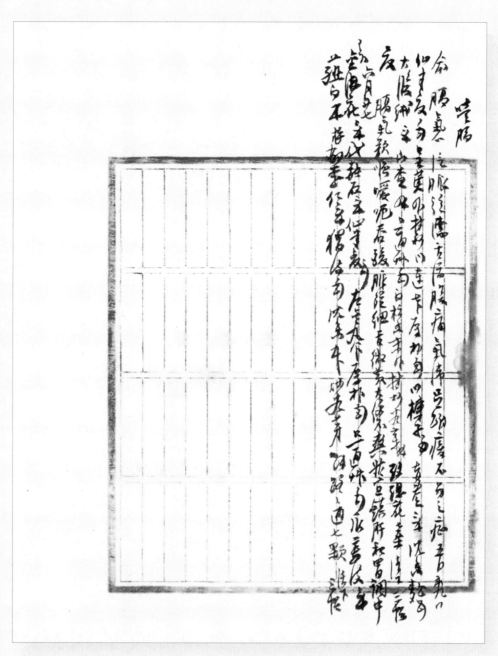

图 139　史介生手稿 / 噎膈 ❶

---

❶　本图释文见第 409、410 案。

八 脘痛（412～431）

┃412┃

沈　脘痛未除，右脉涩滞，左关沉弦，舌薄白，脘闷气滞。缘肝气乘中，仍遵前法加减治之。九月十八日

川楝子一钱半　延胡三钱　草蔻一钱　瓦楞子四钱（杵）　新会皮一钱半　茯苓三钱　谷芽四钱（白檀香末四分拌炒）　丝通草一钱半　木蝴蝶四分　广郁金三钱　左金丸八分　路路通七颗

四帖。

┃413┃

陈　湿热仍属痞结，脘中犹然胀闷，顷脉沉弦，舌色黄滑，便溏。肝木犹横，还防膜胀。十一月七日

生香附三钱　厚朴一钱半　大腹绒三钱　鸡内金三钱　川连七分（吴萸三分拌炒）　沉香曲一钱半　丝通草一钱半　赤苓四钱　省头草一钱半　炒谷芽四钱　砂壳一钱半　佛手花八分

清煎，四帖。

┃414┃

徐　前药已效，脘痛较差，脉尚涩细，腰疼未除。还宜前法加减为妥。三月十三日

归身二钱（小茴香五分拌炒）　炒白芍一钱半　炒杜仲三钱　生牡蛎四钱　抱木茯神四钱（辰砂染）　丹参三钱　豨莶草三钱　川断三钱　制香附三钱　木蝴蝶四分　炒谷芽四钱

清煎，四帖。

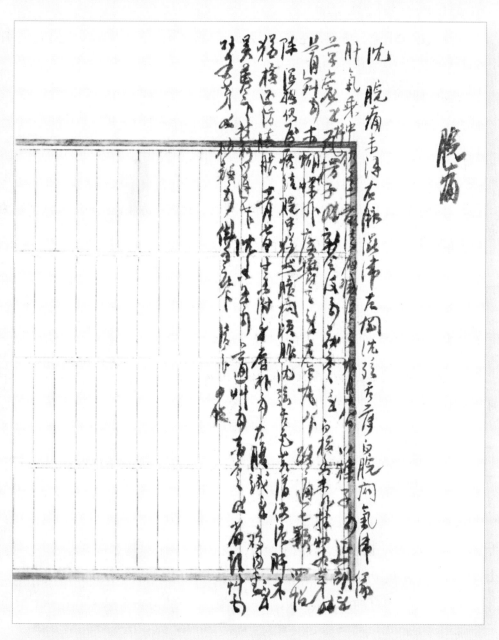

图 140　史介生手稿 / 脘痛（1）[1]

▌415▌

周　脘痹窒格作痛，脉涩，左沉弦，舌滑，大便不畅。宜瓜蒌薤白汤主治。午月十八日

瓜蒌皮三钱　薤白一钱半　仙半夏一钱半　川楝子一钱半　延胡二钱　通草一钱半　乌药一钱半　蔻壳一钱半　省头草三钱　炒谷芽四钱　郁李仁三钱（杵）　路路通十颗

三帖。

▌416▌

夏　气阻经隧，汗出不彻，脘闷窒格，胃钝，脉弦左涩。仍宜越鞠丸法加减为妥。六月十四

焦神曲三钱　川芎一钱　白芷七分　生香附二钱　苏梗一钱半　炒谷芽四钱　白蔻仁八分（冲）　枳壳一钱半　大豆卷三钱　炒青皮八分　广藿香一钱半　（引）鲜荷叶一角

三帖。

▌417▌

王　遭忿夹食，脘左胀闷作痛，脉涩滞，身疼肢楚，舌白溲赤。宜疏导为治。七月廿四日

生香附二钱　厚朴一钱半　炒菔子三钱　炒青皮八分　山楂四钱　通草一钱半　川楝子三钱　延胡二钱　省头草三钱　鸡内金三钱　佛手花八分

清煎，三帖。

▌418▌

项　胕肿已减，脉弦濡，舌白根微黄，脘闷不已。宜瓜蒌薤白汤治之。七月初七日

瓜蒌皮三钱　薤白一钱半　厚朴一钱　大腹绒三钱　香附一钱半　丝通草一钱半　东瓜皮三钱　沉香五分（冲）　豨莶草三钱　炒谷芽四钱　鸡内金三钱　绿萼梅一钱半

清下，四帖。

▌419▌

夏　潮热未净，顼脉左细右弦，得汤饮脘中胀闷，舌白便闭。宜清热、和中、利便。七月十九日

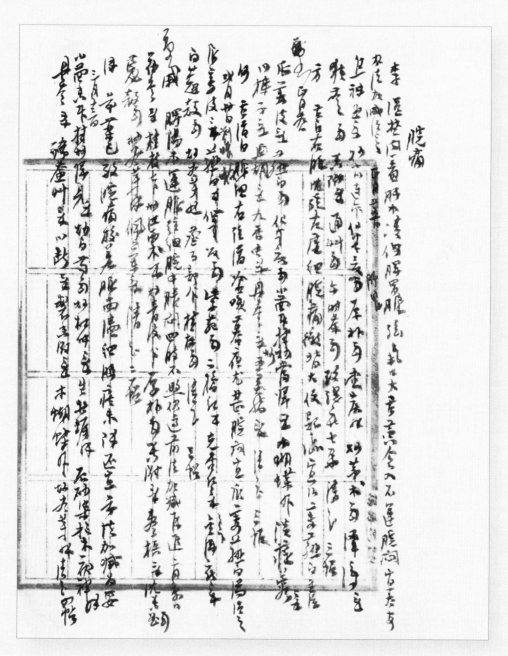

图 141　史介生手稿/脘痛（2）❶

❶　本图中第 1 案为未标示的重复医案，第 2、4 案为已标示的重复医案，第 3 案标示"划咳嗽"。
释文见第 414 案。

天花粉三钱　酒炒柴胡一钱　丹皮一钱半　瓜蒌皮三钱　炒枳实一钱半　更衣丸一钱半（吞）　陈皮一钱半　杏仁三钱　丝通草一钱半　苦丁茶一钱半　秦艽一钱半　（引）荷蒂乙个

二帖。

420

脘痛较减，便溺仍涩，脉涩滞，左弦细，舌滑中空。还宜前法加减为妥。六月十三日

瓜蒌皮三钱　川楝子一钱半　丝通草一钱半　省头草三钱　薤白一钱半　延胡三钱　郁李仁三钱　绿萼梅一钱半　仙半夏一钱半　更衣丸一钱半（吞）　车前三钱

清煎，三帖。

421

高　痢除呕差，脉弦濡细，舌色较薄，脘闷窒格，溲溺不长，头痛。邪犹未清，宜开气分为主。七月廿五日

瓜蒌皮三钱　厚朴一钱　丝通草一钱半　棉茵陈三钱　白芷八分　炒枳壳一钱半　省头草三钱　原滑石四钱　炒黄芩一钱半　大腹绒三钱　谷芽四钱　（引）鲜荷叶一角

三帖。

422

夏　心悸已差，左脉濡，右弦细，脘闷气塞，舌色已和。宜瓜蒌薤白汤主治。七月廿八日

瓜蒌皮三钱　薤白一钱半　炒枳实一钱　炒谷芽四钱　沉香五分（冲）　佩兰三钱　石决明六钱（生，杵）　抱木茯神四钱　大腹绒三钱　东瓜皮三钱　佛手花八分

清煎，三帖。

423

便泻稍减，脉两手皆细，食入脘腹胀闷，经停。防膜胀。

猪苓一钱半　炒驴胶一钱半　广藿梗二钱　泽泻三钱　制香附二钱　新会皮一钱半　茯苓三钱　厚朴一钱半　广木香六分　大腹皮三钱　砂仁七分（冲）　炒谷芽四钱

清下，四帖。

424

方　舌白，右脉沉弦，左虚细，脘痛彻背，大便艰涩。宜瓜蒌薤白主治。正月廿九日

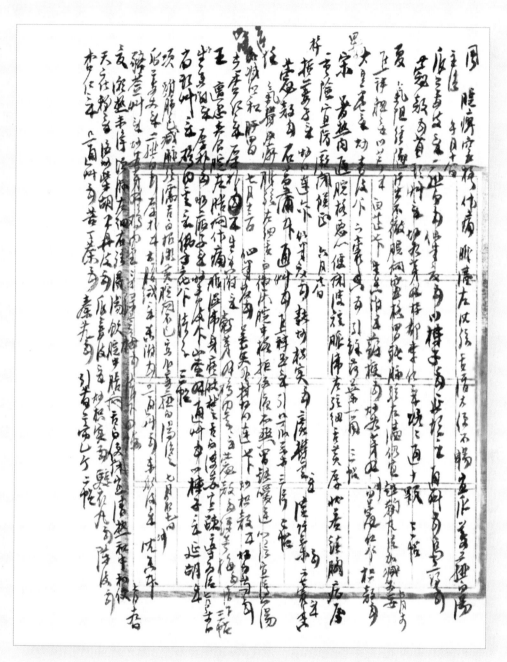

图 142　史介生手稿 / 脘痛（3）❶

---

❶　本图中第 3 案为未标示的重复医案，第 4 案标示"嗳逆"。释文见第 415 ～ 419 案。

261　▶

瓜蒌皮三钱　当归二钱（小茴香五分拌炒）　川楝子三钱　丹参三钱　薤白一钱半　木蝴蝶四分　延胡三钱　炒五灵脂三钱　仙半夏一钱半　淡苁蓉三钱　九香虫一钱

清煎，三帖。

▎425-1▎

寿　大便尚艰，溲溺已利，脉濡细，舌滑白，湿未尽净，胸脘窒痹。仍遵前法加减再进。八月廿九日

瓜蒌皮三钱　郁李仁三钱（杵）　光杏仁三钱　棉茵陈三钱　厚朴一钱半　广一金三钱（原，杵）　陈皮一钱半　佛手花八分　薤白一钱半　丝通草一钱半　麻子仁三钱

清煎，三帖。

▎425-2▎

又　二便已利，脉濡细微，湿热尚存，食入脘中窒闷。宜疏利为妥。九月初四日

生香附三钱　仙半夏一钱半　大腹绒三钱　薤白一钱半　厚朴一钱　新会皮一钱半　杏仁三钱　鸡内金三钱　通草一钱半　炒枳实一钱　炒谷芽四钱　路路通七颗

四帖。

▎426▎

项　肝横湿滞，中脘痞结作痛，脉寸弦滑，胃钝，舌心厚。宜厥阴阳明同治。午月初九日

仙半夏一钱半　神曲四钱　厚朴一钱　延胡二钱　川连七分（吴萸三分拌炒）　山楂三钱　川楝子一钱半　鸡内金三钱　炒枳实一钱半　谷芽四钱（白檀香末四分拌炒）　佛手花八分

清煎，三帖。

▎427▎

某　溲溺已利，脘痛未除，脉涩滞，胃气欠和。宜河间法治之。十二月十四日

川楝子三钱　延胡三钱　炒青皮八分　草蔻一钱　左金丸八分　厚朴一钱半　香附三钱　炒谷芽四钱　省头草三钱　鸡内金三钱　佛手花八分　路路通十颗

三帖。

▎428-1▎

施　肝逆乘中，当脘胀闷作痛，食入尤甚，舌微黄，脉左涩，右沉弦。肝木偏横，宜泄降平肝。十二月十四日

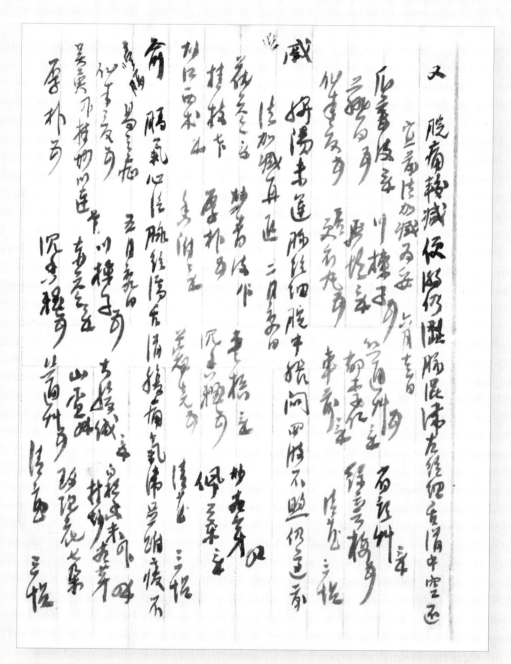

图143　史介生手稿/脘痛（4）❶

❶　本图中第2案标示"湿"，第3案为未标示的重复医案。释文见第420案。

瓜蒌皮三钱　降香八分　延胡三钱　左金丸八分　薤白一钱半　川楝子三钱　生谷芽四钱　木蝴蝶四分　乌药一钱半　广郁金三钱（原，杵）　佛手花八分

清煎，三帖。

428-2

又　脘痛较减，呛咳，胸胁胀闷，脉沉涩，舌滑腻。宜清肺平肝为治。十二月十七日

金沸花三钱（包下）　降香八分　枳壳一钱半　川楝子一钱半　橘络一钱半　炒谷芽四钱　省头草三钱　延胡三钱　左金丸八分　广郁金三钱　玫瑰花七朵

清煎，三帖。

429

某氏　经停，脘中嘈痛，脉涩，左关弦滑，四肢乍冷，舌微白，头胀汗出。此由湿热夹杂，宜养血、和胃、清肝。午月初三日

归身一钱半　生牡蛎四钱　大腹绒三钱　炒谷芽四钱　抱木茯神四钱　稽豆皮三钱　木蝴蝶四分　蔻壳一钱半　炒小川连五分　乌药一钱半　藿香二钱　绿萼梅一钱半

清煎，三帖。

430

某　脘中未和，脉两关弦细，肝木偏横，偶有下遗，舌色较和。仍遵前法加减为妥。四月廿九日

瓜蒌皮三钱　左金丸八分　青皮八分　省头草三钱　薤白一钱半　抱木茯神四钱　炒白芍一钱半　绿萼梅一钱半　黄草川石斛三钱　鸡内金一钱半　石决明四钱

清煎，四帖。

431

唐　脘犹痛，吞酸未除，脉尚弦细，舌白厚腻。总之肝胃欠和，仍遵前法加减再进。四月廿七日

姜半夏一钱半　良姜八分　瓦楞子四钱　厚朴一钱　川连七分（吴萸四分拌炒）　片姜黄八分　炒谷芽四钱　延胡三钱　草蔻一钱　川楝子一钱半　鸡内金三钱　郁李仁三钱　路路通十颗

四帖。

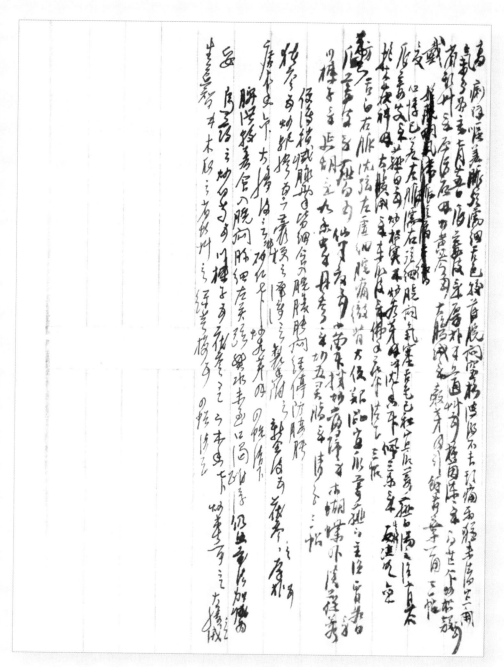

图 144　史介生手稿 / 脘痛（5）❶

❶　本图中第 3 案为已标示的重复医案，第 5 案与《邵氏医案》重复。释文见第 421 ～ 423 案。

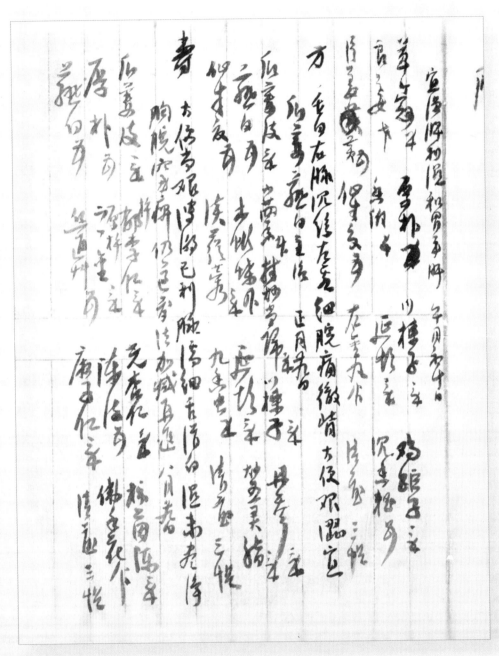

图 145　史介生手稿/脘痛（6）❶

---

❶　本图中第 1 案前部分医案不知上接何处，故删除。释文见第 424、425-1 案。

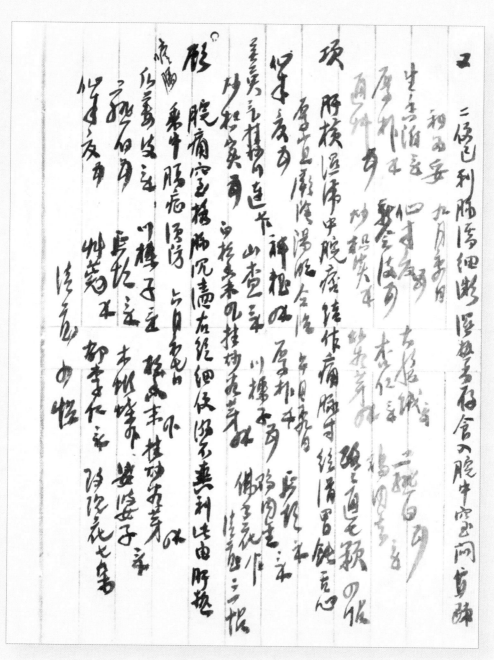

图 146　史介生手稿/脘痛（7）❶

❶　本图中第 3 案标示"噎膈"。释文见第 425-2、426 案。

267 ▶

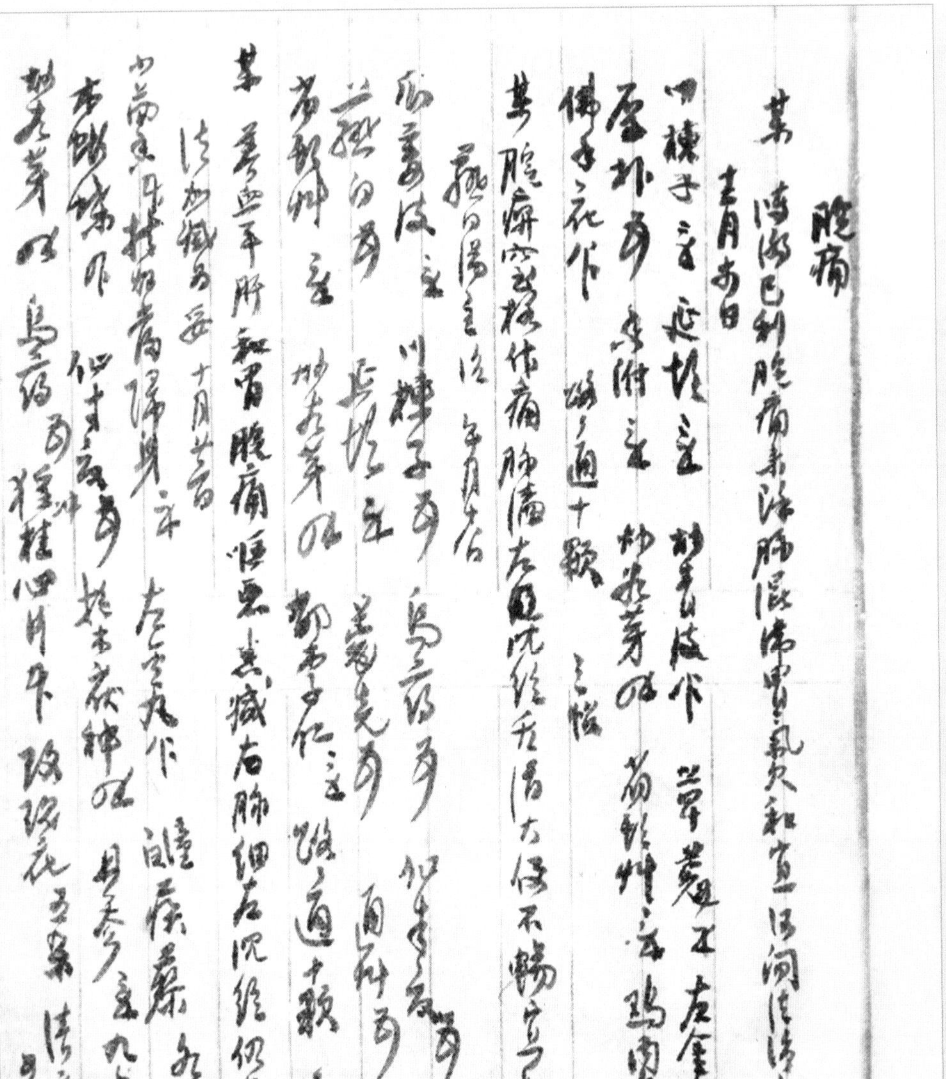

图 147　史介生手稿 / 脘痛（8）[1]

[1] 本图中第 2、3 案为未标示的重复医案。释文见第 427 案。

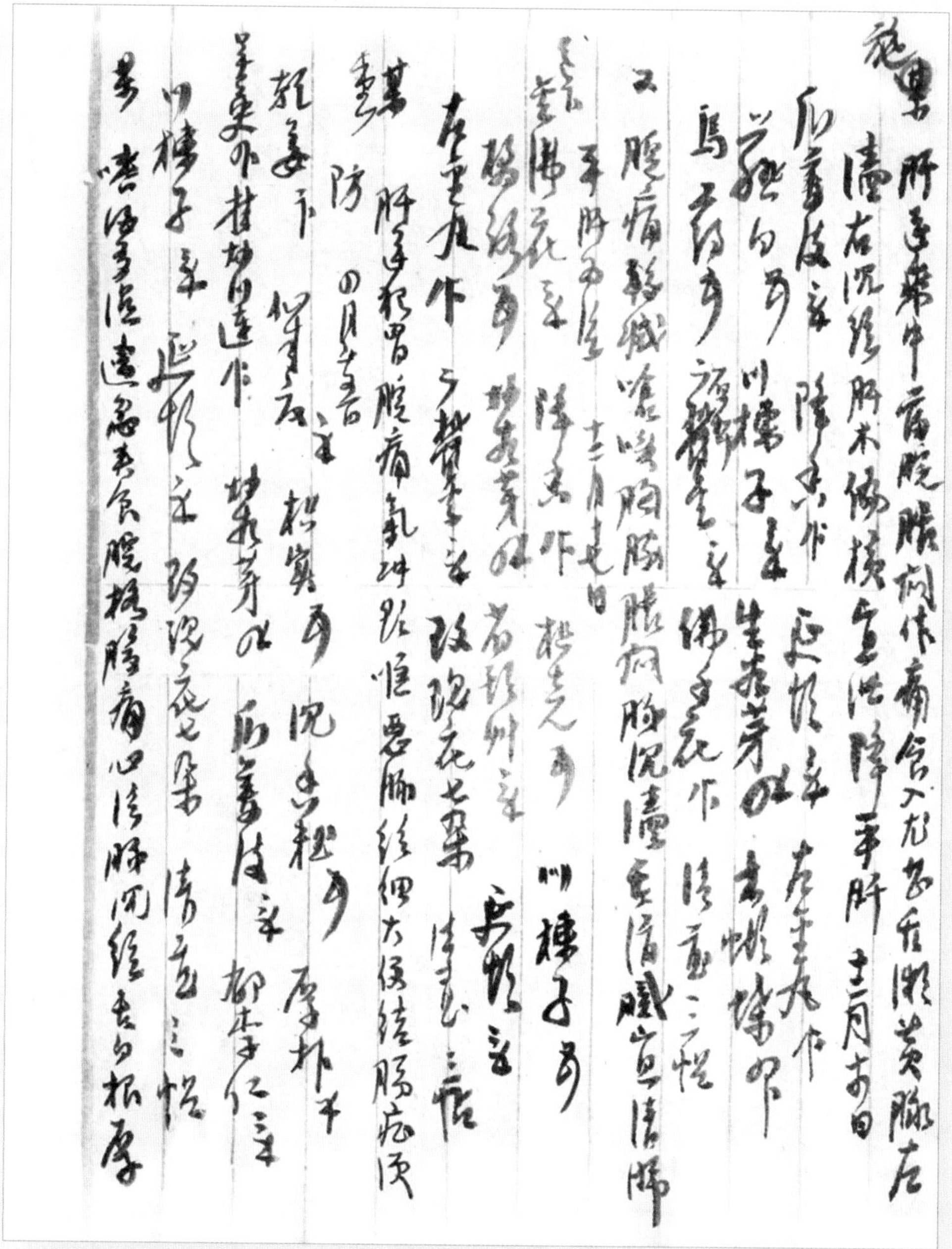

图 148　史介生手稿/脘痛（9）❶

---

❶　本图中第 3 案为已标示的重复医案。释文见第 428-1、428-2 案。

269　▶

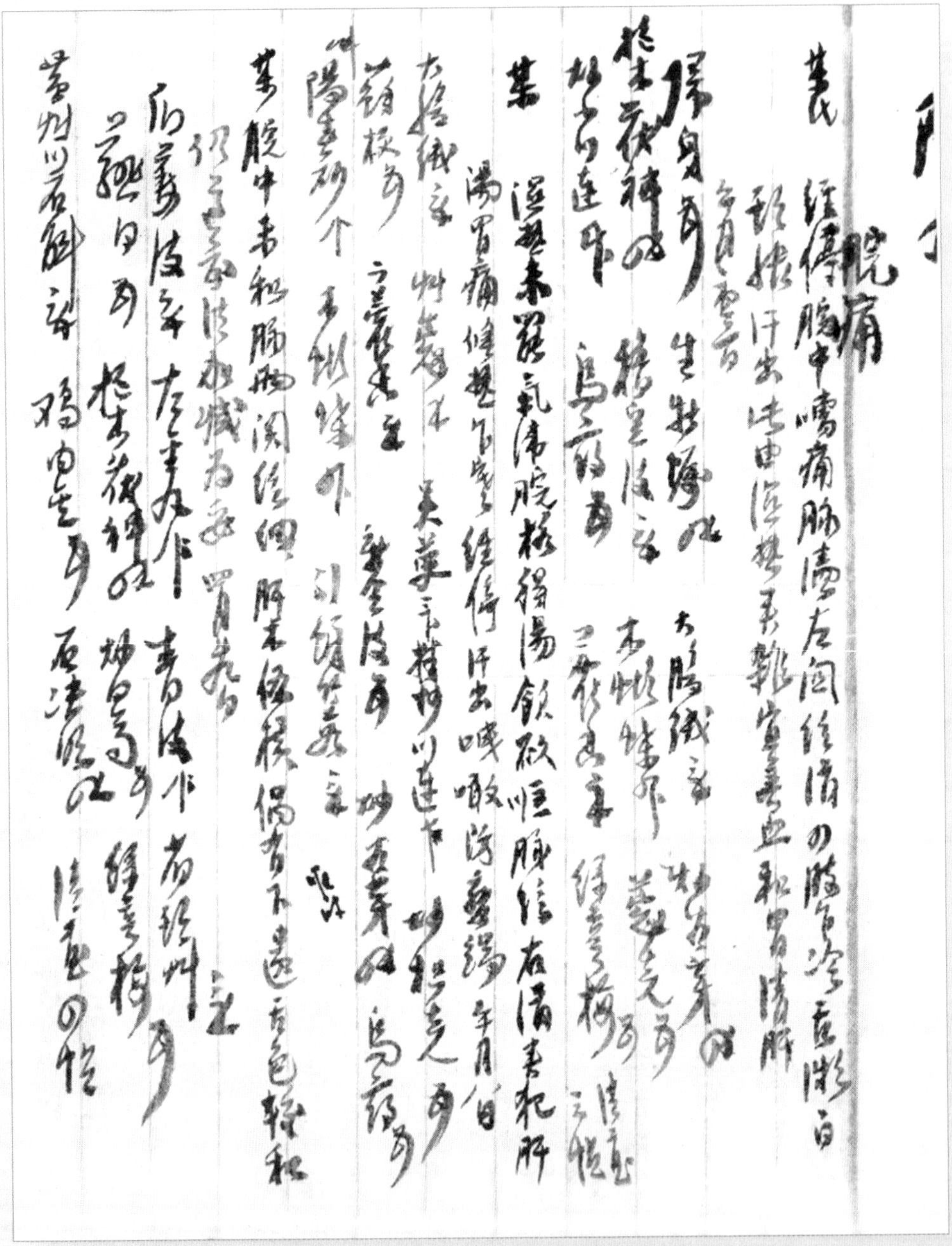

图 149　史介生手稿 / 脘痛（10）[1]

[1] 本图中第 2 案为未标示的重复医案。释文见第 429、430 案。

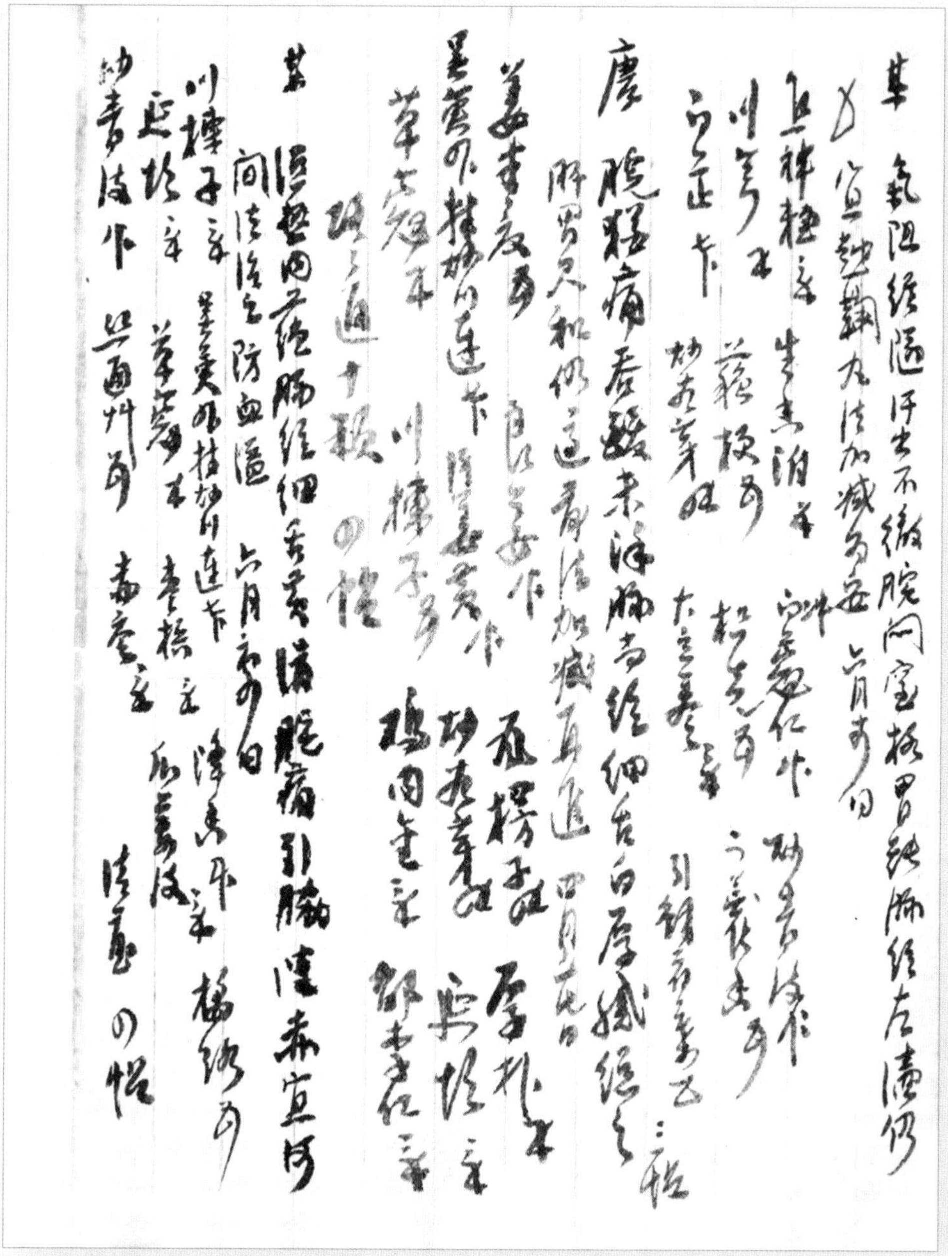

图 150　史介生手稿 / 脘痛（11）

九　腹痛（432～439）

║432║

陆　稚孩，伤食发热，脉弦急，腹痛面浮，溲赤。宜保和丸法加减为治，防重。二月廿八日

焦神曲三钱　炒菔子二钱（杵）　陈皮一钱　藿香一钱半　原滑石四钱　红藤一钱半　山楂三钱　广木香六分　炒黄芩一钱半　丝通草一钱　炒麦芽三钱

清下，二帖。

║433║

童　稚孩，大便仍滑，虫气内着作痛，左脉弦细，气口滑，舌白，口渴足肿。究非轻藐之症，仍遵前法加减再进。午月十三日

乌梅一个　厚朴一钱　椒目四分　大腹绒三钱　炒车前三钱　炒谷芽四钱　川楝子一钱半　炒五谷虫三钱　丝通草一钱半　省头草三钱　炒米仁四钱

清下，四帖。

║434║

郭　肝横气滞，腹痛脘格，脉弦，舌厚灰黄。宜河间法治之。六月十八日

川楝子三钱　延胡二钱　炒青皮八分　炒谷芽四钱　广郁金三钱　红藤一钱半　省头草三钱　炒枳壳一钱半　山楂四钱　丝通草一钱半　佛手花八分

清下，三帖。

║435║

方　虫气内着，左脉弦，右滑，腹痛肠鸣，便利，舌微白，身微热，夹杂暑气。

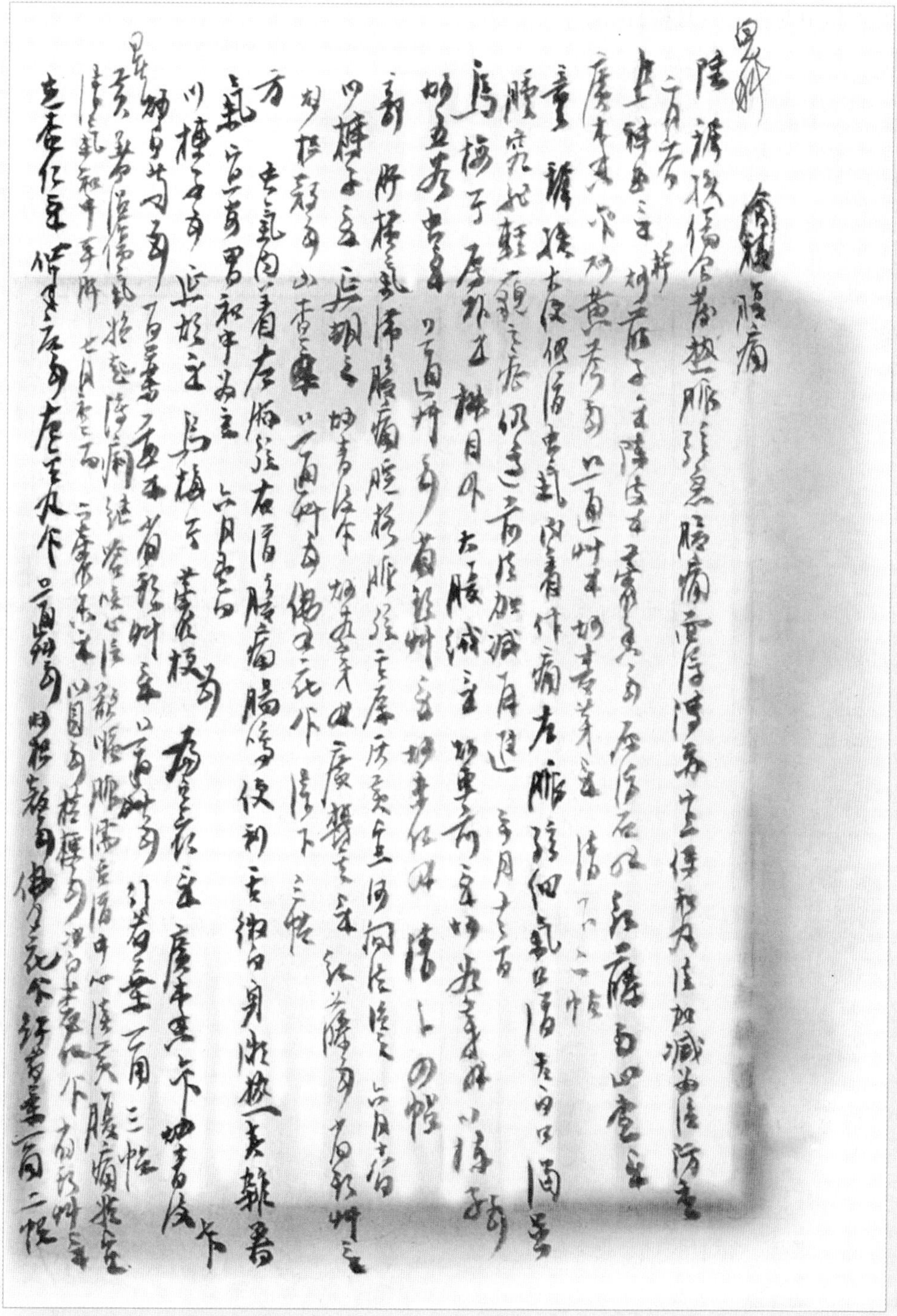

图 151　史介生手稿 / 腹痛（1）[1]

[1] 本图中第 5 案标示“暑”。释文见第 432 ～ 435 案。

宜安胃和中为主。六月望日

川楝子一钱半　延胡二钱　乌梅一个　藿梗一钱半　扁豆衣三钱　广木香六分　炒青皮七分　炒白芍一钱半　百药煎一钱　省头草三钱　丝通草一钱半　（引）荷叶一角

三帖。

▌436▐

胡　旁流未除，右脉已缓，左关弦，肝阳未平，腹痛，舌色稍淡。仍遵前法加减为稳，候正。七月初四日

陈杜栝蒌皮三钱　川连七分（吴萸三分拌炒）　仙半夏一钱半　炒枳实一钱半　广郁金三钱　省头草三钱　大豆卷三钱　青木香五分　丝通草一钱半　蔻壳一钱半　佛手花八分

二帖。

▌437▐

高　舌微白，腹左痛，痛极肢冷，欲呕，脉沉弦，胃馁。宜疏肝以和营卫为治。八月初八日

川楝子一钱半　延胡三钱　炒青皮七分　当归二钱（小茴香五分拌炒）　桂枝七分　茯苓三钱　仙半夏一钱半　瓦楞子四钱　蔻壳一钱半　佛手花八分

清下，三帖。

▌438▐

郁　舌色较薄，身热已缓，脉弦右大，小腹闷痛，溲赤，大便已泻二三次。宜和中清利。九月初七日

广藿香一钱半　原滑石四钱　红藤一钱半　焦神曲三钱　青木香七分　大豆卷三钱　焦栀三钱　枳壳一钱半　省头草三钱　广郁金三钱　淡竹叶一钱半

清下，二帖。

▌439▐

陆　稚孩，脾泄腹痛，脉濡，左弦细，兼风热侵窍，耳木失聪。宜清疏为主。九月廿九日

苍耳子三钱　赤苓三钱　苦丁茶一钱半　石菖蒲五钱　炒远志肉八分　炒米仁四钱　广藿香二钱　新会皮一钱半　丝通草一钱半　甘菊二钱　蔓荆子三钱

清煎，四帖。（注：439案的手稿见图189，第4案）

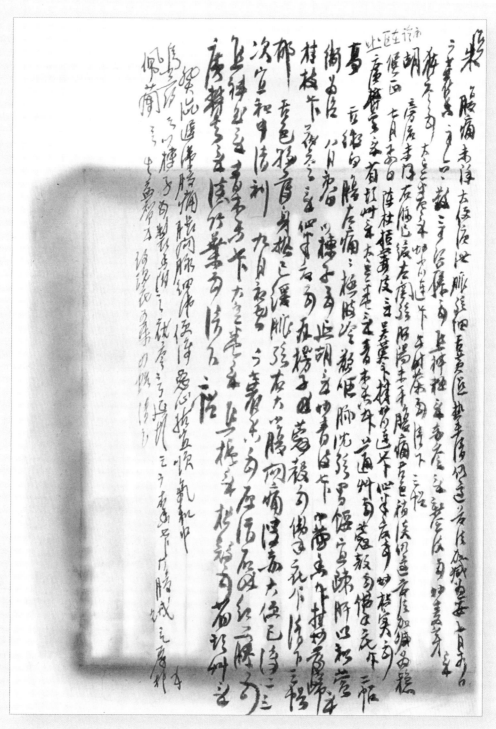

图 152　史介生手稿 / 腹痛（2）

十　肝胃（440～444）

‖ 440-1 ‖

沈　和胃平肝颇宜，顷左脉弦，舌色滑白。还宜温胆汤加减为妥。四月廿八日

仙半夏一钱半　新会皮一钱半　抱木茯神四钱（辰砂染）　归身一钱半　左金丸八分　丹参三钱　炒枣仁三钱　石决明四钱　炒白蒺藜三钱（去刺）　蔻壳一钱半　谷芽四钱（白檀香四分拌炒）　玫瑰花七朵

清煎，五帖。

‖ 440-2 ‖

又　胃纳稍振，脉左细，右寸关弦滑，舌微黄，嘈杂未除。宜活血养肝，仍遵前法加减再进。午月七日

仙半夏一钱半　新会皮一钱半　抱木茯神四钱（辰砂染）　归身一钱半　左金丸八分　丹参三钱　生牡蛎四钱　木蝴蝶四分　谷芽四钱（白檀香末四分拌炒）　炒白芍一钱半　川楝子一钱半

清下，五帖。

‖ 441 ‖

王　案列于前，脉弦舌滑，腹痛肠鸣。此肝横气滞，宜疏泄厥阴为主。六月十八日

川楝子三钱　延胡二钱　炒青皮七分　鸡内金三钱　沉香曲一钱半　左金丸八分　丝通草一钱半　香附二钱　佩兰三钱　藿梗一钱半　佛手花八分

清下，四帖。

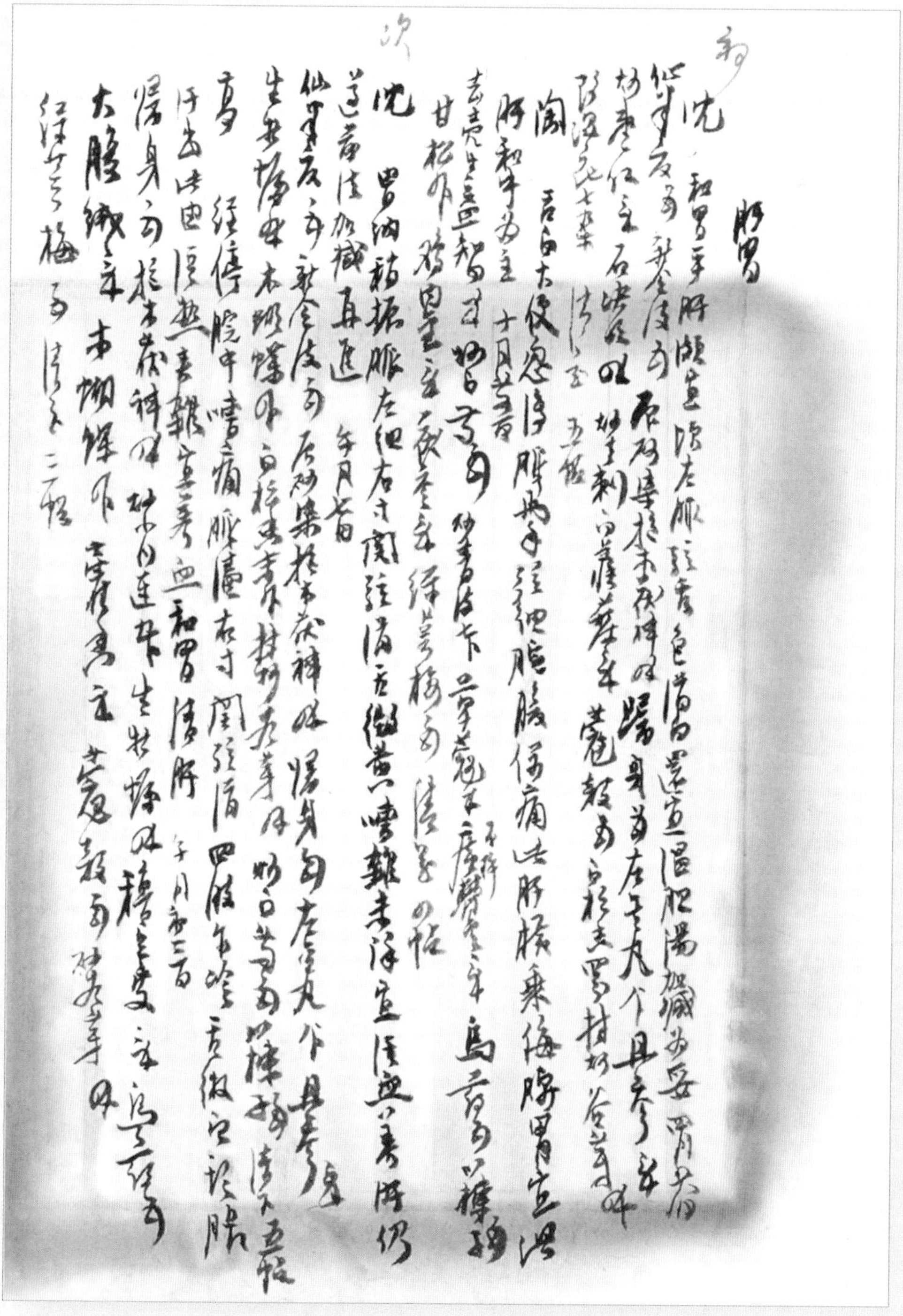

图 153　史介生手稿 / 肝胃（1）[1]

[1] 本图中第 2、4 案为未标示的重复医案。释文见第 440-1、440-2 案。

442

唐　血虚嘈杂，心中热辣，知饥少谷，脉虚舌白，跗酸胸闷。宜养血和肝胃为妥。七月初八日

归身一钱半　川连七分（吴萸三分拌炒）　丹参三钱　仙半夏一钱半　抱木茯神四钱　蔻壳一钱半　生米仁四钱　穭豆壳三钱　桑寄生三钱　豨莶草三钱　枣仁三钱

清下，三帖。

443

周　中焦未和，食入脘闷，脉细，右沉弦，舌色还^❶，临晚跗浮。宜疏利为妥。八月九日

生香附一钱半　厚朴一钱　大腹绒三钱　省头草三钱　沉香曲一钱半　丝通草一钱半　炒谷芽四钱　茯苓皮四钱　蔻壳一钱半　生米仁四钱　佛手花八分

三帖。

444

沈　肝气犹痛，顷脉弦濡，舌滑，大便溏，脾胃欠和，湿未尽净。仍宜疏利为妥。九月十二日

川楝子一钱半　延胡三钱　草蔻一钱　左金丸八分　九香虫一钱半　乌药一钱半　茯苓三钱　鸡距子三钱　厚朴一钱　谷芽四钱（檀香末五分拌炒）　玫瑰花七朵

清煎，四帖。

---

❶　还：此后疑漏字。

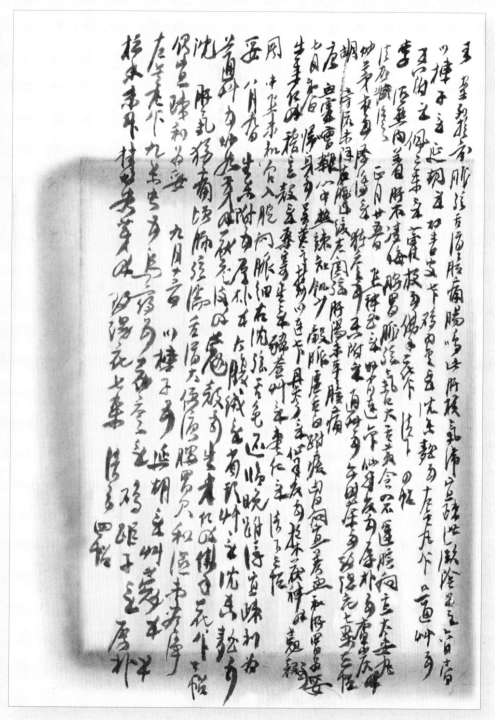

图 154　史介生手稿／肝胃（2）①

❶　本图中第 2 案为未标示的重复医案。释文见第 441 ～ 444 案。

十一　泄泻（445～488）

▮445▮

郭　呛咳已减，便稀转溏，脉滑数，舌微白，神识较爽。仍遵前法加减再进。八月十七日

冬桑叶三钱　广橘红一钱　淡竹叶一钱半　生米仁四钱　扁豆衣三钱　六一散三钱
焦神曲三钱　枳壳一钱半　丝通草一钱半　广郁金三钱　大豆卷三钱　（引）鲜荷叶一角

三帖。

▮446▮

吴　始呛咳，继便利，缘肺移热于大肠，脉濡细，腹痛。宜开提以清利。八月十九日

桔梗一钱半　枳壳一钱半　光杏仁三钱　瓜蒌皮三钱　赤苓三钱　炒菔子三钱　广藿香二钱　原滑石四钱　广木香七分　佩兰三钱　楂肉四钱

清下，三帖。

▮447▮

徐　潮热不清，舌厚黄滑，便利未除，咳逆。仍遵前法加减再进。八月初七

广藿香二钱　原滑石四钱　焦神曲三钱　桔梗一钱半　扁豆壳三钱　炒黄芩一钱半　橘红一钱半　赤苓三钱　前胡一钱半　山楂三钱　丝通草一钱半　大豆卷三钱　（引）荷叶一角

二帖。

▮448▮

方　稚孩伏暑，发热恶寒，脉浮弦，大便自利色赤，溲溺亦然，舌滑微黄。宜治

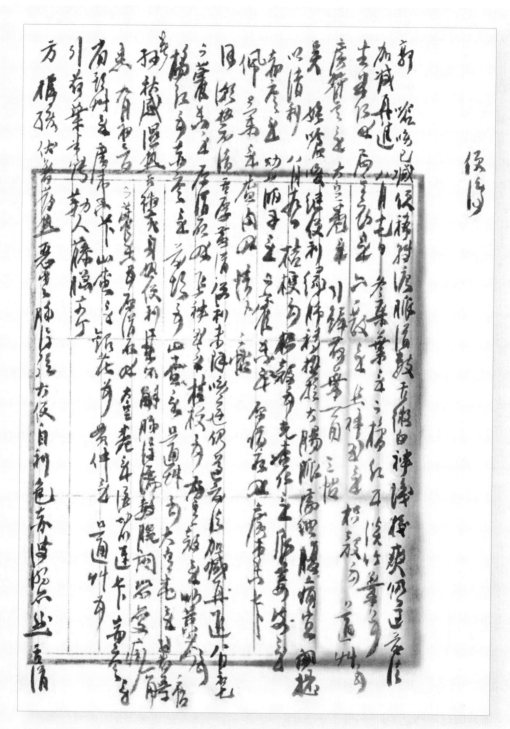

图 155　史介生手稿 / 泄泻（1）❶

---

❶　本图中第 4 案为未标示的重复医案。释文见第 445 ～ 448 案。

防痢。九月初三日

广藿香_{一钱半}　原滑石_{四钱}　大豆卷_{三钱}　薄荷_{一钱}　连翘_{三钱}　猪苓_{一钱半}　银花_{一钱半}　赤苓_{四钱}　扁豆衣_{三钱}　炒黄芩_{一钱半}　丝通草_{一钱半}　（引）荷叶_{半张}

两帖。

▌449▐

稚孩，便泻未除，脉濡滑，舌腻，虫积尚存。还宜前法加减为妥。

乌梅_{一个}　蟾蜍干_{一钱（去头）}　丝通草_{一钱半}　厚朴_{八分}　生白芍_{一钱半}　炒五谷虫_{三钱}　炒车前_{二钱}　川楝子_{一钱半}　大腹绒_{三钱}　生益智_{一钱}　炒米仁_{四钱}

清煎，四帖。

▌450▐

沈　大便仍溏，头晕较减，脉虚细，舌红口燥，胃纳不旺。仍宜猪苓汤为妥。六月十三

猪苓_{一钱半}　泽泻_{三钱}　茯苓_{四钱}　炒驴胶_{一钱半}　原滑石_{四钱}　扁豆衣_{三钱}　谷芽_{四钱}　黄草川石斛_{三钱}　生白芍_{一钱半}　左金丸_{八分}　新会皮_{一钱半}

清下，四帖。

▌451▐

某　舌滑白，便泻稀水，脉弦濡，面跗浮肿。宜分消为治。六月廿四

杜赤小豆_{三钱}　炒车前_{三钱}　生米仁_{四钱}　东瓜皮_{三钱}　猪苓_{一钱半}　大腹绒_{三钱}　大豆卷_{三钱}　茯苓皮_{四钱}　蔻壳_{一钱半}　通草_{一钱半}　新会皮_{一钱半}

清下，三帖。

▌452▐

章　跗肿较减，脉虚濡，脘闷便泻，带下如注。仍遵前法加减为妥。六月望日

生牡蛎_{四钱}　泽泻_{三钱}　杜赤小豆_{三钱}　大腹绒_{三钱}　猪苓_{一钱半}　丝通草_{一钱半}　佩兰_{三钱}　香附_{二钱}　东瓜皮_{三钱}　炒谷芽_{四钱}　绿萼梅_{一钱半}　地骷髅_{三钱}

清煎，四帖。

▌453▐

方　稚孩暑泻，唇红口渴，脉弦濡，舌红苔黄。姑宜清暑和中。六月十四

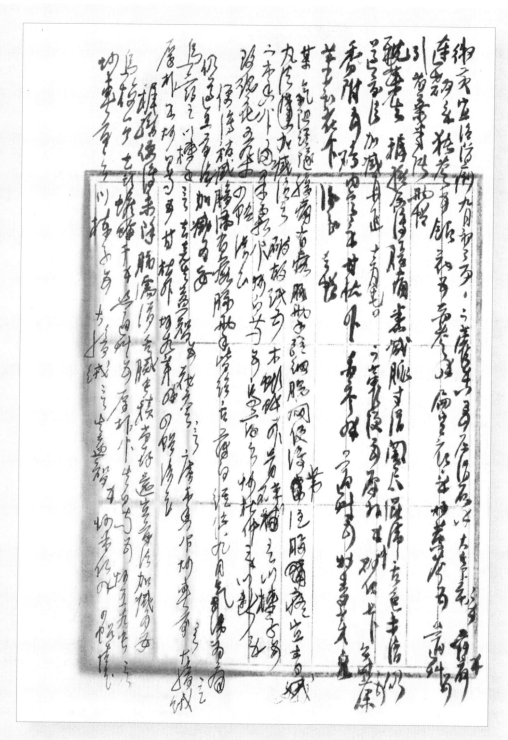

图 156　史介生手稿 / 泄泻（2）[1]

❶　本图中第 1 案为已标示的重复医案，第 2、3 案与《邵氏医案》重复。释文见第 449 案。

百药煎一钱　扁豆壳三钱　益元散三钱（布包下）　乌梅一个　炒小川连五分　茯苓三钱　广藿香二钱　新会皮一钱半　丝通草一钱半　省头草三钱　茉莉花八分　（引）勒人藤脑十个

二帖。

▌454▌

张　脘中稍和，便泻未除，脉弦，舌根厚，胃纳不旺。姑宜顺气、和中、清肝。六月廿四日

乌药一钱半　扁豆衣三钱　厚朴一钱　广藿香一钱半　左金丸八分　炒谷芽四钱　省头草三钱　生米仁四钱　丝通草一钱半　山楂三钱　茉莉花八分

清下，三帖。

▌455▌

唐　稚孩，伤食作泻，脉纹来蛇，形脱腹痛。防变痢则险，候正。七月初七日

焦神曲三钱　山楂三钱　炒麦芽三钱　藿香二钱　扁豆壳三钱　红藤一钱半　厚朴一钱　木瓜一钱半　砂仁七分（冲）　广木香七分　通草一钱半　（引）勒人藤脑七个

乙帖。

▌456▌

高　稚孩，食积肚大，脉纹淡红，舌黄滑尖[1]，大便忽泻，足肿。宜防疳患。七月十二日

胡黄连五分　炒麦芽三钱　鸡内金一钱半　炒青皮八分　香附一钱半　丝通草一钱　炒五谷虫一钱半　炒车前三钱　丹皮二钱　省头草三钱　焦神曲三钱

清下，三帖。

▌457▌

丁　便泻未除，脘闷肠鸣，脉尚涩，月事仍闭，舌滑。仍遵前法加减再进。七月初三日

禹余粮三钱　赤石脂三钱（二味同包下）　茯苓三钱　乌鲗骨一钱半　制香附三钱　厚朴一钱半　炒米仁四钱　广木香六分　炒车前三钱　大腹绒三钱　茉莉花八分

---

❶ 尖：此处疑漏字。

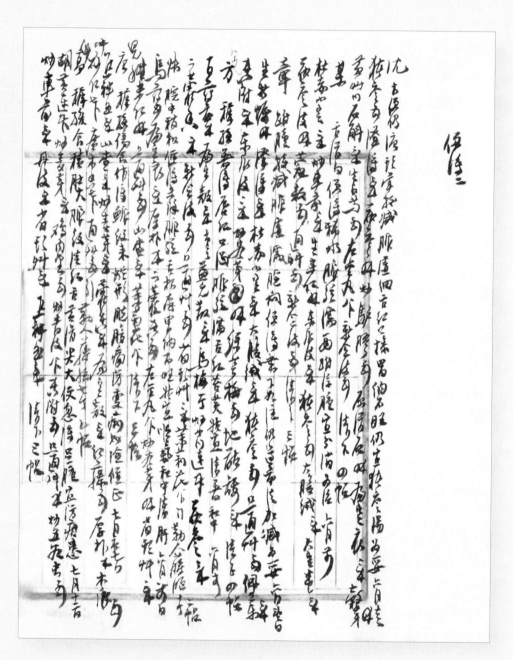

图 157　史介生手稿 / 泄泻（3）❶

清煎，四帖。

‖458‖

施　暑泻，脘闷胃钝，脉虚左细，舌嫩黄中心空，癸涩形怯。宜缩脾饮加减治之。七月初四

百药煎一钱　扁豆皮三钱　砂仁七分（冲）　广藿梗二钱　省头草三钱　六一散三钱
谷芽四钱　茯苓三钱　炒车前三钱　炒米仁四钱　茉莉花八分

清下，三帖。

‖459‖

王　虫气内着，加之湿热化泻，脉弦濡滑，腹痛。防痢。七月初三日

广藿香二钱　原滑石四钱　红藤一钱半　川楝子三钱　延胡二钱　山楂三钱　省头草三钱
炒枳壳一钱半　丝通草一钱半　青木香五分　佛手花八分　（引）勒人藤脑十四个

三帖。

‖460‖

施　湿热化泻，脉涩数，舌黄尖红，身微热，溺少，腹中乍痛。恐变痢。七月初七日

焦神曲三钱　六一散三钱（荷叶包）　红藤一钱半　广藿香二钱　炒川连六分　厚朴一钱
炒枳壳一钱半　广郁金三钱　青木香五分　扁豆壳三钱　丝通草一钱半　（引）勒人藤脑十四个

二帖。

‖461‖

徐　便利较差，脉濡细，汗多，咳，舌厚腻微黄，偶有恶心。宜清利为妥。八月初九日

淡竹叶一钱　白蔻仁八分（冲）　桔梗一钱半　生米仁四钱　川贝一钱半　扁豆壳三钱
丝通草一钱半　茯苓皮四钱　大豆卷三钱　省头草三钱　谷芽四钱　焦神曲三钱　（引）荷叶一角

三帖。

‖462‖

袁　舌黄厚，泻利腹痛，脉弦濡，右大，身热恶寒，溲赤。防变痉病。八月

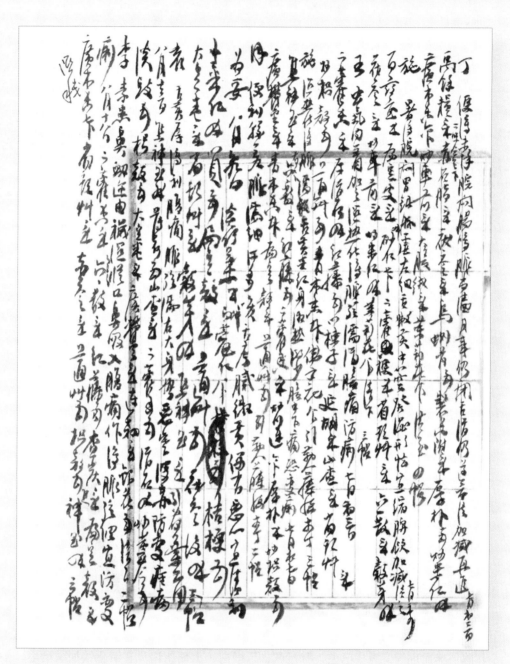

图 158　史介生手稿 / 泄泻（4）❶

---

❶　本图中第 7 案标示"湿秽"。释文见第 457 ～ 462 案。

287 ▶

十三日

焦神曲四钱　薄荷一钱半　山楂三钱　广藿香一钱半　滑石四钱　炒黄芩一钱半　淡豉一钱半　枳壳一钱半　大豆卷三钱　广郁金三钱　连翘三钱　银花一钱半

清下，二帖。

▌463▐

陈　稚孩，饮食伤脾，兼虫气内着，脉弦左滑，便利，腹痛欲呕。尤防化肿。元月廿五

乌梅一个　炒川椒廿粒　茯苓三钱　川连七分（吴萸三分拌炒）　白芍一钱半　炒五谷虫三钱　川楝子一钱半　延胡二钱　省头草三钱　香附一钱半　茉莉花八分

清下，三帖。

▌464▐

王　便泻较差，腹中稍和，脉两手涩滞。气机欠利，湿渍太阴，仍遵前法加减为妥。二月廿三日

神曲四钱　香附三钱　炒苍术一钱半　乌药一钱半　厚朴一钱　佩兰三钱　炒谷芽四钱　砂壳一钱半　炒米仁四钱　生益智仁一钱　炒车前三钱

清煎，四帖。

▌465▐

陶　肝木凌侮脾胃，湿热著于大肠，腹鸣作泻，脉弦左细，舌滑噫逆。宜猪苓汤治之。三月廿八日

猪苓一钱半　泽泻三钱　茯苓四钱　炒驴胶一钱半　原滑石四钱　左金丸八分　大腹绒二钱　新会皮一钱半　石莲子三钱（杵）　丝通草一钱半　玫瑰花七朵

清煎，四帖。

▌466▐

陈　养血理气，腹痛已差，脉沉弦，舌微白，大便忽泻。宜清化饮加减治之。午月初七日

黄草川石斛三钱　炒白芍一钱半　制香附三钱　炒杜仲三钱　覆盆子三钱　乌药一钱半　厚朴一钱　茯苓三钱　蔻壳一钱半　川楝子一钱半　玫瑰花七朵

清下，四帖。

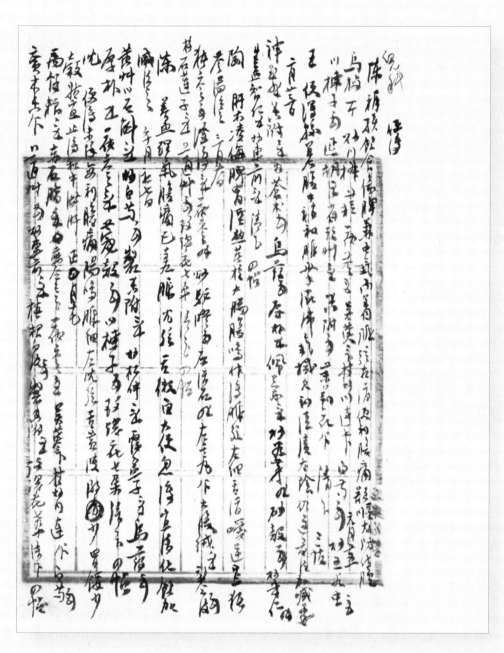

图 159　史介生手稿 / 泄泻（5）❶

❶　本图释文见第 463～467 案。

▌467▐

沈　便泻未除，每利腹痛，肠鸣，脉细左沉弦，舌黄，溲溺少，胃馁少谷。姑宜止泻、和中、泄肝。正月十七

禹余粮三钱　赤石脂三钱（二味同包煎）　茯苓三钱　川连八分（吴萸三分拌炒）　白芍一钱半
广木香八分　丝通草一钱半　炒车前三钱　椿根白皮一钱半　制香附二钱　玫瑰花七朵

清下，四帖。

▌468▐

王　暑泻，腹鸣脘闷，脉涩滞，右弦细，舌根黄厚。宜六和汤加减治之。六月廿四日

广藿香二钱　厚朴一钱　木瓜一钱半　仙半夏一钱半　赤苓四钱　益元散三钱（包）　焦神曲三钱　扁豆衣三钱　丝通草一钱半　山楂三钱　省头草三钱　（引）勒人藤脑十四个

二帖。

▌469▐

夏　便泻未除，面跗还浮，脉弦急，舌白口渴，腹痛身热。仍遵前法加减为妥。六月廿八日

大腹绒三钱　苏梗一钱半　大豆卷三钱　广藿香二钱　白蔻仁八分（冲）　葛根一钱半
扁豆衣三钱　茯苓皮三钱　红藤一钱半　炒青皮八分　丝通草一钱半

清下，三帖。

▌470▐

方　胃气仍钝，舌滑腻灰黄，脉涩滞，便利跗重，溺少。宜清热、利湿、和中。六月十八日

焦神曲四钱　省头草三钱　大腹绒三钱　广藿梗二钱　新会皮一钱半　丝通草一钱半
山楂四钱　赤苓三钱　炒麦芽三钱　川连七分（吴萸二分拌炒）　炒菔子二钱　（引）勒人藤脑十四个

三帖。

▌471▐

陶　舌白，大便忽泻，脉两手弦细，脘腹偶痛。此肝横乘侮脾胃，宜泄肝和中为

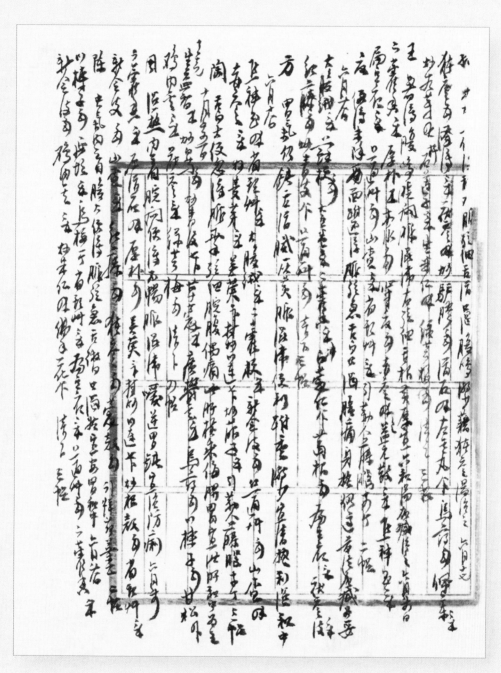

图 160　史介生手稿／泄泻（6）❶

---

❶　本图中第 1 案部分文字缺失，故删除。释文见第 468 ～ 473 案。

主。十月廿五日

生益智一钱（去壳）　炒白芍一钱半　炒青皮七分　草蔻一钱　广郁金三钱　乌药一钱半
川楝子一钱半　甘松四分　鸡内金三钱　茯苓三钱　绿萼梅一钱半

清下，四帖。

▌472▐

周　湿热内着，脘闷，便泻不畅，脉涩滞，嗳逆胃钝。宜治防痢。六月廿四

广藿香二钱　原滑石四钱　厚朴一钱半　川连七分（吴萸三分拌炒）　炒枳壳一钱半　省头
草三钱　新会皮一钱半　山楂三钱　红藤一钱半　猪苓一钱半　蔻壳一钱半　（引）鲜荷叶一角

二帖。

▌473▐

陈　虫气内着，腹大便泻，脉弦急，舌微白，口渴。姑宜安胃和中。六月廿八日

川楝子一钱半　延胡二钱　乌梅一个　省头草三钱　扁豆衣三钱　丝通草一钱半　广藿
香二钱　新会皮一钱半　鸡内金三钱　炒米仁四钱　佛手花八分

清下，三帖。

▌474-1▐

章　木克土，湿渍太阴，肠鸣作泻，脉弦濡，舌黄滑，身发疹瘰瘙痒。宜苍肤散
加减治之。小春十九日

炒苍术一钱半　厚朴一钱　炒米仁四钱　炒白蒺藜三钱（去刺）　地肤子三钱　川楝子
三钱　通草一钱半　泽泻三钱　大腹绒三钱　制香附三钱　新会皮一钱半

清煎，四帖。

▌474-2▐

又　前案已效，便泻肠鸣较减，顷脉弦濡，舌微黄，逢子后头晕。此由肝风浮
越，湿尚未除，仍宜苍肤散加减为妥。十月廿四日

苍术一钱半　煨天麻八分　川楝子三钱　炒米仁四钱　地肤子三钱　炒白蒺藜三钱（去
刺）　左金丸八分　丝通草一钱半　大腹绒三钱　茯苓三钱　白藓皮三钱

清煎，四帖。

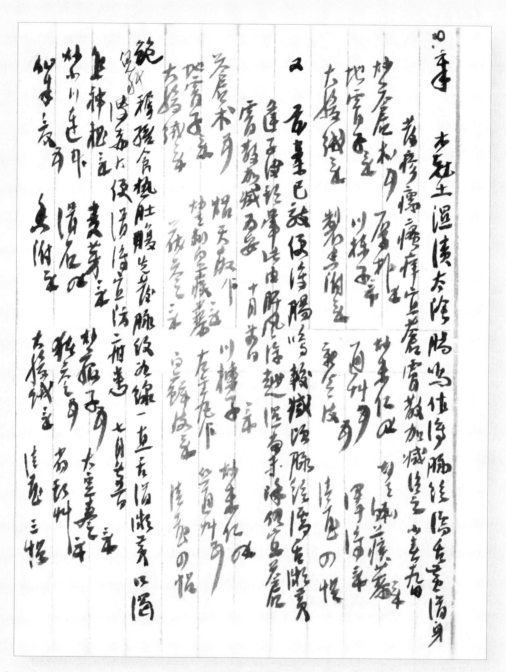

图 161　史介生手稿 / 泄泻（7）❶

❶　本图释文见第 474–1、474–2、475 案。

▌475 ▌

鲍　稚孩，食热肚腹先发，脉纹如线一直，舌滑微黄，口渴溲赤，大便滑泻。宜防痧患。七月廿五日

焦神曲三钱　麦芽三钱　炒菔子一钱半　大豆卷三钱　炒小川连五分　滑石四钱　猪苓一钱半　省头草二钱　仙半夏一钱半　香附二钱　大腹绒三钱

清煎，三帖。

▌476 ▌

鲍　稚孩，饮食失节，寒暄不调，腹痛便泻，发热，脉弦细，舌滑根厚。宜升阳益胃汤加减治之。八月廿八日

元党一钱半　酒炒柴胡五分　羌活一钱　炒小川连四分　茯苓三钱　葛根一钱半　焦神曲三钱　仙半夏一钱半　炒江西术一钱　升麻七分　麦芽三钱　广木香七分

清煎，三帖。

▌477 ▌

洪　呛咳较减，脉虚，形怯潮热，大便忽泻。宜清肺胃，佐□□热。八月十三日

南沙参三钱　地骨皮三钱　青蒿梗一钱　省头草三钱　扁豆壳三钱　六一散三钱（包下）谷芽四钱　川贝一钱半（不杵）新会皮一钱半　黄草川石斛三钱　丝通草一钱半　（引）鲜荷叶一角

三帖。

▌478 ▌

王　前药已效，便泻较差，脉虚细，腰酸脘痞。仍宜顺气以理脾肾。八月初三日

乌药一钱半　茯苓三钱　骨碎补三钱　炒破故纸一钱半　炒狗脊三钱（去毛）原粒砂仁一钱　豨莶草三钱　炒杜仲三钱　生米仁四钱　炒菟丝子三钱　茉莉花八分

清煎，四帖。

▌479 ▌

边　清窍未和，热注腑肠则利，脉濡细，脘闷溺少。宜防变幻。八月初十日

苦丁茶一钱半　连翘三钱　夏枯草一钱半　银花一钱半　扁豆衣三钱　六一散三钱（包）石菖蒲五分　枳壳一钱半　丝通草一钱半　大豆卷三钱　淡竹叶一钱半　（引）荷蒂二个

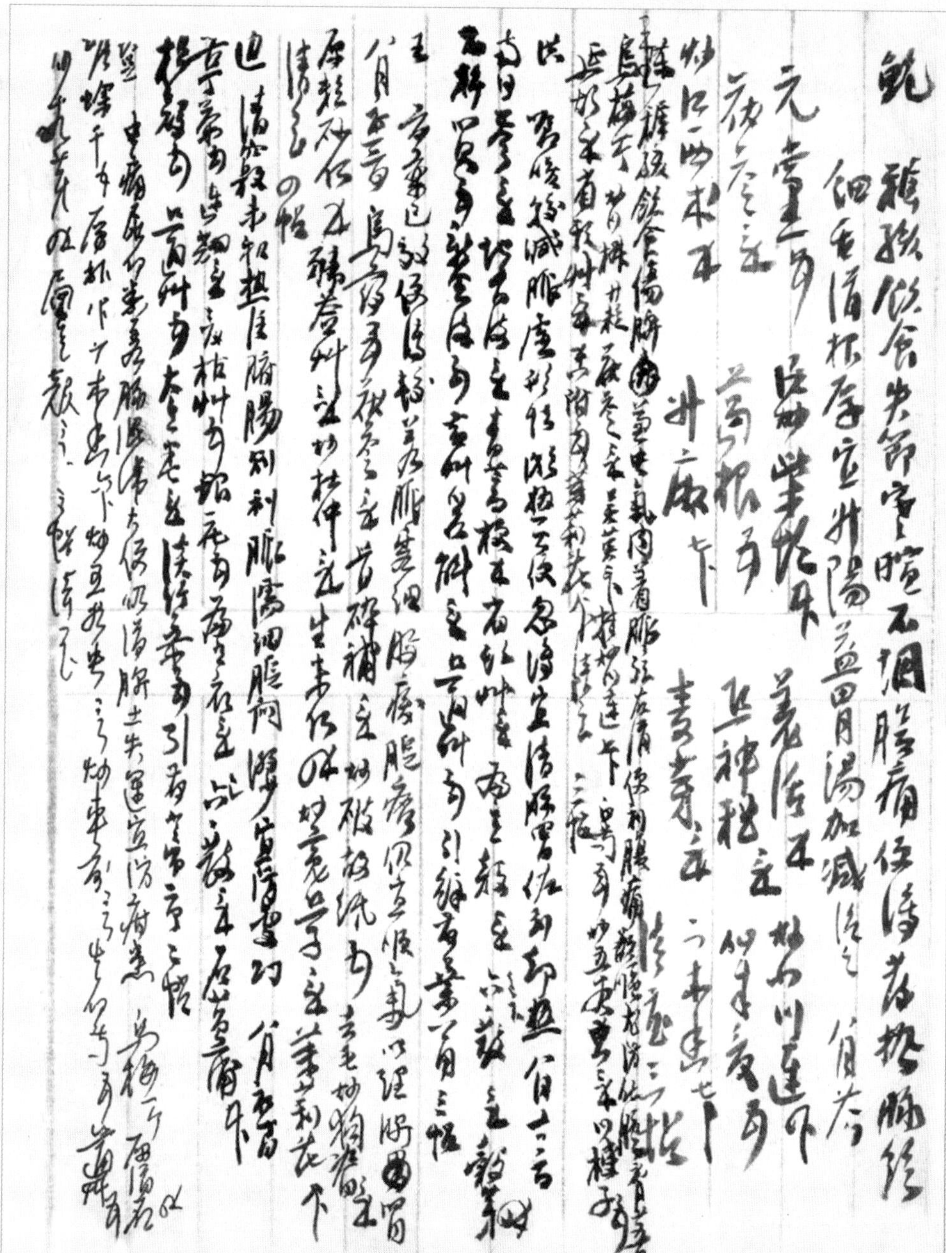

图 162　史介生手稿 / 泄泻（8）

❶　本图中第 2 案为已标示的重复医案，第 6 案与《邵氏医案》重复。释文见第 476～479 案。

二帖。

▌480▌

某　自利已差，午后恶寒，暮夜汗出，脉濡细，舌滑嫩黄，头晕耳鸣。宜瓜蒌桂枝汤加减治之。十二月初十日

瓜蒌根三钱　焦神曲四钱　大豆卷三钱　桂枝六分　赤苓三钱　通草一钱半　炙甘草五分　炒枳壳一钱半　炒麦芽三钱　淡竹叶一钱半　生米仁四钱

清煎，三帖。

▌481▌

某　浮肿已减，左脉弦，右濡缓，腹痛便利不已，舌薄滑。虫气内着，仍遵前法加减再进。十二月初十日

川楝子一钱半　省头草三钱　丝通草一钱半　藿梗二钱　延胡二钱　猪苓一钱半　香附一钱半　茉莉花八分　炒五谷虫三钱　广木香五分　炒米仁四钱

清煎，三帖。

▌482▌

胡　气滞为痛，湿郁作泻，腹鸣，足背浮，舌嫩黄，脘闷。恐化膜胀。六月八日

乌药一钱半　广藿梗二钱　炒白芍一钱半　炒米仁四钱　茯苓三钱　新会皮一钱半　广木香七分　玫瑰花七朵　大腹绒三钱　猪苓一钱半　丝通草一钱半

清煎，三帖。

▌483▌

某　便泻稍差，虫气作痛，胃钝心泛，左脉弦，气口滑。肝强脾弱，宜熄木安土。四月廿八日

乌梅一个　炒川连五分　炒川椒廿粒　江西术一钱　枳壳一钱半　川楝子一钱半　仙半夏一钱半　炒谷芽四钱　炒白芍一钱半　省头草三钱　绿萼梅一钱半

清煎，七帖。

▌484▌

某　暑泻腹痛，脉弦细，汗出潮热，口渴脘闷，手足麻木。宜六和汤加减治之。六月十日

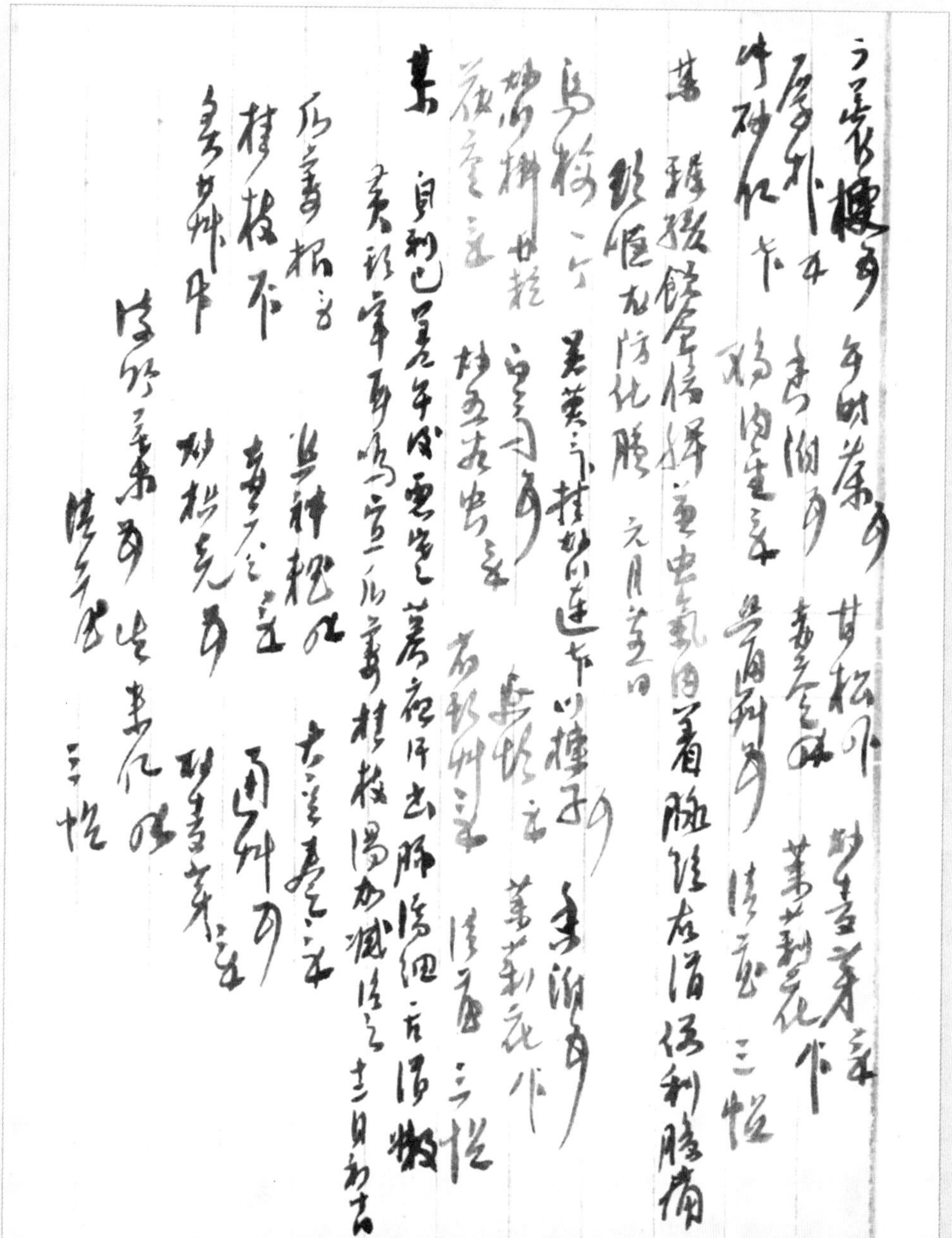

图 163　史介生手稿／泄泻（9）❶

---

❶　本图中第 1 案前的部分医案不知上接何处，故删除；第 2 案为未标示的重复医案。释文见
第 480 案。

297　▶

广藿香二钱　厚朴一钱　砂仁七分（冲）　六一散三钱（包下）　扁豆衣三钱　神曲三钱　木瓜三钱　赤苓三钱　新会皮一钱半　广木香七分　山楂三钱　（引）勒人藤脑头十四个

三帖。

▌485▐

某　稚孩，虫气内着，腹大作痛，脉寸弦滑，便泻，舌白根厚。宜安胃和中。午月十四日

川楝子一钱半　延胡二钱　乌梅一个　川连七分（吴萸三分拌炒）　炒川椒廿粒　香附二钱　鸡内金三钱　麦芽三钱　通草一钱半　省头草三钱　佛手花八分

清煎，三帖。

▌486▐

周　便泻未除，晨起尤剧，右脉仍缓，左弦细。肝木凌侮脾胃，姑宜温脾平肝。十一月初八日

炒破故纸一钱半　左金丸八分　肉果霜八分　骨碎补三钱　茯苓三钱　新会皮一钱半　炒米仁四钱　益智仁一钱　木瓜一钱半　炒车前三钱　玫瑰花七朵

清煎，三帖。

▌487▐

某氏　月事仍闭，舌色犹红，右脉沉弦，左濡细，腹痛，便利不爽。恐变痢患。八月廿八日

广藿香二钱　川连七分（吴萸三分拌炒）　生白芍一钱半　广木香七分　赤苓四钱　川楝子一钱半　谷芽四钱　广郁金二钱（原，杵）　秦皮一钱半　大腹绒三钱　茉莉花八分　（引）荷叶一角

三帖。

▌488▐

某女　闺女，便泻未除，脉涩右弦，舌滑白。系肝木凌侮脾胃，宜止泻和中，佐以调经。三月廿三日

禹余粮三钱　赤石脂三钱（二味同包煎）　川楝子一钱半　大腹绒三钱　茯苓三钱　延胡二钱　通草一钱半　香附三钱　乌药一钱半　扁豆衣三钱　玫瑰花七朵

清煎，四帖。

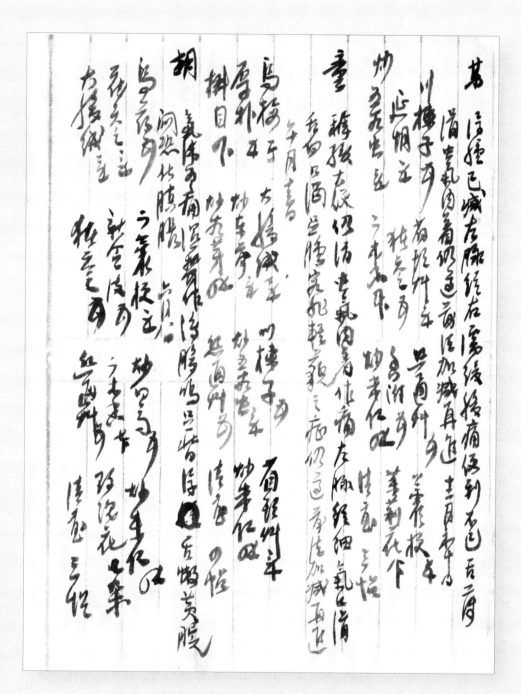

图 164 史介生手稿 / 泄泻（10）❶

---

❶ 本图中第 2 案为未标示的重复医案。释文见第 481、482 案。

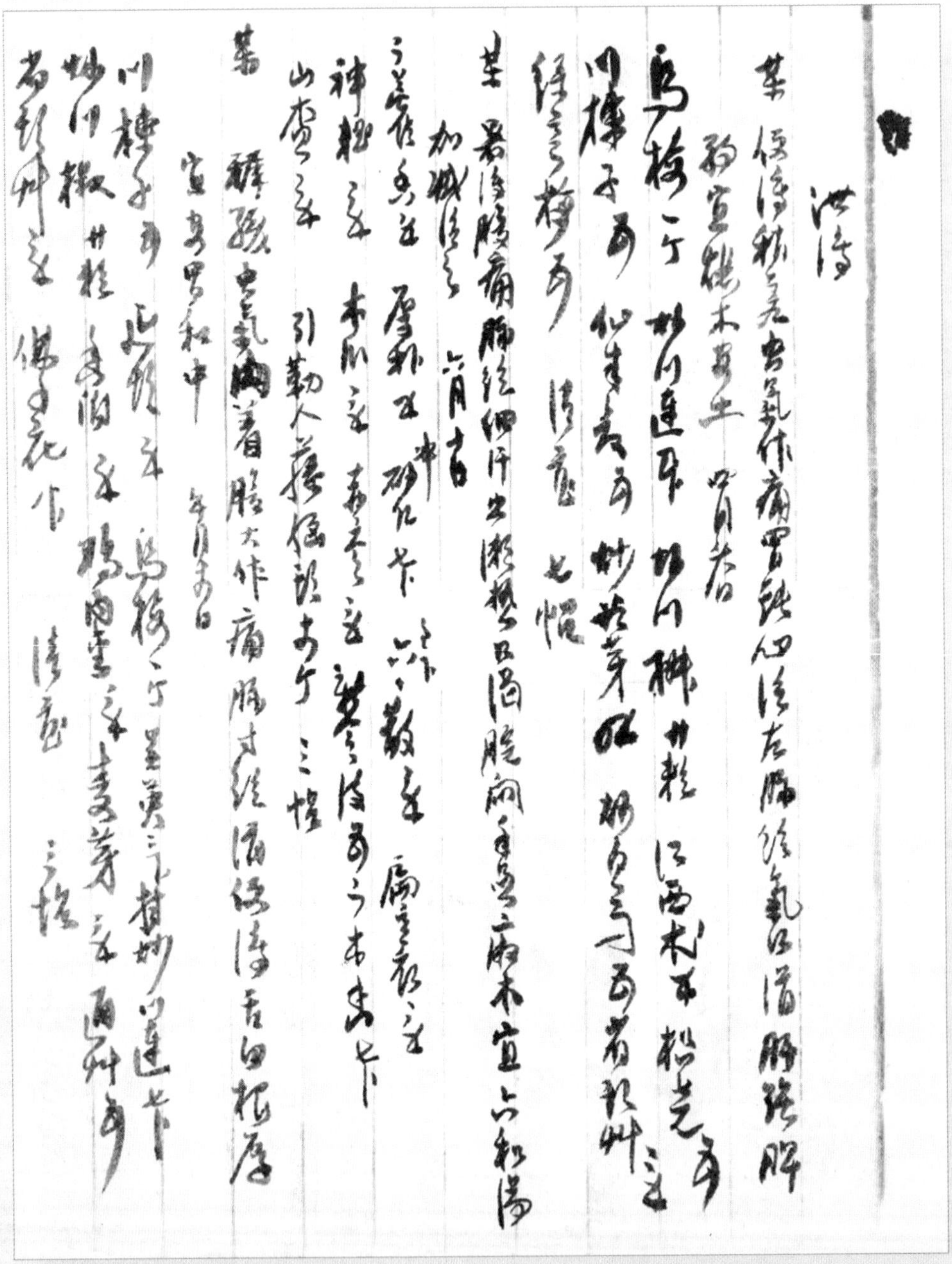

图 165　史介生手稿 / 泄泻（11）[1]

[1] 本图释文见第 483 ～ 485 案。

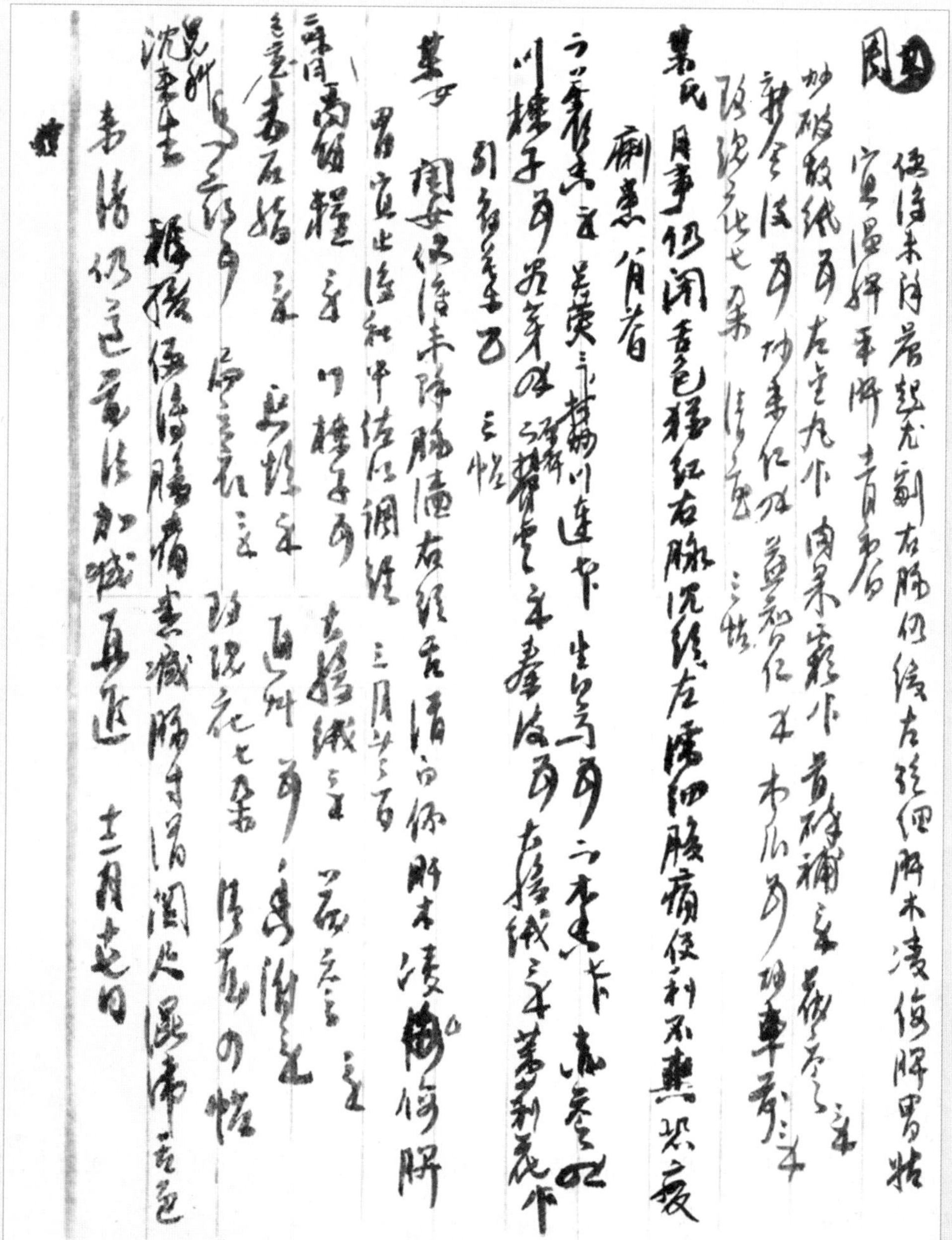

图 166　史介生手稿 / 泄泻（12）❶

❶　本图中第 4 案只有部分医案，不知下接何处，故删除。释文见第 486 ～ 488 案。

十二 便秘（489～493）

‖489‖

夏　宿垢未能尽下，脉濡数，右寸关弦，舌黄燥，脘闷耳木。湿热蒙蔽三焦，宜泻心汤加减治之。七月初七日

炒小川连五分　仙半夏一钱半　炒黄芩一钱半　炒枳实一钱半　光杏仁三钱　石菖蒲五分　省头草三钱　原滑石四钱　苦丁茶八分　瓜蒌皮三钱　陈皮一钱半　（引）鲜竹叶卅片

二帖。

‖490-1‖

张　宿垢已落，腹痛较差，舌黄滑，湿热未清，脘闷。宜栀子厚朴汤治之。七月十七日

焦神曲三钱　焦栀三钱　厚朴一钱　省头草三钱　光杏仁三钱　原滑石四钱　炒麦芽三钱　炒枳壳一钱半　陈皮一钱　瓜蒌皮三钱　鸡内金三钱

清下，二帖。

‖490-2‖

又　大便已落，色黑溏，脉濡数，舌心还焦，白㾦虽达，所嫌不泽。症尚重，宜治❶脱，候正。七月廿四日

淡竹叶一钱　连翘二钱　铁皮鲜石斛三钱　西洋参一钱　茯神四钱　光杏仁三钱　生米仁四钱　寒水石三钱　贯仲一钱半　炒远志肉八分　丝通草一钱半　（引）鲜荷叶边一圈

二帖。

---

❶　治：此后疑漏"防"字。

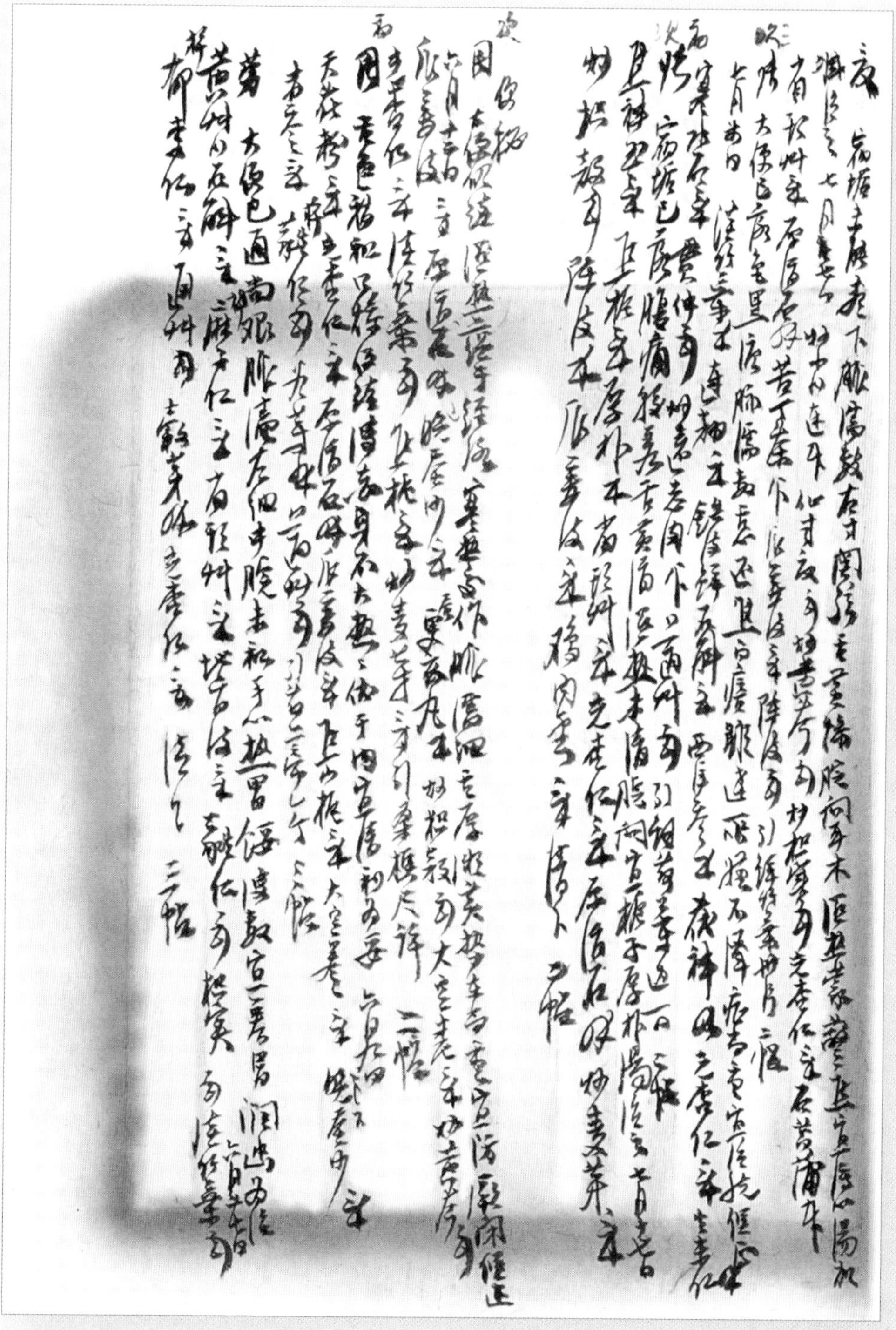

图 167　史介生手稿/便秘 ❶

---

❶　本图中第 2、3 案分别标示"三次""初次",第 4、5 案分别标示"次""初",相应调整位置。释文见第 489～492 案。

▌491-1▐

周　舌色稍和，口燥，便结溲赤，身不大热。热伏于内，宜清利为妥。六月九日

天花粉三钱　光杏仁三钱　原滑石四钱　瓜蒌皮三钱　焦山栀三钱　大豆卷三钱　晚蚕沙三钱（包下）　赤苓三钱　薏仁一钱半（杵）　谷芽四钱　丝通草一钱半　（引）荷蒂乙个

三帖。

▌491-2▐

周　大便仍结，湿热蕴于经络，寒热交作，脉濡细，舌厚微黄。势在尚重，宜防厥闭，候正。六月十二日

瓜蒌皮三钱　原滑石四钱　晚蚕沙三钱（包）　更衣丸一钱（吞）　炒枳壳一钱半　大豆卷三钱　炒黄芩一钱半　光杏仁三钱　淡竹叶一钱半　焦栀三钱　炒麦芽三钱　（引）桑梗尺许

二帖。

▌492▐

劳　大便已通尚艰，脉涩左细，中脘未和，手心热，胃馁溲数。宜养胃润幽为治。六月廿七日

黄草川石斛三钱　麻子仁三钱（杵）　省头草三钱　地骨皮三钱　薏仁一钱半　枳实一钱半　淡竹叶一钱半　郁李仁三钱（杵）　通草一钱半　谷芽四钱　光杏仁三钱

清下，三帖。

▌493-1▐

某　湿阻气痹，大便闭，脉弦右细，脐下胀闷。宜开气分为主，防䐜胀。六月十日

瓜蒌皮三钱　通草一钱半　省头草三钱　鸡内金三钱　厚朴一钱半　蔻壳一钱半　陈皮一钱半　郁李仁三钱（杵）　光杏仁三钱　大腹绒三钱　炒麦芽三钱

清煎，四帖。（注：493-1案的手稿见图043，第1案）

▌493-2▐

又　大便已通一次，舌滑微黄，脉弦濡，脐下仍属胀闷。还宜前法加减为妥。六月十四日

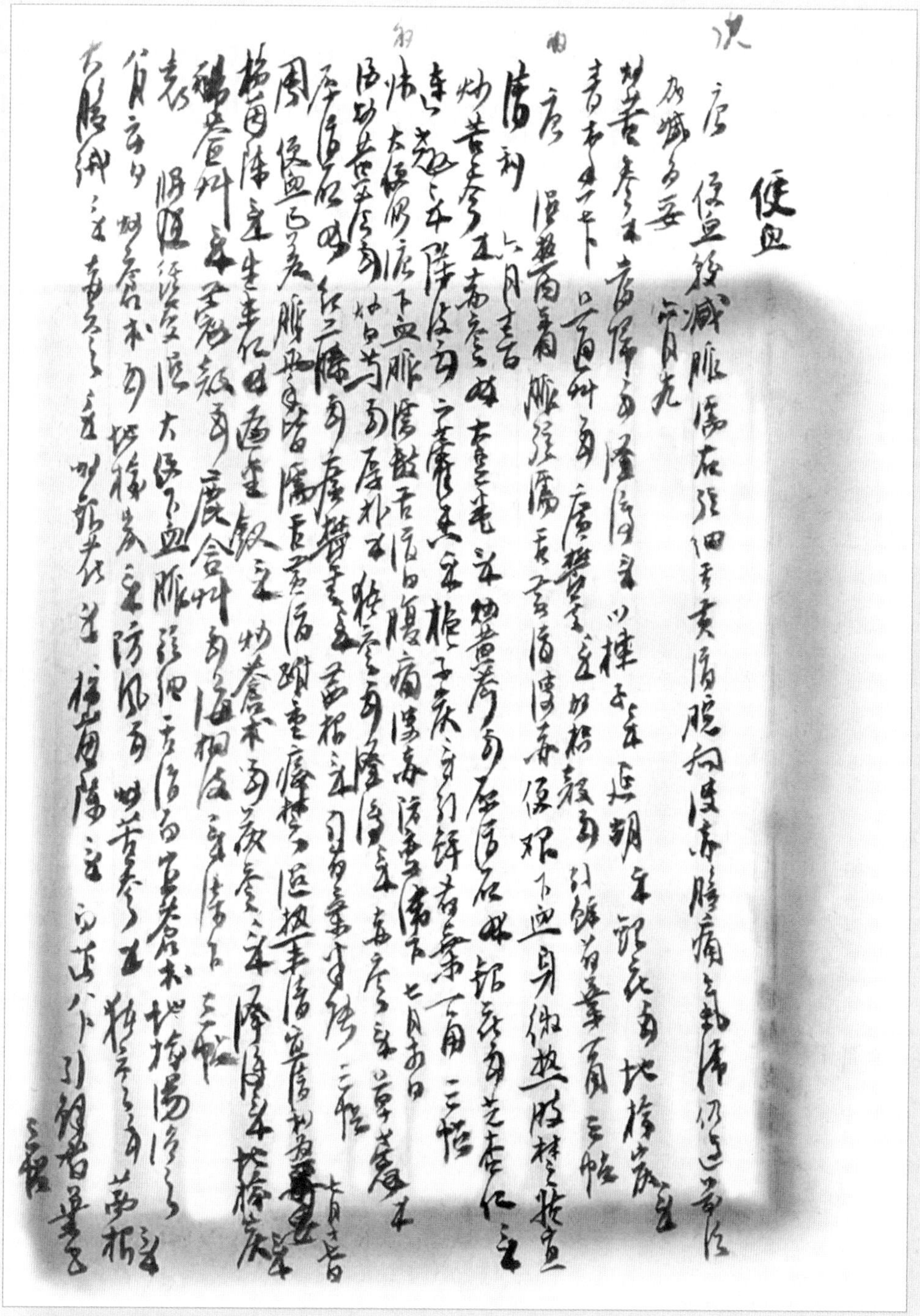

图 168　史介生手稿 / 便血 [1]

---

❶　本图中第 1、2 案分别标示 "次" "初"，位置作相应调整。释文见第 494-1、494-2 ～ 497 案。

305　▶

瓜蒌皮三钱　生香附三钱　陈皮一钱半　丝通草一钱半　厚朴一钱半　郁李仁三钱（杵）

蔻壳一钱半　佛手花八分　杏仁三钱　大腹绒三钱　川楝子一钱半　炒菔子三钱

清煎，四帖。（注：493-2案的手稿见图043，第2案）

十三　便血（494～497）

▌494-1▐

唐　湿热内着，脉弦濡，舌黄滑，溲赤，便艰下血，身微热，肢楚。姑宜清利。
六月十三日

炒苦参一钱　赤苓四钱　大豆卷三钱　炒黄芩一钱半　原滑石四钱　银花一钱半　光杏
仁三钱　连翘三钱　陈皮一钱半　广藿香二钱　栀子炭三钱　（引）鲜荷叶一角

三帖。

▌494-2▐

又　便血较减，脉濡右弦细，舌黄滑，脘闷溲赤，腹痛气滞。仍遵前法加减为
妥。六月十九

炒苦参一钱　当归一钱半　泽泻三钱　川楝子三钱　延胡二钱　银花一钱半　地榆炭三钱
青木香七分　丝通草一钱半　广郁金三钱　炒枳壳一钱半　（引）鲜荷叶一角

三帖。

▌495▐

张　大便仍溏下血，脉濡数，舌滑白，腹痛溲赤。防变滞下。七月十四日

酒炒黄芩一钱半　炒白芍一钱半　厚朴一钱　猪苓一钱半　泽泻三钱　赤苓三钱　草蔻
一钱　原滑石四钱　红藤一钱半　广郁金三钱　茜根三钱　（引）荷叶半张

三帖。

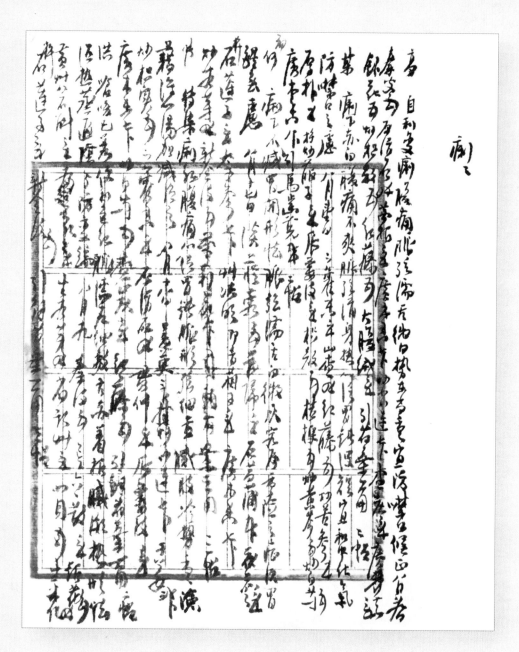

图 169　史介生手稿／痢疾（1）❶

❶　本图中第 3 案标示"初"，接下页第 1 案，位置做调整。释文见第 498～501、502-1 案。

307　▶

▌496▐

周　便血已差，脉两手皆濡，舌黄滑，跗重酸楚。湿热未清，宜清利为妥。七月十七日

棉茵陈三钱　生米仁四钱　遍金钗三钱　炒苍术一钱半　茯苓三钱　泽泻三钱　地榆炭三钱　豨莶草三钱　蔻壳一钱半　鹿含草一钱半　海桐皮三钱

清下，三帖。

▌497▐

袁　脾经受湿，大便下血，脉弦细，舌滑白。宜苍术地榆汤治之。八月二十日

炒苍术一钱半　地榆炭三钱　防风一钱半　炒苦参一钱　猪苓一钱半　茜根三钱　大腹绒三钱　赤苓三钱　炒银花二钱　棉茵陈三钱　白芷八分　（引）鲜荷叶一角

三帖。

十四　痢疾（498～532）

▌498▐

高　自利变痢，腹痛，脉弦濡，舌微白。势在尚重，宜防噤口，候正。八月廿九日

秦皮一钱半　原滑石四钱　茜根三钱　广木香七分　炒小川连七分　楂炭三钱　广郁金三钱　银花一钱半　炒枳壳一钱半　红藤一钱半　大腹绒三钱　（引）荷叶一角

二帖。

▌499▐

某　痢下赤白，腹痛不爽，脉弦滑，身热，心泛胃钝，溲短。宜和中化气，防噤

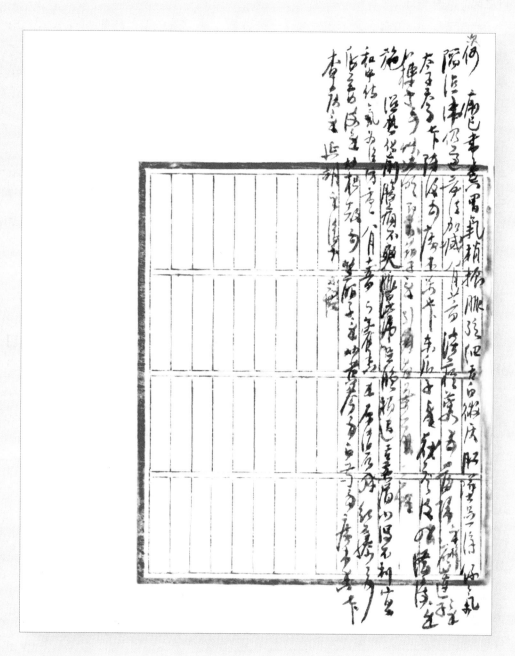

图170　史介生手稿/痢疾（2）❶

口之虑。八月一日

广藿香二钱　山楂四钱　红藤一钱半　炒苦参一钱　厚朴一钱　炒蒡子三钱（杵）　瓜蒌皮三钱　枳壳一钱半　桔梗一钱半　炒黄芩一钱半　炒白芍一钱半　广木香八分　（引）马齿苋五钱

二帖。

▌500▌

张　传染痢红腹痛，心泛胃钝，脉形弦细，舌腻肢冷。势重险，藉泻心汤加减治之。八月十八日

川连七分（吴萸三分拌炒）　干姜二分　炒枳实一钱半　广藿香二钱　原滑石四钱　贯仲二钱　瓜蒌皮三钱　广木香七分　炒白芍一钱半　楂炭三钱　红藤一钱半　（引）鲜荷叶一角

二帖。

▌501▌

洪　呛咳已差，便利色红，脉濡左细数，舌赤着根腻，潮热形怯。湿热蒸逼阴分，防变端。八月十九

秦皮一钱半　六一散三钱（包下）　银花一钱半　黄草川石斛三钱　扁豆衣三钱　生谷芽四钱　省头草三钱　川贝一钱半　生米仁四钱　石莲子三钱（杵）　新会皮一钱半　（引）鲜荷叶一角

三帖。

▌502-1▌

何　痢下不减，胃闭形怯，脉弦濡，舌白微灰。究属重险之症，须胃醒无虑。八月十七日

淡苁蓉一钱半　当归二钱　石菖蒲五分　茯苓三钱　石莲子三钱（杵）　太子参七分　草决明三钱（即青葙子）　广木香七分　炒谷芽四钱　新会皮一钱半　茉莉花八分　（引）鲜荷叶一角

三帖。

▌502-2▌

又　痢已带粪，胃气稍振，脉弦细，舌白微灰，肛坠足浮。系气陷湿滞，仍遵前法加减。八月廿二日

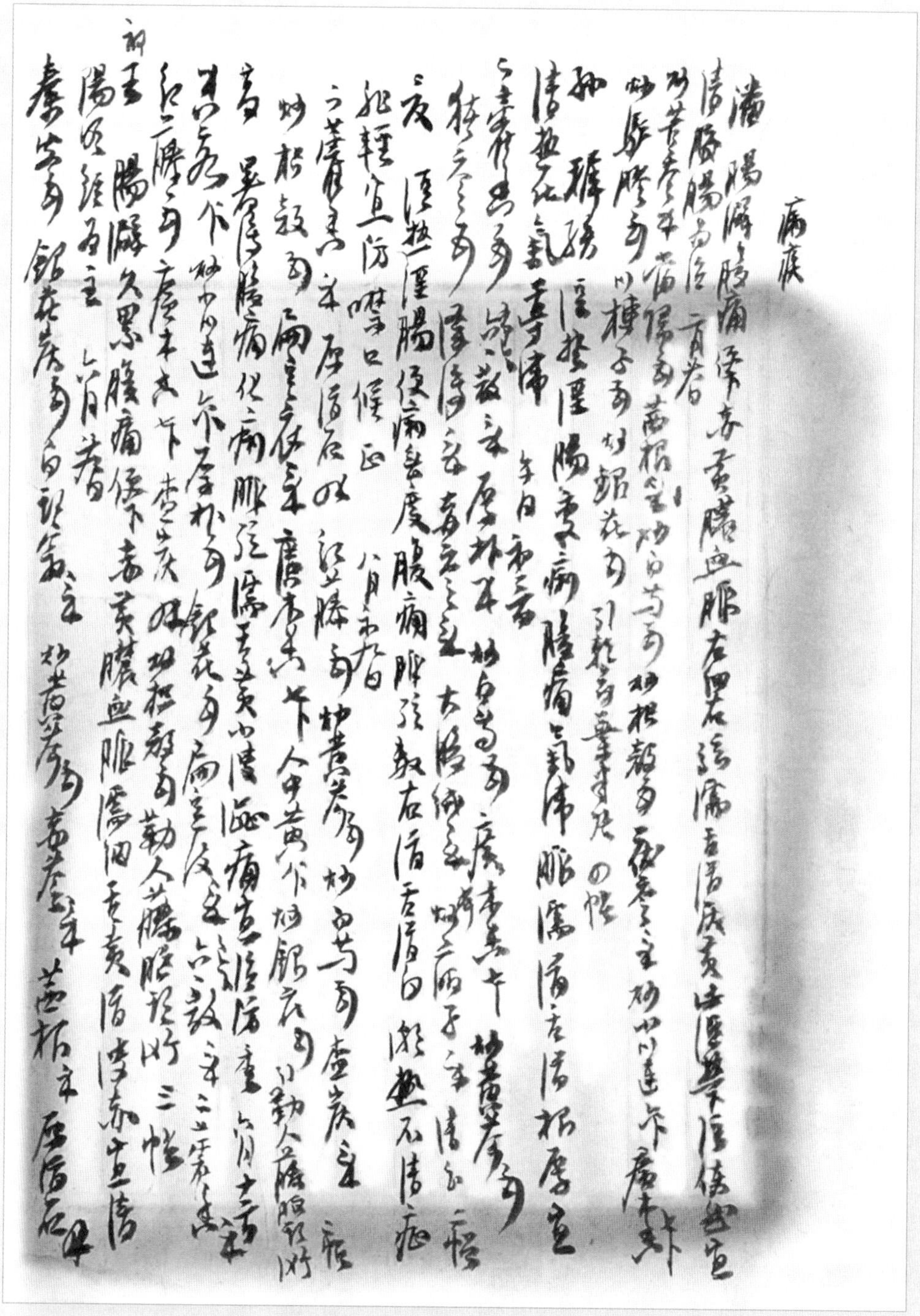

图 171　史介生手稿 / 痢疾（3）[1]

[1] 本图释文见第 504 ～ 508 案。

淡苁蓉一钱半　当归二钱　石莲子三钱（杵）　太子参七分　陈皮一钱半　广木香七分　东瓜子三钱　茯苓皮四钱　泽泻三钱　川楝子一钱半　草决明三钱（即青葙子）　（引）鲜荷叶一角

三帖。

▌503▐

施　湿热化痢，腹痛不爽，脉涩滞，足肿稍退，舌黄滑，小溲不利。宜和中化气为治，防重。八月十五日

广藿香二钱　原滑石四钱　红藤一钱半　瓜蒌皮三钱　炒枳壳一钱半　炒菔子三钱　炒黄芩一钱半　白芍一钱半　广木香七分　楂炭三钱　延胡二钱

清下，二帖。

▌504▐

潘　肠澼腹痛，便下赤黄脓血，脉左细，右弦濡，舌滑灰黄。此湿热下注使然，宜清腑肠为治。二月廿八日

炒苦参一钱　当归一钱半　茜根三钱　炒白芍一钱半　炒枳壳一钱半　茯苓三钱　炒小川连六分　广木香七分　炒驴胶一钱半　川楝子一钱半　炒银花一钱半　（引）干荷叶半张

四帖。

▌505▐

孙　稚孩，湿热淫肠变痢，腹痛气滞，脉濡滑，舌滑根厚。宜清热、化气、导滞。午月初三日

广藿香一钱半　六一散三钱（布包下）　厚朴一钱　炒白芍一钱半　广木香七分　炒黄芩一钱半　猪苓一钱半　泽泻三钱　赤苓三钱　大腹绒三钱　炒菔子二钱（杵）

清煎，二帖。

▌506▐

夏　湿热淫肠，便痢无度，腹痛，脉弦数，右滑，舌滑白，潮热不清。症非轻，宜防噤口，候正。八月初九日

广藿香二钱　原滑石四钱　红藤一钱半　炒黄芩一钱半　炒白芍一钱半　楂炭三钱　炒枳壳一钱半　扁豆衣三钱　广木香七分　人中黄八分　炒银花一钱半　（引）勒人藤脑头十四个

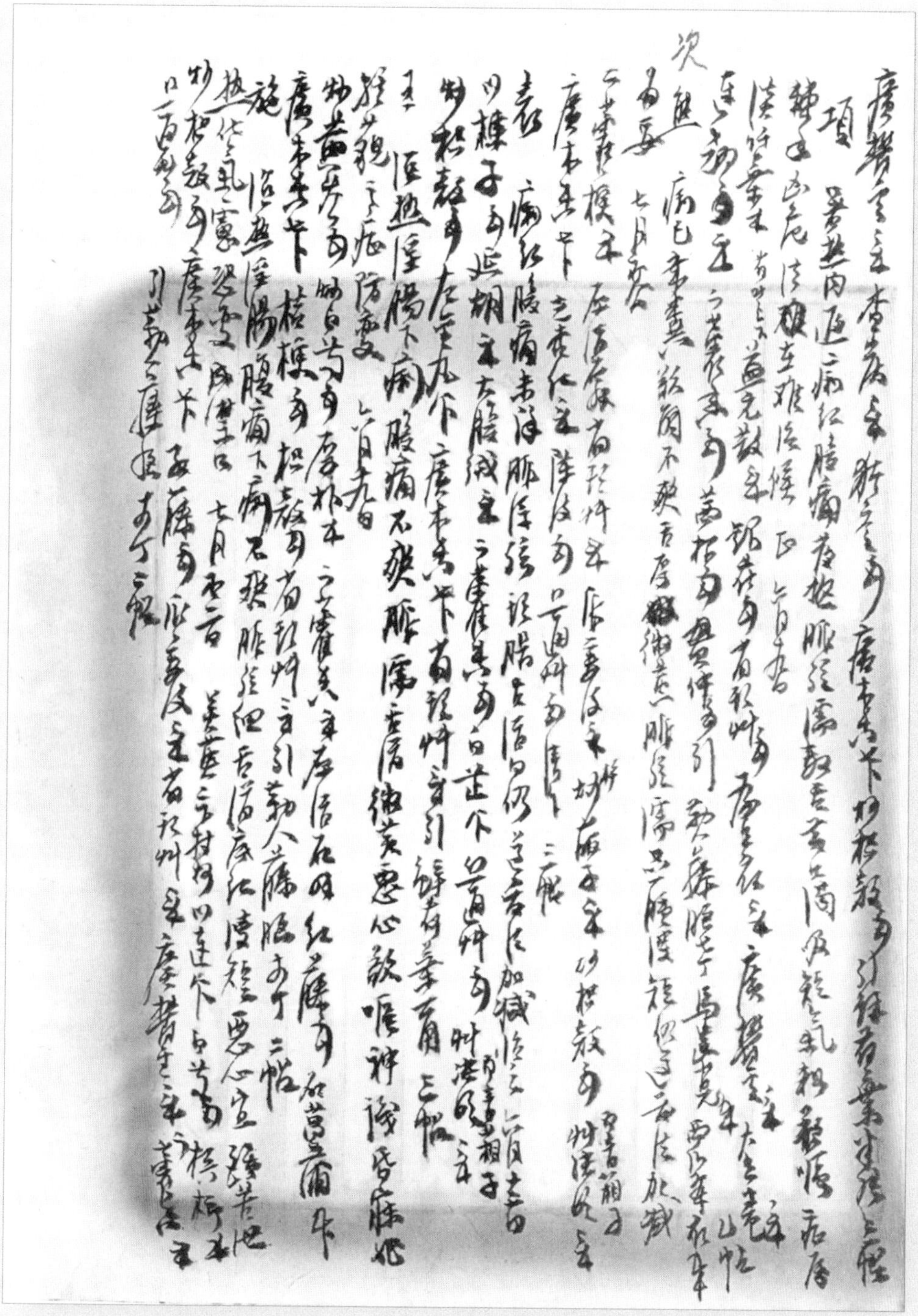

图 172　史介生手稿 / 痢疾（4）[1]

---

[1] 本图释文见第 509 ～ 513 案。

二帖。

▌507▐

高　暑泻腹痛化痢，脉弦濡，舌黄，小溲涩痛。宜治防重。六月十二日

香薷八分　炒小川连六分　厚朴一钱半　银花一钱半　扁豆皮三钱　六一散三钱（包下）广藿香二钱　红藤一钱半　广木香七分　楂炭四钱　炒枳壳一钱半　勒人藤脑头十四个

三帖。

▌508▐

王　肠澼久累，腹痛，便下赤黄脓血，脉濡细，舌黄滑，溲赤。宜清阳明经为主。六月廿九日

秦皮一钱半　银花炭一钱半　白头翁三钱　炒黄芩一钱半　赤苓三钱　茜根二钱　原滑石四钱　广郁金三钱　楂炭三钱　猪苓一钱半　广木香七分　炒枳壳一钱半　（引）鲜荷叶半张

三帖。

▌509▐

项　暑热内逼，痢红腹痛，发热，脉弦濡数，舌黄口渴，吸短气粗，欲呕。症属棘手凶危，法在难治，候正。六月十九日

淡竹叶一钱　益元散三钱（荷叶包下）　银花一钱半　省头草一钱半　扁豆衣三钱　广郁金三钱　大豆卷三钱　连翘二钱　广藿香一钱半　茜根一钱半　贯仲一钱半　（引）勒人藤脑七个　马齿苋五钱　西瓜翠衣五钱

乙帖。

▌510▐

熊　痢已带粪，欲解不爽，舌厚微黄，脉弦濡，足肿，溲短。仍遵前法加减为妥。七月初八日

广藿梗二钱　原滑石四钱　省头草三钱　瓜蒌皮三钱　炒菔子二钱（杵）　炒枳壳一钱半草决明三钱（即青葙子）　广木香七分　光杏仁三钱　陈皮一钱半　丝通草一钱半

清下，三帖。

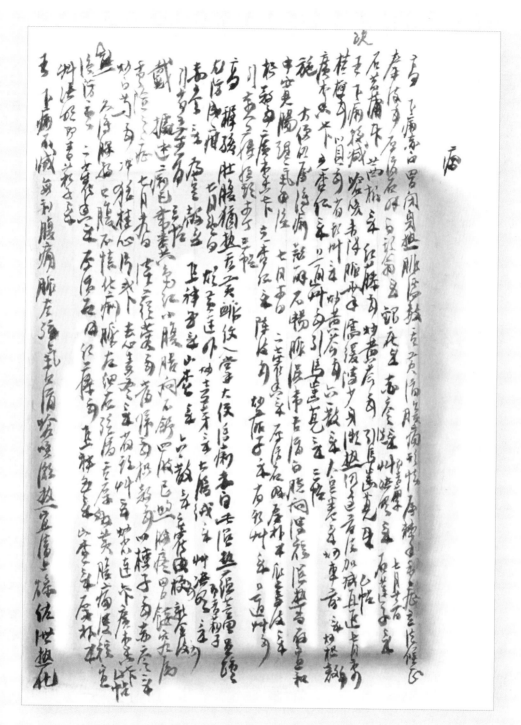

图 173　史介生手稿 / 痢疾（5）❶

▌511▐

袁　痢红腹痛未除，脉浮弦，头胀，舌滑白。仍遵前法加减治之。六月十二日

川楝子一钱半　延胡二钱　大腹绒三钱　广藿香一钱半　白芷八分　丝通草一钱半　草决明三钱（即青葙子）　炒枳壳一钱半　左金丸八分　广木香七分　省头草三钱　（引）鲜荷叶一角

三帖。

▌512▐

王　湿热淫肠，下痢，腹痛不爽，脉濡，舌滑微黄，恶心欲呕，神识昏寐。非轻藐之症，防变。六月十九日

炒黄芩一钱半　炒白芍一钱半　厚朴一钱　广藿香二钱　原滑石四钱　红藤一钱半　石菖蒲五分　广木香七分　桔梗一钱半　枳壳一钱半　省头草三钱　（引）勒人藤脑十四个

二帖。

▌513▐

施　湿热淫肠，腹痛，下痢不爽，脉弦细，舌滑底红，溲短恶心。宜酸苦泄热化气，虑恐变成噤口。七月初二日

川连八分（吴萸三分拌炒）　白芍一钱半　槟榔一钱　炒枳壳一钱半　广木香七分　红藤一钱半　瓜蒌皮三钱　省头草三钱　广郁金三钱　广藿香二钱　丝通草一钱半　（引）勒人藤脑十四个

二帖。

▌514▐

高　下痢赤白，胃闭身热，脉濡数，舌黄滑，腹痛形怯。属棘手重症，立法候正。七月廿二日

秦皮一钱半　原滑石四钱　白头翁三钱　银花二钱　赤苓三钱　草决明三钱（即青葙子）　石莲子三钱　石菖蒲五分　茜根三钱　红藤一钱半　炒黄芩一钱半　（引）马齿苋五钱

乙帖。

▌515▐

王　下痢较减，呛咳未除，脉两手濡缓，溲少，身微热。仍遵前法加减再进。七

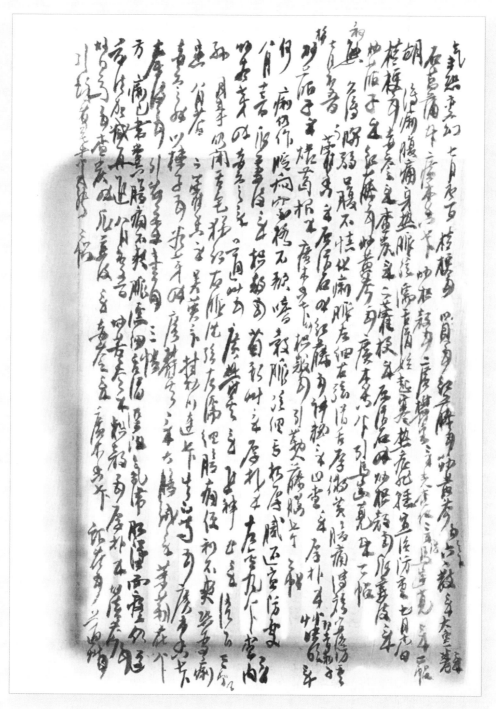

图 174　史介生手稿 / 痢疾（6）❶

❶　本图中第 4 案为未标示的重复医案。释文见第 520 ～ 523 案。

月初四

桔梗一钱半　川贝一钱半　省头草三钱　炒黄芩一钱半　六一散三钱　大豆卷三钱　炒车前三钱　炒枳壳一钱半　广木香七分　光杏仁三钱　丝通草一钱半　（引）马齿苋三钱

三帖。

▌516▐

施　大便仍属泻痢，欲解不畅，脉涩滞，舌滑白，脘闷溲短。湿热尚存，宜和中、宽肠、理气为治。七月十四日

广藿香三钱　原滑石四钱　厚朴一钱　瓜蒌皮三钱　枳壳一钱半　广木香七分　光杏仁三钱　陈皮一钱半　炒菔子二钱　省头草三钱　丝通草一钱半　（引）勒人藤脑头十四个

三帖。

▌517▐

高　稚孩，肚腹犹热，舌黄，脉纹入掌，大便泻痢赤白，此湿热蕴蓄，足肿。尤防成疳。七月望日

炒黄连四分　炒麦芽三钱　大腹绒三钱　草决明三钱（即青葙子）　赤苓三钱　扁豆壳三钱　焦神曲三钱　山楂三钱　六一散三钱　广藿梗一钱半　新会皮一钱半　（引）荷叶一角

三帖。

▌518▐

戴　据述痢已带粪色红，小腹胀闷不舒，四肢已煦，腰疼胃馁。究属重险之症。七月廿九日

淡苁蓉一钱半　当归一钱半　枳壳一钱半　川楝子一钱半　赤苓三钱　炒白芍一钱半　猛桂心片二分（冲）　麦冬三钱（去心）　省头草三钱　炒小川连六分　广木香七分

乙帖。

▌519▐

王　下痢不减，每利腹痛，脉左弦，气口滑，呛咳潮热。宜清上燥，佐泄热化气。恐变幻。七月初一日

桔梗一钱半　川贝一钱半　红藤一钱半　炒黄芩一钱半　六一散三钱（包下）　大豆卷三钱　石菖蒲五分　广木香七分　炒枳壳一钱半　广郁金三钱　光杏仁三钱　马齿苋三钱

二帖。

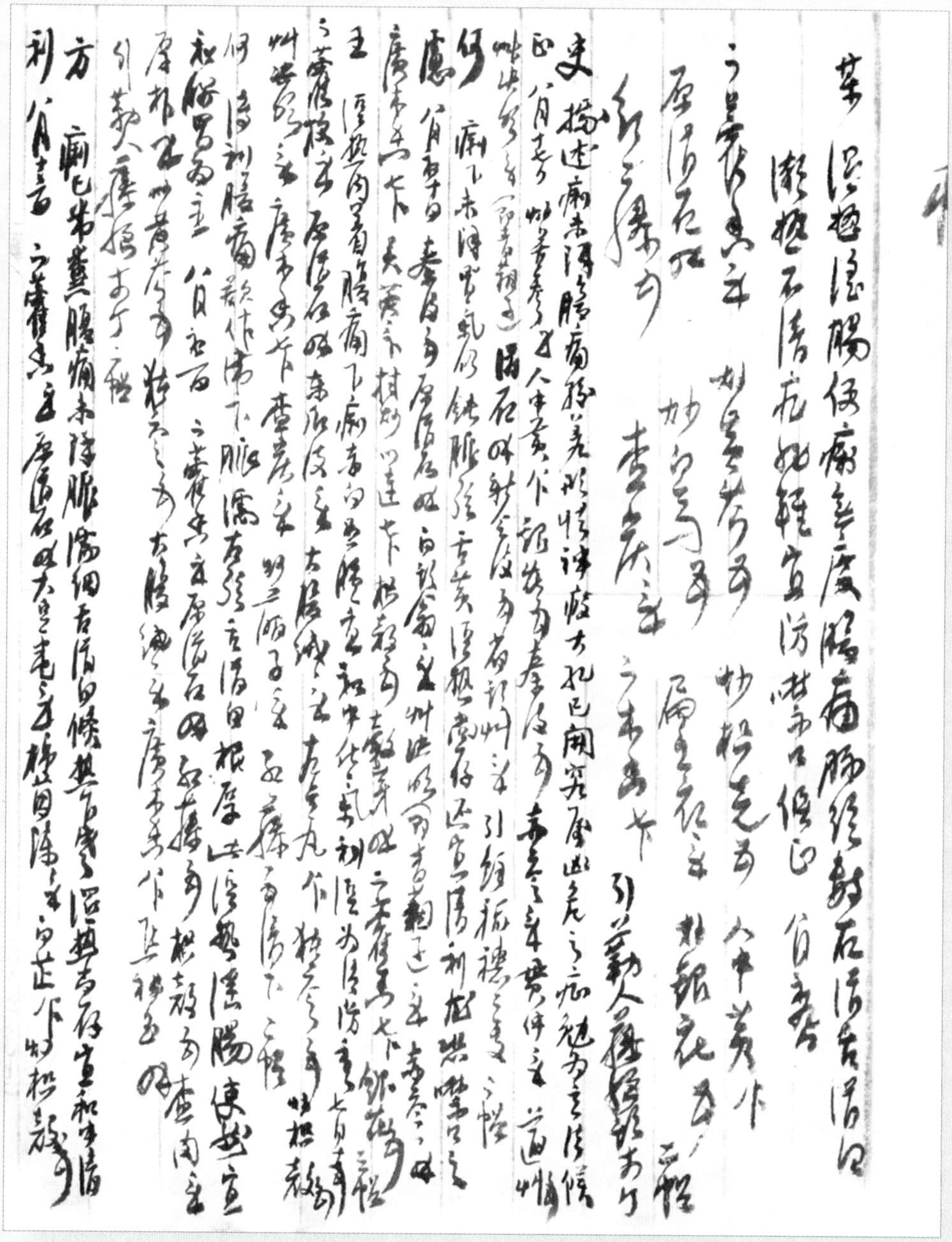

图 175　史介生手稿 / 痢疾（7）[1]

[1] 本图中第 1 案为未标示的重复医案。释文见第 524 ～ 528 案。

520

胡　泻痢腹痛，身热，脉弦濡，舌滑，始起寒热。症非轻，宜治防重。七月
十八日

桔梗一钱半　赤苓三钱　楂炭三钱　广藿梗二钱　原滑石四钱　炒枳壳一钱半　瓜蒌皮
三钱　炒扁子二钱　红藤一钱半　炒黄芩一钱半　广木香八分　（引）马齿苋五钱

二帖。

521

熊　久泻脾弱，口腹不慎化痢，脉左细，右弦滑，舌厚微黄，腹痛溲短。宜治防
重。七月初五日

广藿香二钱　原滑石四钱　红藤一钱半　神曲三钱　山楂三钱　厚朴一钱　草决明三钱
（即青葙子）　炒扁子二钱（杵）　煨葛根一钱　广木香七分　炒枳壳一钱半　（引）勒人藤脑
七个

二帖。

522

何　痢仍作，脘闷窒格，不欲嗜谷，脉弦细，舌根厚腻。还宜防变。八月十三日

瓜蒌皮三钱　枳壳一钱半　省头草三钱　厚朴一钱　左金丸八分　楂肉三钱　炒谷芽四钱
赤苓三钱　丝通草一钱半　广郁金三钱　焦神曲三钱

清煎，三帖。

523

方　痢已带粪，腹痛不爽，脉濡细，舌滑，湿阻气滞，肛坠而疼。仍遵前法加减
再进。八月初五日

炒苦参一钱　枳壳一钱半　厚朴一钱　炒淡芩一钱半　炒白芍一钱半　楂炭四钱　瓜蒌
皮三钱　赤苓三钱　广木香七分　银花一钱半　丝通草一钱半　（引）鲜荷叶半张

二帖。

524

史　据述痢未除，腹痛较差，形怯神疲，大孔已开。究属凶危之症，勉为立法，
候正。八月十七日

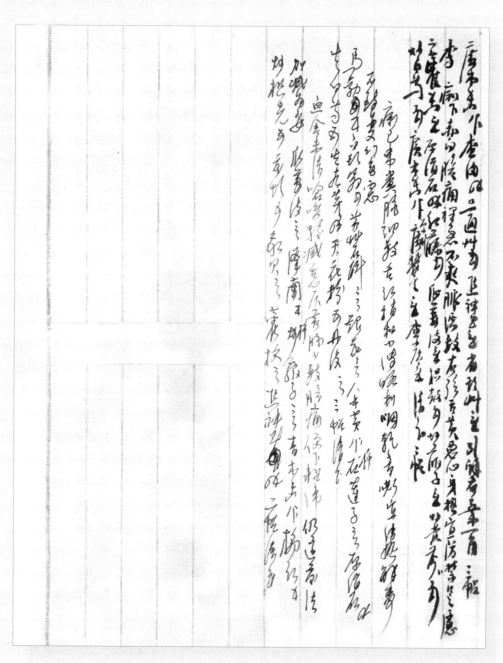

图 176　史介生手稿/痢疾（8）[1]

---

[1] 本图中第 3 案与《邵氏医案》重复。释文见第 529、530 案。

炒苦参一钱　人中黄八分　银花一钱半　秦皮一钱半　赤苓三钱　贯仲三钱　丝通草一钱半　草决明三钱（即青葙子）　滑石四钱　新会皮一钱半　省头草三钱　（引）鲜稻穗三支

二帖。

▌525▐

何　痢下未除，胃气仍钝，脉弦舌黄。湿热尚存，还宜清利，尤恐噤口之虑。八月初十日

秦皮一钱半　原滑石四钱　白头翁三钱　草决明三钱（即青葙子）　赤苓四钱　广木香七分　川连七分（吴萸三分拌炒）　枳壳一钱半　谷芽四钱　广藿香七分　银花一钱半

三帖。

▌526▐

王　湿热内着，腹痛，下痢赤白，足肿。宜和中、化气、利湿为治，防重。七月十五

广藿梗二钱　原滑石四钱　东瓜皮三钱　大腹绒三钱　左金丸八分　猪苓一钱半　炒枳壳一钱半　草决明三钱　广木香七分　楂炭三钱　炒蕨子三钱　红藤一钱半

清下，二帖。

▌527▐

何　泻利腹痛，欲作滞下，脉濡右弦，舌滑白根厚。此湿热淫肠使然，宜和脾胃为主。八月初一日

广藿香二钱　原滑石四钱　红藤一钱半　枳壳一钱半　楂肉三钱　厚朴一钱　炒黄芩一钱半　猪苓一钱半　大腹绒三钱　广木香八分　焦神曲四钱　（引）勒人藤脑十四个

二帖。

▌528▐

方　痢已带粪，腹痛未除，脉濡细，舌滑白，倏热乍寒。湿热尚存，宜和中清利。八月十二日

广藿香二钱　原滑石四钱　大豆卷三钱　棉茵陈三钱　白芷八分　炒枳壳一钱半　广木香八分　楂肉四钱　丝通草一钱半　焦神曲三钱　省头草三钱　（引）鲜荷叶一角

三帖。

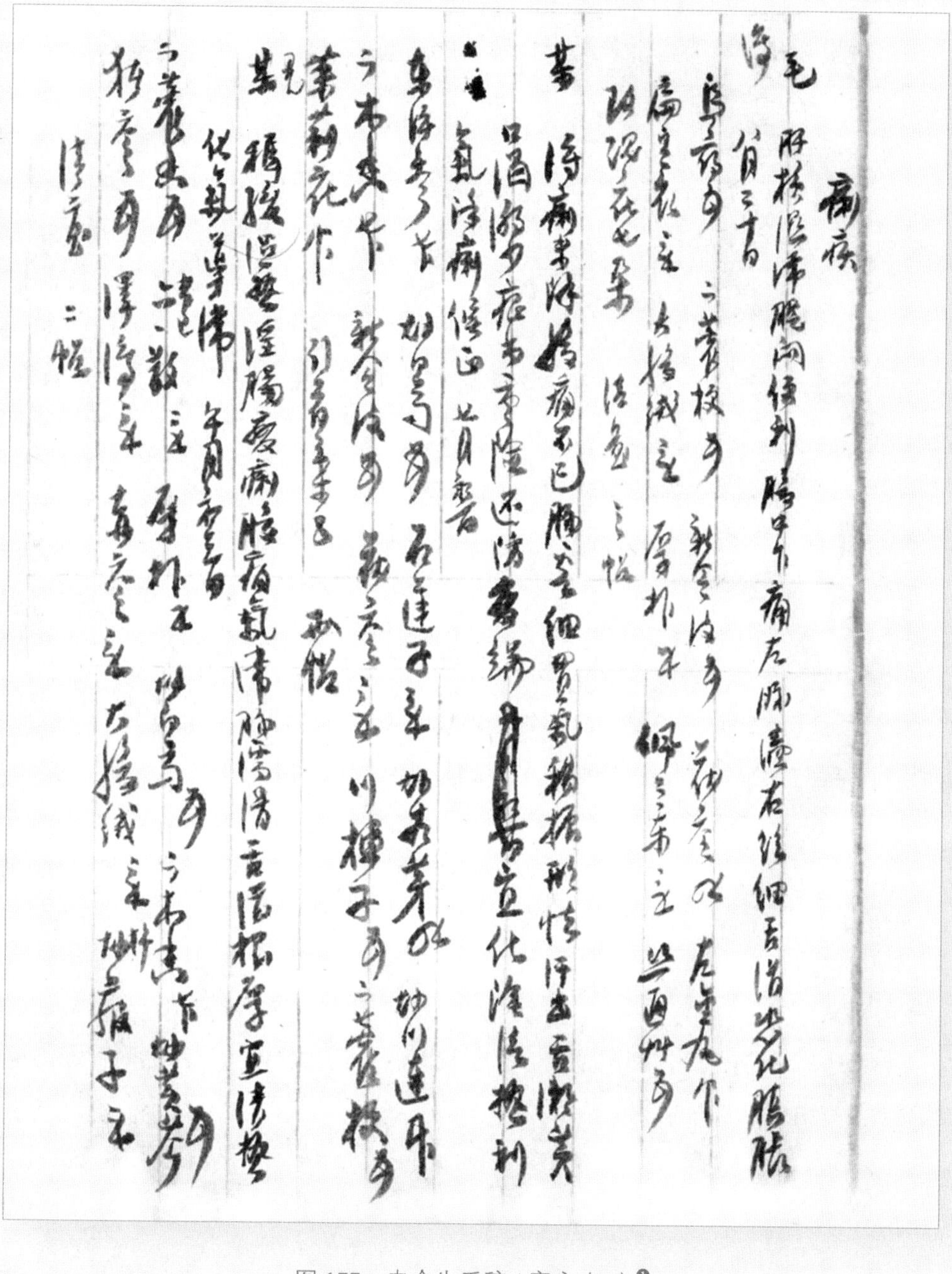

图 177　史介生手稿 / 痢疾（9）[1]

[1] 本图中第 1、3 案为未标示的重复医案。释文见第 531 案。

▌529▐

李　痢下赤白，腹痛，里急不爽，脉濡细，右弦，舌黄，恶心身热。宜防噤口之虑。

广藿香二钱　原滑石四钱　红藤一钱半　瓜蒌皮三钱　枳壳一钱半　炒菔子三钱　炒黄芩一钱半　炒白芍一钱半　广木香八分　广郁金三钱（原，杵）　楂炭三钱

清煎，二帖。

▌530▐

痢已带粪，脉细数，舌红稍和，小溲略利，咽干音嘶。宜清热解毒，不致变幻无虑。

马勃一钱　白头翁一钱半　黄草石斛三钱　银花三钱　人中黄八分　石莲子三钱（杵）　原滑石四钱　生白芍一钱半　生谷芽四钱　天花粉一钱半　丹皮二钱

清煎，三帖。

▌531▐

某　泻痢未除，腹痛不已，脉虚细，胃气稍振，形怯汗出，舌微黄，口渴溺少。症尚重险，还防变端。宜化湿清热，利气除痢，候正。七月初一日

东洋参七分　炒白芍一钱半　石莲子三钱　炒谷芽四钱　炒川连五分　广木香七分　新会皮一钱半　茯苓三钱　川楝子一钱半　广藿梗一钱半　茉莉花八分　（引）荷叶一角

两帖。

▌532▐

某　女孩，泄热化气，痛利稍减，恶心较差，脉涩数，舌黄。湿热尚存，仍遵前法加减再进。九月初二日

川连一钱半（吴萸三分拌炒）　原滑石四钱　银花一钱半　炒白芍一钱半　广木香七分　秦皮一钱　藿香一钱半　人中黄八分　枳壳一钱半　红藤一钱半　草决明三钱（即青葙子）　（引）马齿苋三钱

二帖。

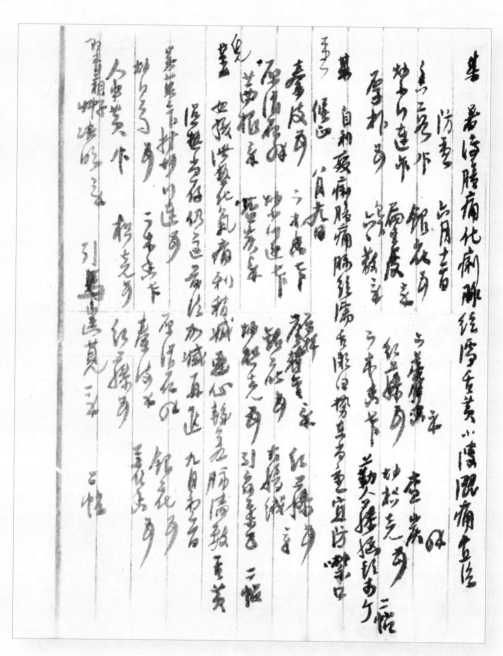

图 178　史介生手稿 / 痢疾（10）❶

❶　本图中第 1 案为未标示的重复医案，第 2 案为已标示的重复医案。释文见第 532 案。

十五 疟疾（533～550）

┃533┃

吴 疾疟，日晏已发三期，脉细左弦，舌厚微黄，神识恍惚。宜清脾饮加减治之。桂月初二日

炒青皮八分 厚朴一钱 酒炒柴胡一钱 仙半夏一钱半 炒淡芩一钱半 石菖蒲五分 红花七分 川芎一钱 威灵仙一钱半 山楂三钱 苏合九一粒（去壳剪碎吞服）

清煎，二帖。

┃534┃

李 寒热较差，脉弦，舌微黄，咳痰气逆。宜和解消痰为治。十月廿二日

酒炒柴胡一钱 炒黄芩一钱半 仙半夏一钱半 桔梗一钱半 炙甘草五分 光杏仁三钱 橘红一钱半 金沸花三钱（包下） 焦栀三钱 象贝三钱 前胡一钱半

清下，三帖。

┃535┃

大疟犹来，脉虚盗汗，舌黄咳痰，四肢酸楚。宜何人饮治之。

东洋参一钱半 仙半夏一钱半 炙虎骨三钱（杵） 当归一钱半 川贝一钱半（不杵） 淮牛膝三钱 制首乌三钱 生牡蛎四钱 秦艽一钱半 鼠妇三分 豨莶草三钱

清煎，四帖。

┃536┃

唐 感冒湿邪化疟，头疼无汗，脉浮濡，舌黄滑，溲赤。姑宜解表清利。六月廿八日

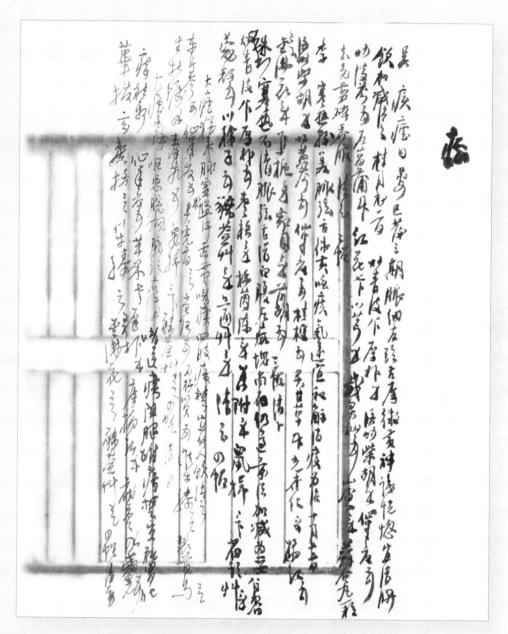

图179　史介生手稿/疟疾（1）●

淡豉二钱　白芷八分　川芎一钱　炒青皮八分　赤苓三钱　白蔻仁八分（冲）　棉茵陈三钱　原滑石四钱　炒黄芩一钱半　广藿香二钱　光杏仁三钱

清下，二帖。

▌537▌

孙　稚孩肺疟，呛咳痰阻，关纹微红。防变惊风。七月初七日

金沸花三钱（包）　炒姜蚕一钱半　桔梗一钱　淡豉一钱半　煅石膏一钱半　仙半夏一钱半　前胡一钱半　光杏仁三钱　象贝三钱　白蔻仁七分（冲）　广橘红一钱　（引）鲜竹肉一九

二帖。

▌538▌

黄　秋感，恶寒发热如疟，脉寸浮弦，舌白头疼，神倦欲寐。宜治防变惊风。

淡豉一钱半　厚朴八分　川芎一钱　桔梗一钱　白蔻仁八分（冲）　玉枢丹二分（冲）　广藿香二钱　广橘红一钱　苏梗一钱半　丝通草一钱半　焦神曲三钱　（引）桑梗尺许

二帖。

▌539▌

丁　三疟犹来，脉虚左弦细，舌微黄，头晕耳鸣。宜清少阳为主。七月初四日

苦丁茶一钱半　远志肉八分　石菖蒲七分　青蒿梗一钱　焦栀三钱　抱木茯神四钱　苍耳子三钱　光杏仁三钱　甘菊二钱　淡竹叶一钱　原滑石四钱　（引）荷蒂乙个

三帖。

▌540▌

徐　女孩，舌滑白，便泻，脉弦气口大，疟乃三日而发。此口腹不慎，湿热内起，蕴蓄足太阴使然。宜和中分消。七月初五

炒青皮八分　厚朴八分　大腹绒三钱　仙半夏一钱半　新会皮一钱半　赤苓三钱　白蔻仁八分（冲）　山楂三钱　丝通草二钱　生米仁四钱　威灵仙一钱半

清下，三帖。

▌541▌

王　少阳头疼，寒热交作如疟，脉弦，舌微白，里半截嫩黄。宜和解祛邪。八月

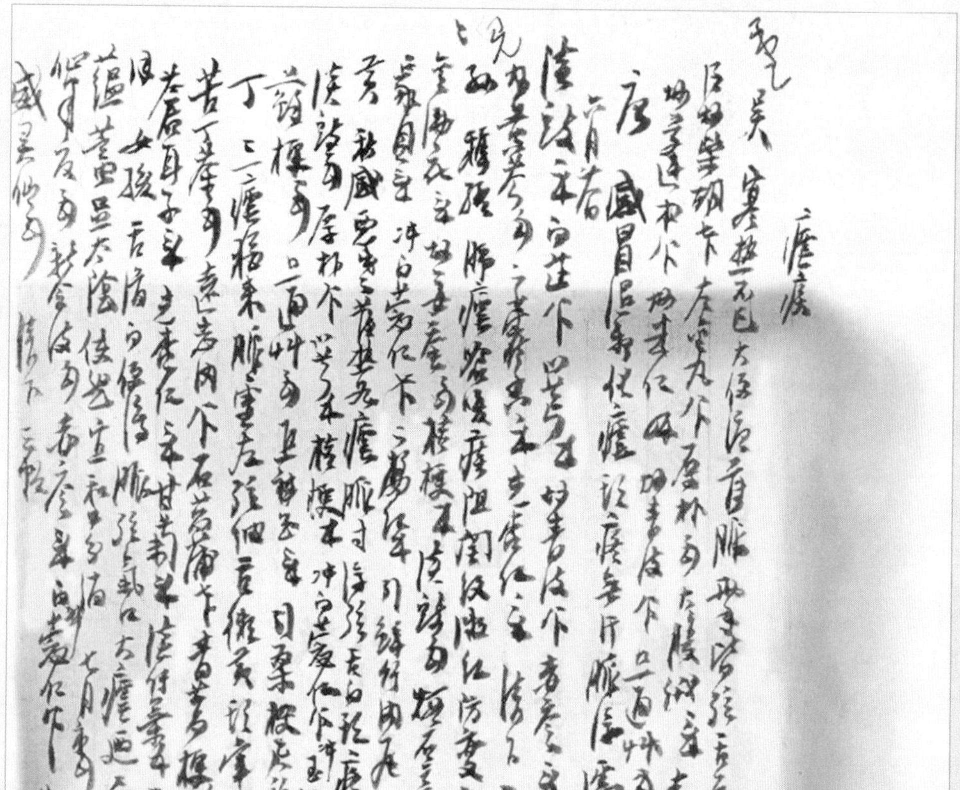

图 180　史介生手稿 / 疟疾（2）[1]

[1] 本图中第 1 案为已标示的重复医案。释文 见第 536 ～ 540 案。

初五日

酒炒柴胡一钱　炒淡芩一钱半　仙半夏一钱半　炒青皮八分　厚朴一钱　丝通草一钱半

川芎一钱　白芷八分　棉茵陈三钱　广藿香二钱　白蔻仁八分（冲）

清煎，二帖。

▍542▍

朱　寒热不清，脉弦，舌滑白，腹左瘕块尚存。仍遵前法加减为妥。八月初八日

炒青皮八分　厚朴一钱半　枣槟三钱　棉茵陈三钱　香附二钱　鼠妇三分　省头草三钱

蔻壳一钱半　川楝子一钱半　豨莶草三钱　丝通草三钱

清煎，四帖。

▍543▍

任　湿热寒热，脉弦左濡，舌厚微黄，脘闷，气逆血随。宜和中清利。八月初四日

炒青皮八分　厚朴一钱　枣槟一钱半　柴胡一钱　淡芩一钱半　山楂三钱　制香附三钱

焦栀三钱　威灵仙一钱半　棉茵陈三钱　焦神曲三钱

清煎，二帖。

▍544▍

金　寒热未除，脉弦细，舌微白，呛咳肢楚。宜清肺除邪以截之。八月廿日

仙半夏一钱半　川贝一钱半（不杵）　炙甘草五分　酒炒柴胡一钱　广橘红一钱　白前一钱半　金沸花三钱（包下）　光杏仁三钱　威灵仙一钱半　炒青皮八分　谷芽四钱　（引）鲜竹肉一丸

三帖。

▍545▍

边　暑湿化疟，三日而作，脉濡舌滑，脘闷溲赤。宜和中清利。八月十二日

炒青皮八分　厚朴一钱半　大腹绒三钱　棉茵陈三钱　炒淡芩一钱半　仙半夏一钱半

生香附二钱　赤苓三钱　炒谷芽四钱　广藿香二钱　白蔻仁八分（冲）

清下，三帖。

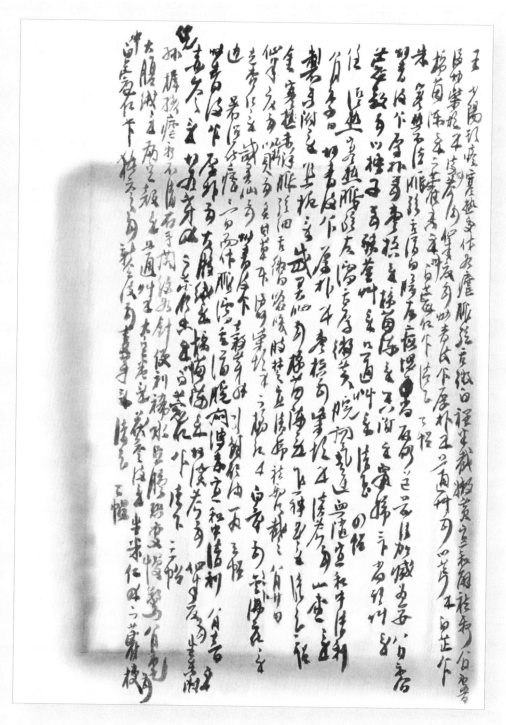

图181　史介生手稿/疟疾（3）❶

❶　本图释文见第541～546案。

546

孙　稚孩，疟邪不清，右手关纹如针，便利稀水，足肿。恐变慢惊。八月初七

大腹绒三钱　扁豆壳三钱　丝通草一钱　大豆卷三钱　茯苓皮三钱　生米仁四钱　广藿梗一钱半　白蔻仁七分（冲）　猪苓一钱半　新会皮一钱半　麦芽三钱

清煎，二帖。

547-1

某氏　疟邪化胀，经闭，腹膨肠鸣，舌滑面浮，脉涩滞，跗肿欲破。属棘手重症，立法候正。四月廿九日

海金沙四钱（包下）　厚朴一钱半　冬瓜皮三钱　大腹绒三钱　防己一钱半　茯苓皮四钱　炒谷芽四钱　椒目四分　车前三钱　新会皮一钱半　地骷髅三钱

清煎，三帖。

547-2

又　疟邪犹来，六脉虚细，头晕力怯，胃馁少纳，舌色较薄。宜何人饮治之。五月初二日

东洋参一钱　当归一钱半　制首乌三钱　仙半夏一钱半　新会皮一钱半　淮牛膝三钱　炒谷芽四钱　抱木茯神四钱　杞子二钱　白蒺藜三钱（去刺）　威灵仙一钱半

清煎，三帖。

548-1

徐　腹痛便泻未除，脉涩左弦细，癸水不调，疟仍三日而发。宜和中祛湿为妥。十一月初五日

煨草果八分（去壳）　棉茵陈三钱　佩兰三钱　大腹绒三钱　厚朴一钱半　广木香七分　赤苓三钱　广藿梗二钱　乌药一钱半　青皮八分　炒谷芽四钱　玫瑰花七朵

清煎，四帖。

548-2

又　疟邪犹来，大便仍滑，脉沉弦，左涩细，癸水不调。湿渍太阴，仍遵前法加减为妥。十一月初九日

煨草果八分　青皮八分　广木香七分　苍术一钱半　大腹绒三钱　厚朴一钱半　赤苓三钱

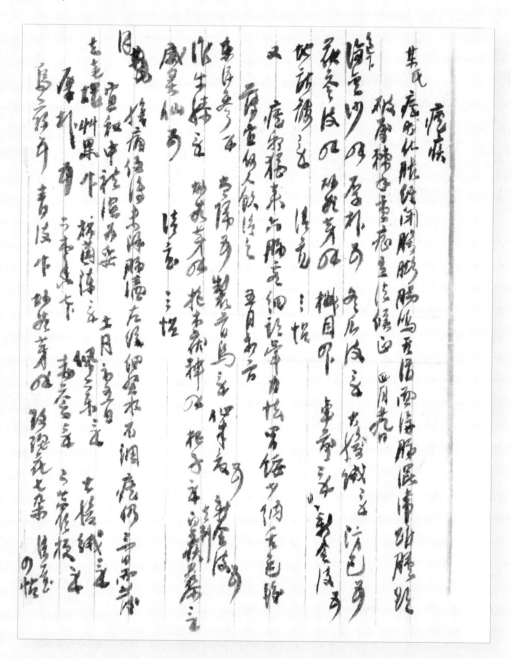

图 182 　史介生手稿 / 疟疾（4）❶

炒谷芽_{四钱}　棉茵陈_{三钱}　猪苓_{一钱半}　威灵仙_{一钱半}　玫瑰花_{七朵}

清煎，四帖。

▌549▐

吴　寒热不已，大便溏薄，脉两手皆弦，舌色微黄。仍遵前法加减为妥。六月七日

酒炒柴胡_{七分}　大腹绒_{三钱}　炙鳖甲_{三钱（杵）}　炒青皮_{八分}　左金丸_{八分}　赤苓_{四钱}　炒蓬术_{八分}　丝通草_{一钱半}　厚朴_{一钱半}　川楝子_{一钱半}　炒米仁_{四钱}

清煎，四帖。

▌550▐

李　舌白脉弦，寒热交作，脘闷肢楚，溲赤。宜清脾饮加减治之。十二月初八日

酒炒柴胡_{一钱}　仙半夏_{一钱半}　炒苍术_{一钱半}　白蔻仁_{八分（冲）}　厚朴_{一钱半}　炒黄芩_{一钱半}　赤苓_{三钱}　威灵仙_{一钱半}　炒青皮_{八分}　棉茵陈_{三钱}　通草_{一钱半}　（引）老姜_{三片}

二帖。

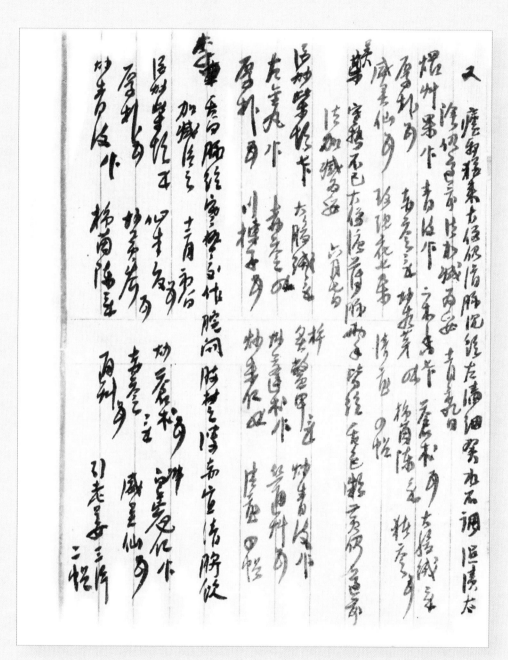

图183　史介生手稿/疟疾（5）❶

---

❶　本图释文见第 548-2 ～ 550 案。

十六 黄疸（551～553）

┃551┃

丁　湿热阻气，舌黄滑，胃钝，目白黄，溲溺赤。宜苦辛淡渗，慎防疸症。

棉茵陈三钱　大腹绒三钱　光杏仁三钱　仙半夏一钱半　厚朴一钱半　蔻壳一钱半　炒谷芽四钱　猪苓一钱半　鸡内金三钱　通草一钱半　焦神曲四钱

清煎，二帖。

┃552┃

陈　舌白面黄，脉濡，跗重溲赤。此由暑湿伤气使然，宜防疸症。七月十二日

棉茵陈三钱　厚朴一钱半　生米仁四钱　大腹绒三钱　白蔻仁八分（冲）　丝通草一钱半　泽泻三钱　浙茯苓三钱　鸡内金三钱　焦神曲三钱　大豆卷三钱

清煎，三帖。

┃553┃

钱　湿热内着，舌厚微黄，脉弦濡，面目黄。宜防疸症。七月十三日

棉茵陈三钱　厚朴一钱　大豆卷三钱　大腹绒三钱　猪苓一钱半　焦神曲四钱　生米仁四钱　茯苓皮四钱　鸡内金三钱　炒黄芩一钱半　原滑石四钱

三帖。

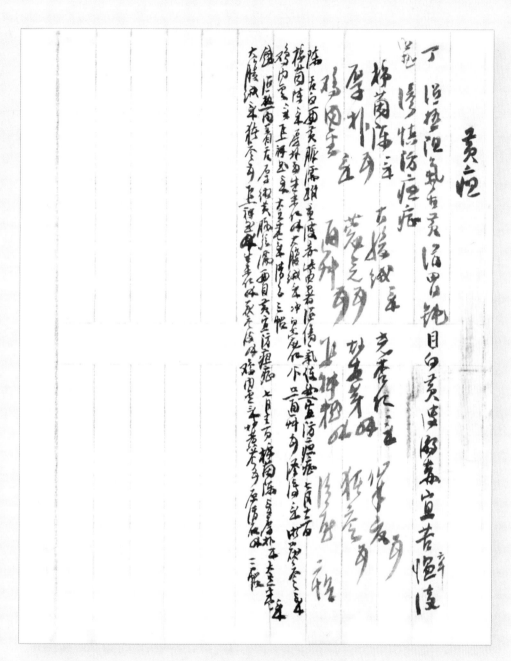

图 184　史介生手稿 / 黄疸❶

❶　本图释文见第 551～553 案。

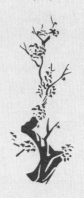

卷

四

（一）肿胀（554～580）　　（二）遗精（581～587）

（三）淋浊（588）　　　　　（四）疮疡（589～594）

（五）调经（595～610）　　（六）带下（611～623）

（七）胎前（624～636）　　（八）产后（637～649）

一 肿胀（554～580）

‖ 554 ‖

某　湿热痞结化胀，脉弦细，舌滑白，便溏溺少。症非轻藐，宜治防重。午月九日

炒小川连七分　厚朴一钱半　炒菔子二钱（杵）　制香附三钱　光杏仁三钱　原滑石四钱　鸡内金三钱　炒枳壳一钱半　大腹绒三钱　猪苓一钱半　沉香曲一钱半

清煎，三帖。

‖ 555 ‖

某　肝胃已和，脘格较差，脉弦濡，舌滑足肿。此湿郁足少阴，宜分消为治。正月廿三日

生牡蛎四钱　泽泻三钱　杜赤小豆四钱　大腹绒三钱　厚朴一钱　沉香曲一钱半　蔻壳一钱半　通草一钱半　炒谷芽四钱　茯苓皮四钱　佛手花八分

清煎，三帖。

‖ 556 ‖

某　寒热犹来，脉涩滞，面跗浮肿，缘湿郁于脾阳，舌滑白中淡黄。宜通阳利湿为治。十月十八日

大腹绒三钱　椒目五分　鼠妇三分　淡附子片一钱　茯苓皮四钱　棉茵陈三钱　猪苓一钱半　白蔻仁八分（冲）　泽泻三钱　防己一钱半　地骷髅三钱　（引）老姜三片

三帖。

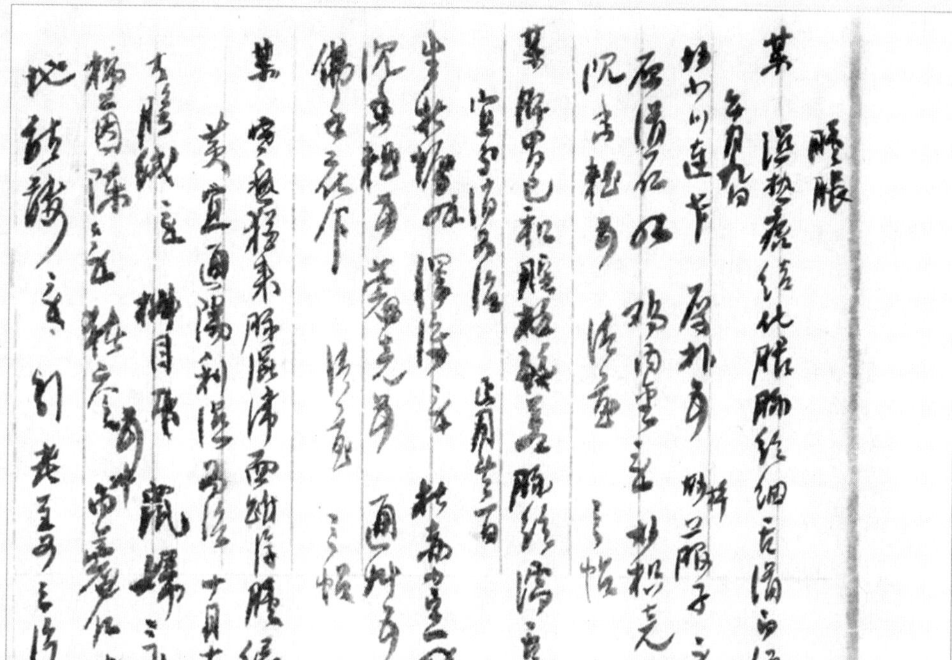

图 185　史介生手稿 / 肿胀（1）[1]

[1] 本图释文见第 554 ～ 556 案。

‖557‖

某　浮肿较减，呛咳不已，脉涩滞，舌滑灰黄。湿热尚存，还宜前法加减为妥。九月初二日

金沸花三钱（包下）　苏梗二钱　大腹绒三钱　杜赤小豆二钱　茯苓三钱　白藓皮三钱　猪苓一钱半　地肤子三钱　海金沙三钱　丝通草一钱半　新会皮一钱半　白薇三钱

清煎，三帖。

‖558‖

某　腹满稍和，顷脉弦细，大便艰涩，欲解不爽，舌滑，胃纳较和。还宜前法加减为妥。九月十三日

制锦纹三钱　淡附片一钱　炒川连七分　炒白芍一钱半　枳实一钱半　枣槟三钱　甘松四分　丝通草一钱半　冬瓜皮三钱　鸡内金三钱　佛手花八分

清煎，四帖。

‖559‖

某　风肿气逆，夜不安寐，脉寸弦细，癸来涩少，呛咳溺少。势在重险，宜开鬼门、洁净府，候正。十月廿五日

炙麻黄七分　桂枝五分　光杏仁三钱　杜赤小豆三钱　车前三钱　丝通草一钱半　大腹绒三钱　苏梗二钱　猪苓一钱半　陈皮一钱半　金沸花三钱（包下）　（引）陈葫芦壳五钱

三帖。

‖560‖

徐　面跗犹肿，脉涩滞，右濡细，舌色灰腻，寒热不断。湿热未罢，宜利湿和中。十二月初十日

棉茵陈三钱　桂枝六分　焦栀三钱　生米仁四钱　赤苓三钱　原滑石四钱　大腹绒三钱　地骷髅三钱　防己一钱半　大豆卷三钱　冬瓜皮三钱

清煎，三帖。

‖561‖

钱　呛咳未除，腿跗仍肿，脉濡细而涩，舌黄滑。湿热下泛，还宜前法加减再进。正月廿三日

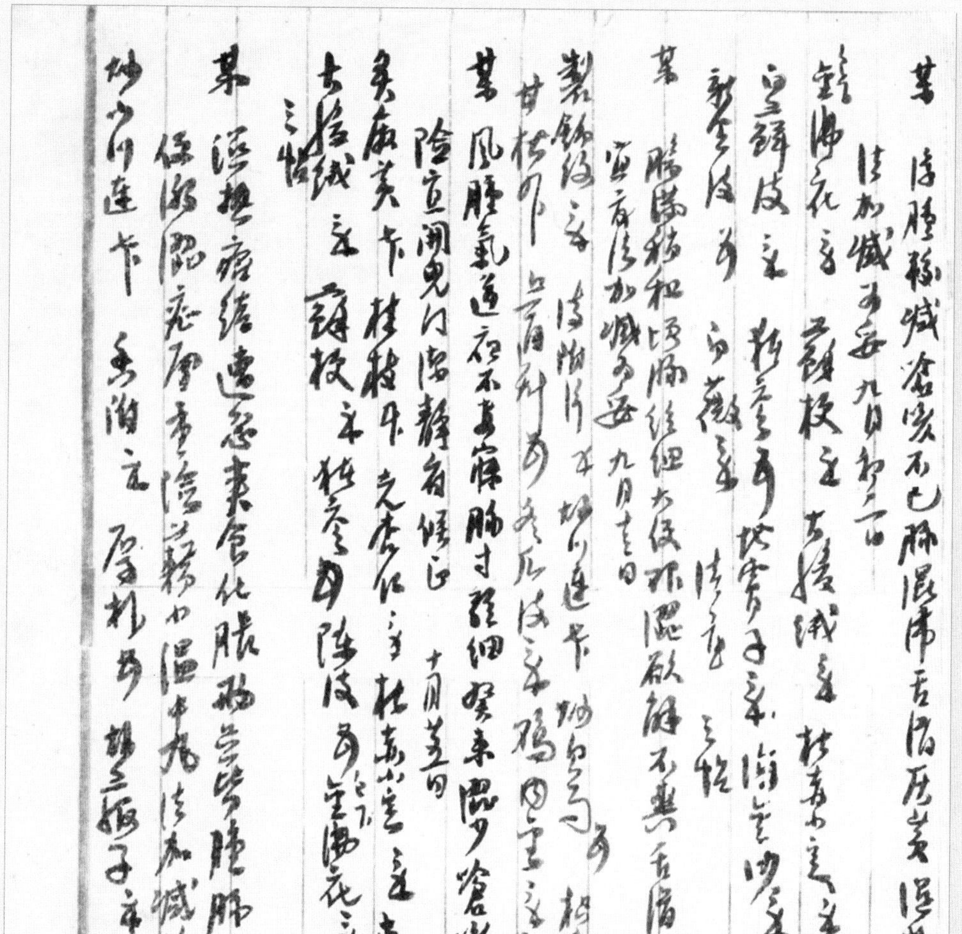

图 186　史介生手稿 / 肿胀（2）[1]

[1] 本图中第 4 案为未标示的重复医案。释文见第 557 ～ 559 案。

金沸花三钱（包下）　紫菀一钱半　忍冬藤三钱　生牡蛎四钱　赤苓三钱　川贝一钱半（不杵）　生米仁四钱　地骷髅三钱　甜葶苈子三钱　光杏仁三钱　泽泻三钱

清煎，四帖。

▌562▐

叶　气阻经隧，湿热蕴蓄于血分，脉两手皆涩，舌滑白，气冲脘闷，身半以下浮肿，右偏头疼。非轻藐之症，防崩。八月十四日

乌药一钱半　佩兰三钱　大腹绒三钱　当归二钱　川芎一钱　木蝴蝶四分　炒青皮八分　沉香五分（冲）　东瓜子三钱　蔻壳一钱半　绿萼梅一钱半

清下，四帖。

▌563▐

张　暑湿客气，脉濡，舌滑白，面跗浮肿，脘闷便溏。宜防膜胀。八月初九日

大腹绒三钱　炒车前三钱　原滑石四钱　生香附二钱　茯苓皮四钱　杜赤小豆三钱　丝通草一钱半　生米仁四钱　焦神曲三钱　蔻壳一钱半　佛手花八分

清下，三帖。

▌564▐

王　风湿未罢，寒热犹来，脉浮濡，舌滑白，面跗浮肿。还防化胀。八月初九日

棉茵陈三钱　桂枝七分　防己一钱半　大腹绒三钱　原滑石四钱　炒黄芩一钱半　仙半夏一钱半　茯苓皮四钱　杜赤小豆三钱　炒青皮八分　威灵仙一钱半　猪苓一钱半　（引）老姜三片

三帖。

▌565▐

袁　头面犹肿，舌白，寒热交作，脉弦，人迎实大。宜清解为治，防重。七月廿二日

酒炒柴胡一钱　连翘三钱　野黄菊二钱　马勃一钱半　炒淡芩一钱半　桔梗一钱半　元参三钱　牛蒡子一钱半　炒姜蚕三钱　夏枯草二钱　苦丁茶一钱半

清下，二帖。

▌566▐

徐　囊跗浮肿较减，脉虚左弦细，舌白，潮热便溏。仍遵前法加减为妥。七月

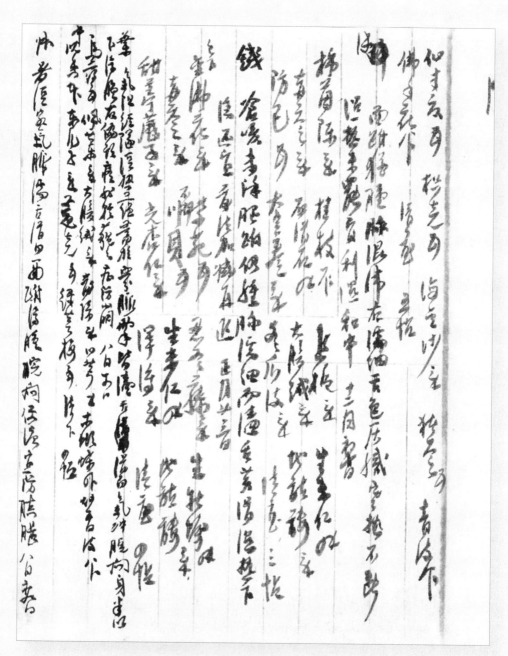

图 187　史介生手稿 / 肿胀（3）[1]

十三日

大腹绒三钱　蔻壳一钱　杜赤小豆三钱　光杏仁三钱　茯苓皮四钱　丝通草一钱半

东瓜皮三钱　猪苓一钱半　大豆卷三钱　广藿梗一钱半　佛手花八分

清煎，三帖。

■ 567 ■

陆　女孩风肿，气逆呛咳，鼻流清涕，脉浮，气口滑，身热。症非轻，宜辛散消痰，解肌退肿。七月初五日

炙麻黄五分　煅石膏三钱　光杏仁三钱　苏子一钱半（杵）　广橘红一钱　煨葛根一钱

仙半夏一钱半　炒淡芩二钱　炒菔子一钱半　前胡一钱半　浮萍一钱

清煎，二帖。

■ 568 ■

徐　雨湿外袭，面黄脘闷，小溲赤涩作痛。宜防膜胀。七月初三日

棉茵陈三钱　厚朴一钱半　鸡内金三钱　大腹绒三钱　炒车前三钱　滑石四钱　焦神曲三钱　赤苓三钱　白蔻仁八分（冲）　海金沙三钱（包下）　木通一钱

清下，四帖。

■ 569 ■

陆　案列于前，顷脉弦濡，舌白，面浮无华色。仍遵前法加减为妥。六月十八日

棉茵陈三钱　茯苓三钱　生米仁四钱　蔻壳一钱半　东瓜子三钱　大腹绒三钱　丝通草一钱半　佩兰三钱　新会皮一钱半　豨莶草三钱　杜赤小豆三钱

清煎，三帖。

■ 570-1 ■

周　前药已效，浮肿较减，脉弦濡，舌滑咳逆。仍遵前法加减为稳。八月十八日

炒青皮八分　厚朴一钱　酒炒柴胡八分　仙半夏一钱半　炒淡芩一钱半　光杏仁三钱　大腹绒三钱　茯苓皮四钱　猪苓一钱半　炒菔子三钱（杵）　东瓜皮三钱　（引）桑梗尺许

三帖。

■ 570-2 ■

又　浮肿尚存，脉濡滑，舌根厚，呛咳。宜分清为治，究非轻藐之症。八月廿

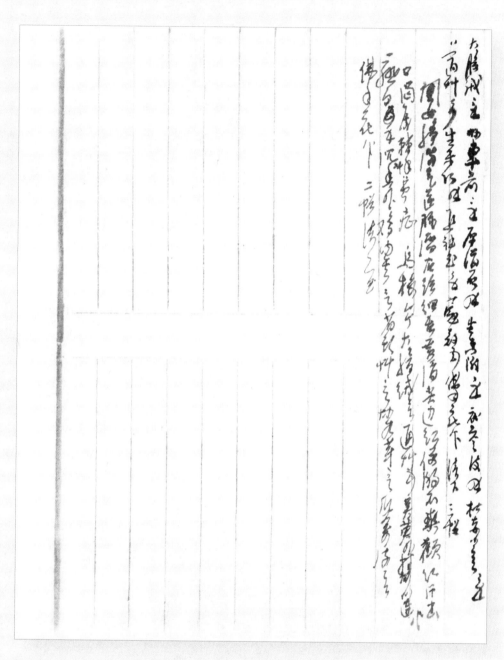

图 188　史介生手稿 / 肿胀（4）❶

---

❶　本图中第 1 案与《邵氏医案》重复，第 1 案前的部分医案接上页。释文见第 563 案。

二日

金沸花三钱（包下）　光杏仁三钱　杜赤小豆三钱　葶苈子三钱　茯苓皮四钱　生米仁四钱　白前一钱半　东瓜皮三钱　丝通草一钱半　猪苓一钱半　地骷髅三钱

清煎，三帖。

▌571▐

夏　脱力夹杂湿热，舌滑白，脘痞胕重，脉弦濡，头疼溲赤。宜清利为先。九月初五

棉茵陈三钱　豨莶草三钱　晚蚕沙三钱（包下）　川芎一钱　白芷八分　茯苓皮四钱　生香附三钱　厚朴一钱半　炒麦芽三钱　生米仁四钱　丝通草一钱半　（引）桑梗尺许

二帖。

▌572▐

徐　中痞气逆，脉弦濡，舌滑，腿胕浮肿。宜分消和中，防胀。二月廿九日

生牡蛎四钱　泽泻三钱　防己一钱半　杜赤小豆三钱　生香附三钱　丝通草一钱半　东瓜皮三钱　炒车前三钱　鸡内金三钱　大腹绒三钱　佛手花八分

清煎，三帖。

▌573▐

袁　案列于前，腹满较和，脉小滑，舌厚腻，胕浮。仍遵前法加减为妥。五月初二日

大腹绒三钱　车前三钱　天仙藤三钱　江西术八分　苏梗一钱半　新会皮一钱半　乌药一钱半　炒谷芽四钱　冬瓜皮三钱　豨莶草三钱　绿萼梅一钱半

清煎，三帖。

▌574▐

胡　大便仍艰不畅，脉濡细左涩，脘中稍和，肝块不散，浮肿略退。尤防膜胀。六月廿九日

淡苁蓉三钱　当归一钱半　川芎一钱　蔻壳一钱半　茯苓三钱　乌药二钱　大腹绒三钱　佩兰三钱　丝通草一钱半　新会皮一钱半　绿萼梅一钱半

清下，五帖。

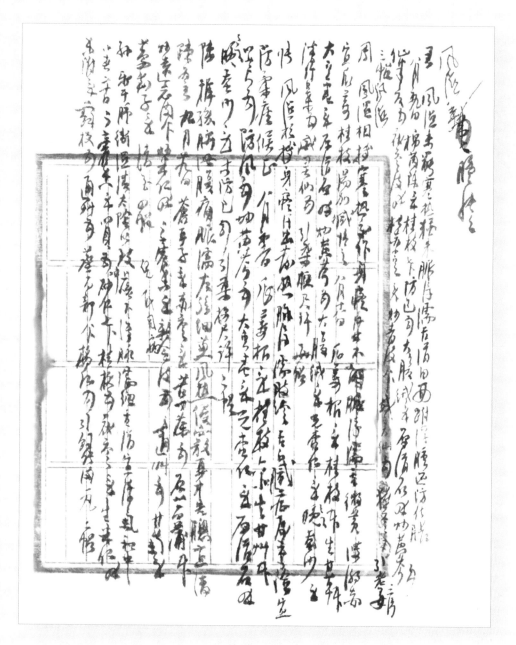

图 189　史介生手稿 / 肿胀（5）●

---

❶　本图中第 2、5 案为未标示的重复医案，第 3 案应为"风"，第 4 案应为"腹痛"。释文见第 564 案。

▌575▐

徐　湿热痞结，遭忿夹食化胀，两足皆肿，脉弦细，舌厚腻，便溺涩。症属重险，藉小温中丸法加减治之。六月初十日

炒小川连七分　香附二钱　厚朴一钱半　炒菔子二钱（杵）　赤苓三钱　仙半夏一钱半
炒枳壳一钱半　海金沙三钱（包下）　猪苓一钱半　炒青皮八分　佛手花八分

清下，五帖。

▌576-1▐

项　跗肿不退，脉仍涩滞，舌白厚，脘闷溲短。还防膜胀。六月廿七日

大腹绒三钱　炒车前三钱　杜赤小豆三钱　东瓜皮三钱　香附二钱　丝通草一钱半
海金沙三钱（包）　猪苓一钱半　泽泻三钱　鸡内金三钱　炒麦芽三钱　地骷髅三钱

清煎，四帖。

▌576-2▐

又　中焦稍和，跗肿已退，脉涩，左弦细，舌色尚厚，肢楚力怯。最怕膜胀。七月十二日

瓜蒌皮三钱　薤白一钱半　黄草川石斛三钱　省头草三钱　炒谷芽四钱　丝通草一钱半
鸡内金三钱　木蝴蝶四分　川楝子一钱半　左金丸八分　新会皮一钱半　绿萼梅一钱半

清下，四帖。

▌577▐

李　症由暑风夹湿，脉虚，舌微白，呛咳气急，面浮足肿，溺少。宜防膜胀。七月初七日

金沸花三钱（包下）　川贝一钱半　光杏仁三钱　桑皮一钱半　东瓜子一钱　丝通草一钱半
葶苈子三钱　杜赤小豆三钱　橘红一钱　大腹绒三钱　椒目四分

清煎，三帖。

▌578▐

张　奔豚气滞，睾丸筋掣作痛，脉沉弦，舌滑，上呕下泻。势恐膜胀。七月廿二日

巴戟肉一钱半　香附二钱　炒橘核三钱　川楝子一钱半　延胡二钱　炒青皮八分　川草

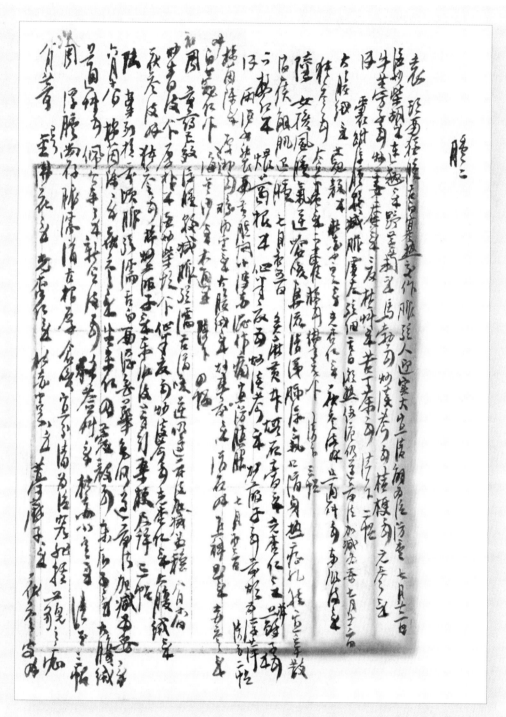

图 190　史介生手稿 / 肿胀（6）●

---

❶　本图中第 5、7 案分别标示"初""次"，位置做相应调整。释文见第 565 ～ 570-1、570-2 案。

351 ▶

薜三钱　泽泻三钱　胡芦巴一钱半　茯苓三钱　佛手花八分

清下，三帖。

▌579▌

孙　潮热不清，面跗已肿，脉弦右濡。湿未尽净，宜清热、利湿、消肿。七月初七日

银胡一钱　地骨皮三钱　茯苓皮四钱　大豆卷三钱　扁豆壳三钱　生米仁四钱　大腹绒三钱　新会皮一钱半　通草一钱半　东瓜皮三钱　绿萼梅一钱半

清下，三帖。

▌580▌

某　湿郁气滞肝横，脉两手皆弦，腹形胀满有瘕，大便结，舌根黄。势防膜胀。午月十八日

瓜蒌皮三钱　炒枳实一钱半　麻子仁三钱（杵）　大腹绒三钱　丝通草一钱半　更衣丸一钱半　鸡内金三钱　光杏仁三钱　省头草三钱　川楝子一钱半　薤白一钱半

清煎，三帖。（注：580案的手稿见图035，第3案）

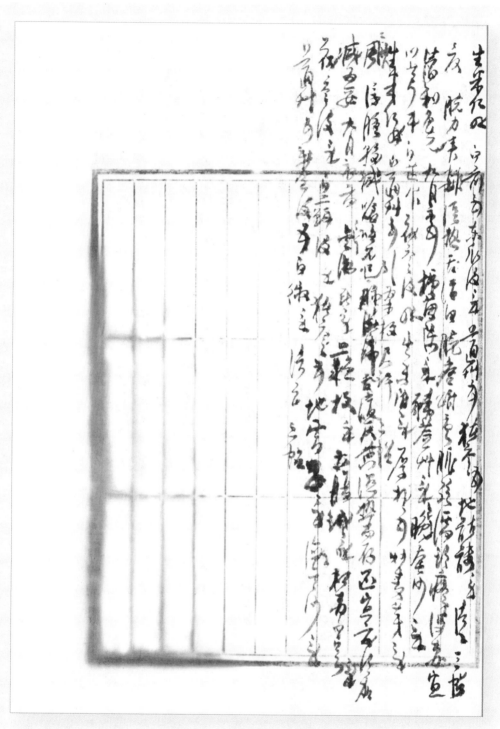

图 191　史介生手稿/肿胀（7）●

---

❶　本图中第 2 案为未标示的重复医案。释文见第 571 案。

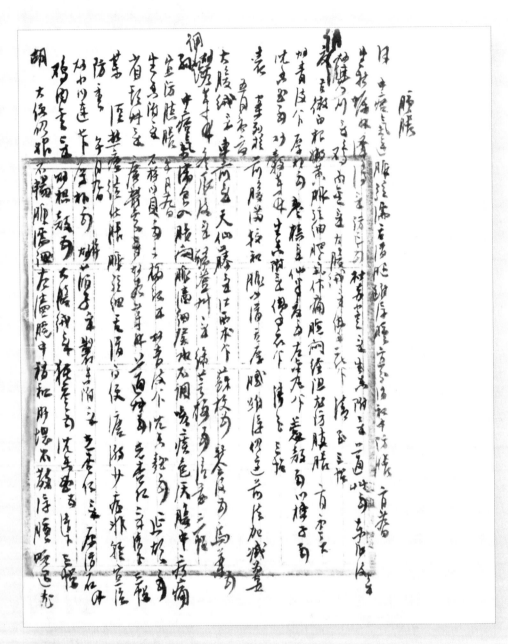

图 192　史介生手稿/肿胀（8）❶

❶　本图中第 2、5 案为未标示的重复医案，第 4 案标示"调经"。释文见第 572 ～ 574 案。

354

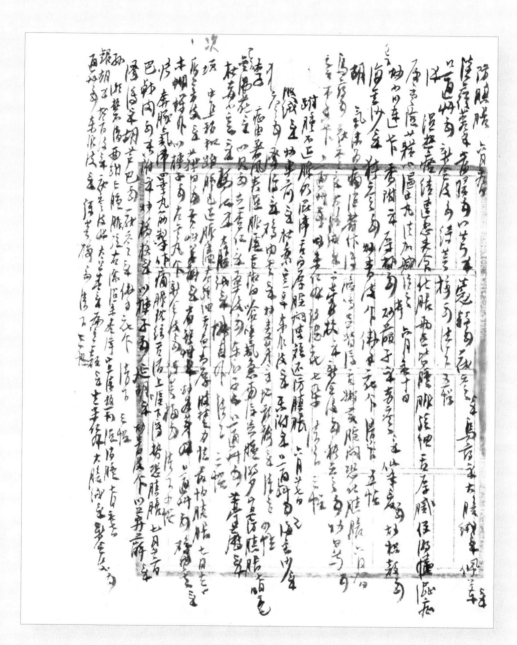

图 193　史介生手稿 / 肿胀（9）❶

❶　本图中第 2 案为未标示的重复医案；第 3、5 案分别标示"初""次"，位置做相应调整。
释文见第 575 ~ 579 案。

355　▶

二 遗精（581～587）

▌581▐

沈　湿热伤气，始起寒热，头重胸闷，脉细气口滑，咳痰稠白，下遗。宜栝蒌薤白治之。七月五日

陈杜栝蒌皮三钱　薤白一钱半　橘红一钱　生牡蛎四钱　川贝一钱半　光杏仁三钱　潼蒺藜三钱　蔻壳一钱半　丝通草一钱半　茯苓三钱　桑螵蛸一钱半

清下，四帖。

▌582▐

沈　水亏湿滞，左脉虚细，右濡，舌黄滑底红，脘闷，脐下胀闷，大便不畅，精滑。宜滋水以疏利。七月廿四日

潼蒺藜三钱　沉香五分（冲）　蕤仁一钱半　盐水炒川柏一钱　茯神四钱　泽泻三钱　鸡内金三钱　豨莶草三钱　生牡蛎四钱　麻子仁四钱（杵）　佛手花八分

三帖。

▌583▐

高　精滑较差，脉虚，头晕项掣，舌微黄。仍遵前法加减为稳。八月初十

生首乌三钱　甘菊二钱　煨天麻八分　潼蒺藜三钱　茯神四钱　黄草川石斛三钱　生牡蛎四钱　炒谷芽四钱　川芎一钱　东瓜子三钱　豨莶草三钱

清煎，四帖。

▌584▐

余　水不涵木，心肾不交，屡有遗滑，脉濡细，左寸关弦，舌滑底红，偶觉脘

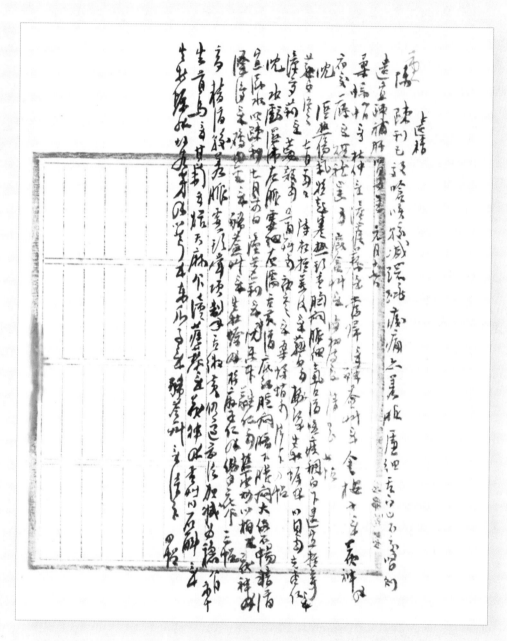

图 194　史介生手稿/遗精（1）❶

闷，头晕跗酸。宜滋水和肝为治。八月初四日

潼蒺藜三钱　泽泻三钱　生牡蛎四钱　夜交藤三钱　怀药三钱　抱木茯神四钱　起码霍斛三钱　豨莶草三钱　新会皮一钱半　煅龙齿一钱半　金樱子三钱

清煎，四帖。

▎585▏

陈　疏利已效，呛咳较减，环跳酸痛亦差，脉虚细，舌白，心不交肾则遗。宜疏补肝肾为主。元月十七日

桑螵蛸三钱　当归三钱　抱木茯神四钱　鹿含草三钱　炒杜仲三钱　豨莶草三钱　夜交藤三钱　海桐皮三钱　潼蒺藜三钱　金樱子三钱　煅龙齿一钱半

清煎，七帖。

▎586▏

沈　肝横气滞，脉弦坚，食入脘闷，心不交肾则遗。姑宜滋水平肝为妥。八月廿日

潼蒺藜三钱　抱木茯神四钱　生牡蛎四钱　左金丸八分　沉香曲一钱半　鸡内金三钱　蔻壳一钱半　省头草三钱　炒谷芽四钱　合欢皮三钱　绿萼梅一钱半

清煎，五帖。

▎587▏

王　咳嗽久累，脉虚右弦滑，舌嫩黄，腰疼精滑。宜清上益下为妥。三月初七日

北沙参三钱　炒杜仲三钱　生牡蛎四钱　紫菀一钱半　川贝一钱半（不杵）　豨莶草三钱　潼蒺藜三钱　怀药三钱　金樱子三钱　光杏仁三钱　夜交藤三钱

清煎，四帖。（注：587案的手稿见图094，第4案）

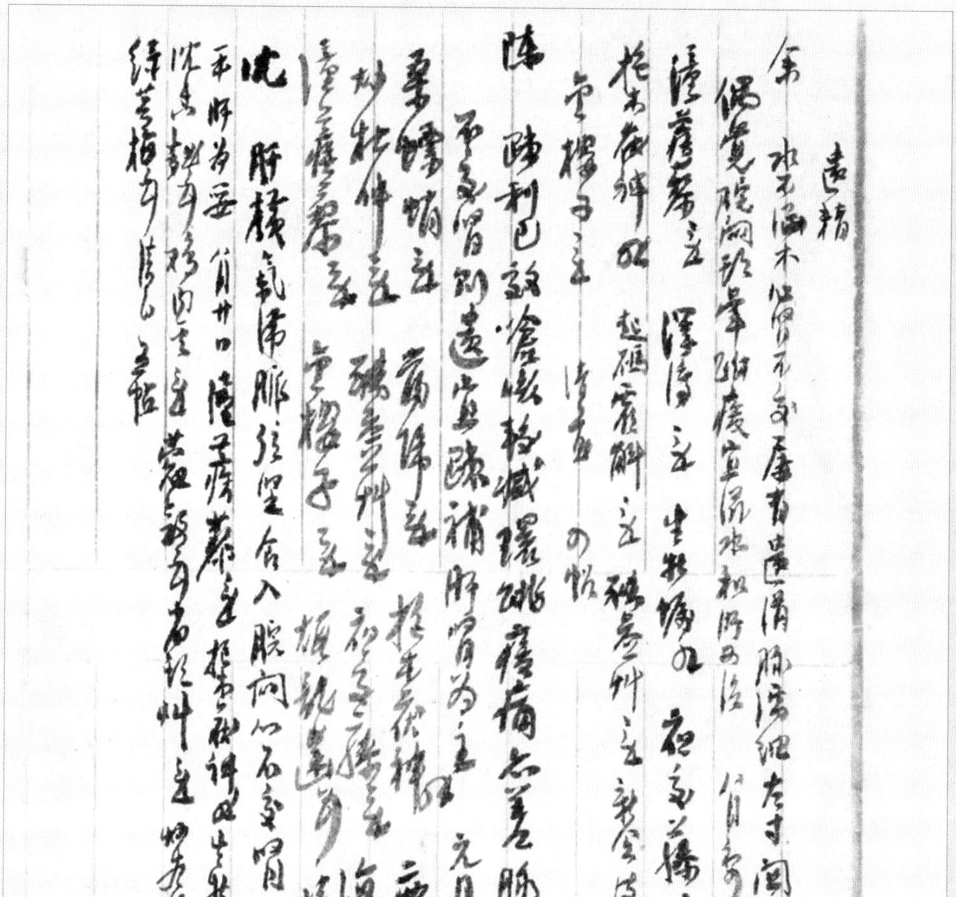

图 195　史介生手稿 / 遗精（2）[1]

❶　本图释文见第 584 ～ 586 案。

三　淋浊（588）

┃588┃

项　大便已通，语犹涩，脉滑数，舌黄，小溲热结似淋，腹痛。防见红。八月十九日

炒栀子三钱　炒条芩一钱半　苏梗一钱半　桑螵蛸三钱　炒车前三钱　海金沙三钱（包下）　生甘梢七分　天仙藤一钱半　大腹绒三钱　铁皮鲜石斛二钱　银花一钱半　炒远志肉八分

陈米淘泔水代水煎，三帖。

四　疮疡（589～594）

┃589┃

洪　疮毒内攻，身痛，发热乍寒，脉浮濡数，舌根黄腻，瘩不成痳，掌不能握，足不能步履。势在重险，宜防昏厥，候正。二月廿五日

玉枢丹二分（研冲）　连翘三钱　防风一钱半　干地龙一钱　银花一钱半　生白芍一钱半　焦枝三钱　天花粉三钱　荆芥一钱半　制乳香一钱半　紫花地丁三钱　（引）桑梗尺许

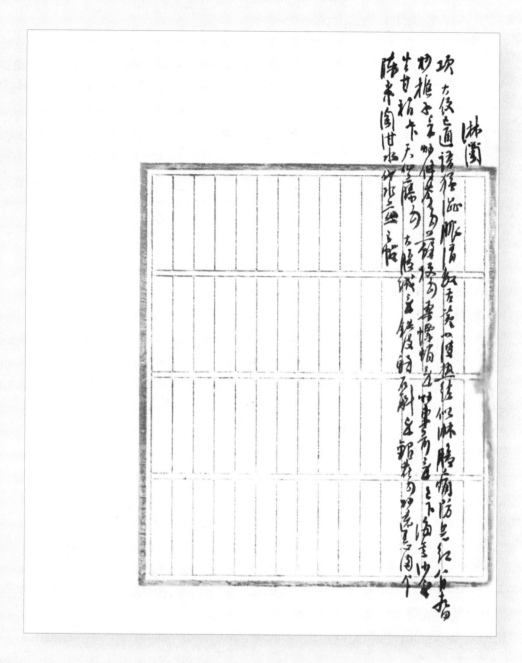

图 196　史介生手稿 / 淋浊 ^❶

---

❶　本图释文见第 588 案。

二帖。

▌590▐

王　前药已效，湿疮较减，脉濡滑，舌心空微黄。仍遵前法加减为妥。六月初二日

炒苍术一钱半　炒川柏一钱　防己一钱半　当归二钱　川芎一钱　茯苓皮四钱　生米仁四钱　地肤子三钱　丝通草一钱半　独活三钱　白藓皮三钱

清下，四帖。

▌591▐

某　暑疖面肿，脉弦细数，舌嫩黄，脘闷便结。宜败毒散加减治之。六月廿四

羌活一钱半　生甘草五分　酒炒柴胡八分　荆芥一钱半　川芎一钱　防风一钱半　广藿香二钱　炒小川连五分　桔梗一钱半　煅石膏三钱　连翘三钱　枳壳一钱半

清煎，二帖。

▌592▐

王　湿疮未除，脉涩滞，右弦濡，舌黄滑，胃钝，大便不畅。姑宜养血、清热、利湿。七月初二日

生地三钱　当归二钱　川芎一钱　白芷八分　茯苓皮四钱　地肤子三钱　制香附二钱　白藓皮三钱　青木香七分　炒苦参一钱　生米仁四钱

清下，四帖。

▌593▐

朱　寒热不清，舌白，便利不畅，脉濡滑，腰疼如折，溲赤。恐成痈。六月廿五日

晚蚕沙三钱（包下）　防己一钱半　制乳香一钱半　大豆卷三钱　原滑石四钱　省头草三钱　白蔻仁八分（冲）　丝通草一钱半　枳壳一钱半　光杏仁三钱　生米仁四钱　（引）丝瓜藤一把

二帖。

▌594▐

严氏　湿郁太阴，气机不利，便泻，肛痔下血，舌微白，嗣产以后，癸水未至，

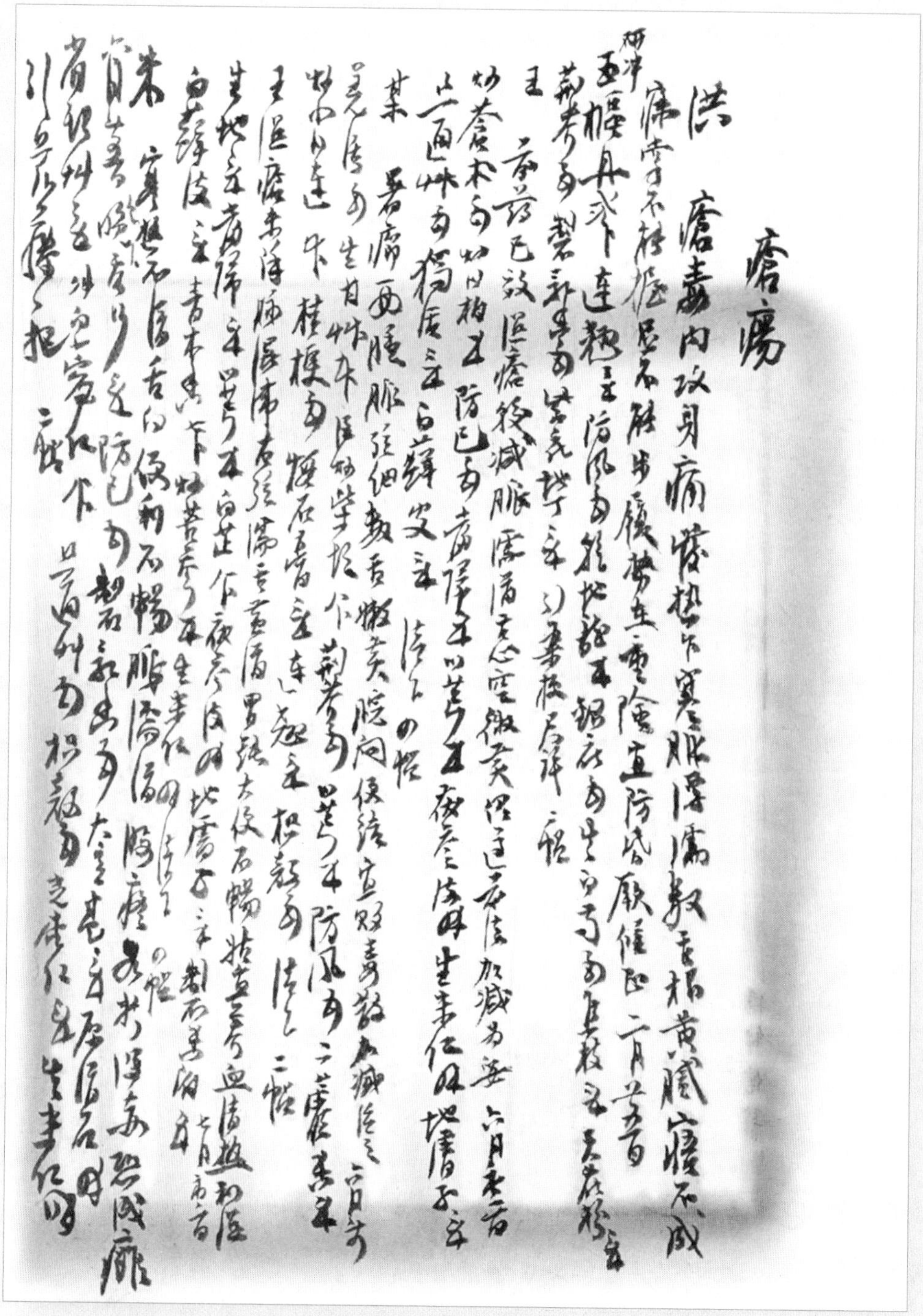

图 197　史介生手稿 / 疮疡（1）[1]

[1] 本图释文见第 589 ～ 593 案。

脘闷肠鸣。宜苍术地榆汤治之。五月初二日

　　苍术_{一钱半}　地榆_{三钱}　厚朴_{一钱半}　大腹绒_{三钱}　脏连丸_{一钱（吞）}　猪苓_{一钱半}　蔻壳_{一钱半}　赤茯苓_{四钱}　新会皮_{一钱半}　乌药_{一钱半}　玫瑰花_{五朵}

　　清煎，三帖。

五　调经（595～610）

▌595▌

王　腹痛脘闷，脉细，右滑大，头晕而疼，癸涩不调。宜和中、熄风、调经。七月初四日

　　焦神曲_{三钱}　香附_{二钱}　川芎_{一钱}　丹参_{三钱}　抱木茯苓_{四钱}　沉香曲_{一钱半}　煨天麻_{八分}　白蒺藜_{三钱}　佩兰_{三钱}　炒谷芽_{四钱}　佛手花_{八分}

　　清下，三帖。

▌596▌

李　当经行受风，头疼发热，周身脉络抽掣，脉弦细，右浮弦，腰疼如折。宜消风百解散加减治之，防痉厥。八月初四日

　　荆芥_{一钱半}　川芎_{一钱}　防风_{一钱半}　蝉衣_{一钱半}　连翘_{三钱}　炒姜蚕_{三钱}　西琥珀_{八分}　薄荷_{八分}　钩勾_{三钱}　秦艽_{一钱半}　木防己_{一钱半}　（引）鲜丝瓜藤_{一把}

　　二帖。

▌597▌

唐　癸水逾期，脘闷腹痛，脉来弦细，舌微黄，心悸。宜和肝理气为主。八月廿五日

　　当归_{一钱半}　制香附_{三钱}　炒白芍_{一钱半}　炒青皮_{八分}　木蝴蝶_{四分}　丹参_{三钱}　覆盆

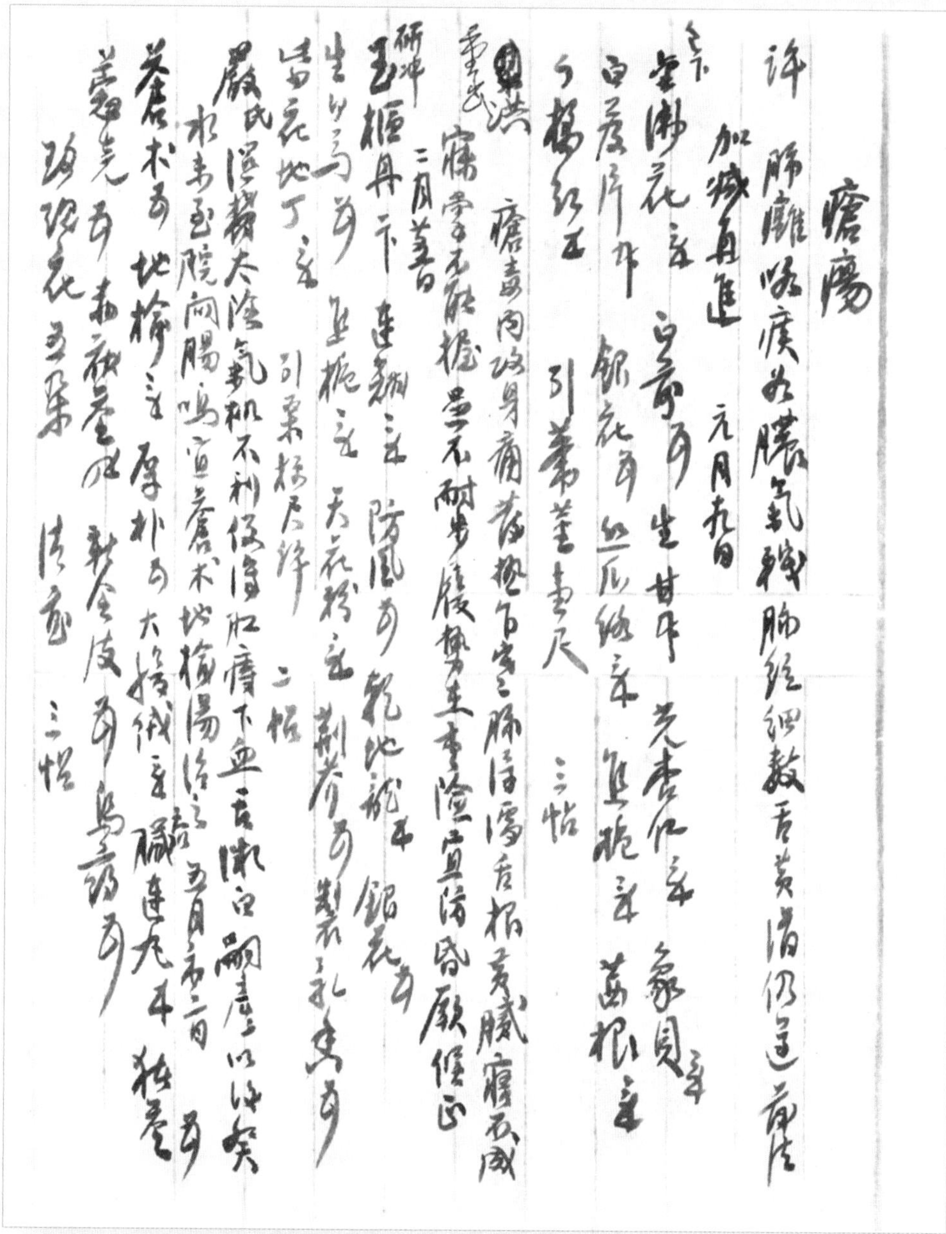

图 198　史介生手稿 / 疮疡（2）❶

❶ 本图中第 1 案为未标示的重复医案，第 2 案为已标示的重复医案。释文见第 594 案。

365 ▶

子_{三钱}　川芎_{一钱}　乌药_{一钱半}　炒远志肉_{八分}　玫瑰花_{七朵}

四帖。

▌598▐

戴　经停，脉涩左弦细，食入脘闷，腹中乍痛。宜顺气和中为治。二月初三日

乌药_{一钱半}　炒白芍_{一钱半}　砂仁_{七分（冲）}　黄草川石斛_{三钱}　木蝴蝶_{四分}　蕲艾_{四分}

炒谷芽_{四钱}　新会皮_{一钱半}　大腹绒_{三钱}　天仙藤_{一钱半}　绿萼梅_{一钱半}

清煎，三帖。

▌599▐

徐　闺女腹痛未除，脉两手沉涩，舌滑根腻，癸来涩少。还宜河间法为妥。杏月二日

川楝子_{一钱半}　延胡_{二钱}　茺蔚子_{三钱}　当归_{二钱（小茴香五分拌炒）}　炒白芍_{一钱半}　川芎_{一钱}　丹参_{三钱}　香附_{二钱}　猺桂心片_{五分（冲）}　泽兰_{一钱半}　佛手花_{八分}

清煎，四帖。

▌600▐

孙　癸涩逾期，带下如注，腹中瘕块，上冲胀闷不舒，下坠作痛，脉涩，按之沉弦，舌滑白，头晕而疼。姑宜涩下、平肝、熄风。午月十九日

生牡蛎_{四钱}　沉香_{五分（冲）}　炒杜仲_{三钱}　煨天麻_{八分}　滁菊_{二钱}　当归_{一钱半}　川连_{七分（吴萸四分拌炒）}　香附_{二钱}　川楝子_{一钱半}　覆盆子_{三钱}　绿萼梅_{一钱半}

清煎，四帖。

▌601▐

张　癸水不调，来时腹痛，脉沉弦，左涩细，舌厚腻，胃钝，食入脘闷。此肝逆乘中，宜越鞠丸法加减治之。午月初九日

焦神曲_{四钱}　香附_{二钱}　川芎_{一钱}　省头草_{三钱}　炒谷芽_{四钱}　厚朴_{一钱}　左金丸_{八分}

沉香曲_{一钱半}　丹参_{三钱}　炒白芍_{一钱半}　炒青皮_{八分}

清煎，三帖。

▌602▐

某　癸水后期，腹痛联脘，脉沉弦，胃钝，食入脘闷，头疼肢楚，带注。宜养血

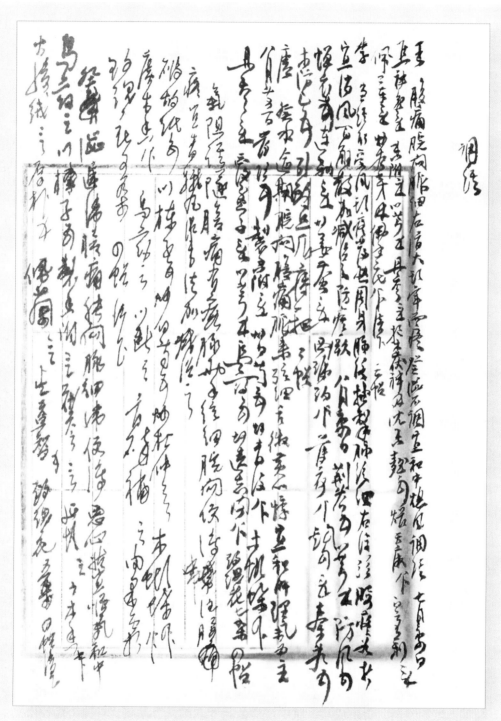

图 199　史介生手稿 / 调经（1）

❶ 本图中第 4、5 案与《邵氏医案》重复。释文见 595～597 案。

理气，佐和中涩下。五月一日

　　当归一钱半　　炒白芍一钱半　　川芎一钱　　煨天麻八分　　白芷八分　　制香附二钱　　川楝子一钱半　　炒谷芽四钱　　佩兰三钱　　生牡蛎四钱　　覆盆子三钱

　　清煎，四帖。

▌603▌

　　胡　晕眩未除，脉涩滞，脘闷，癸水淋漓，舌滑跗软。宜和营卫为主。六月廿三日

　　当归一钱半　　炒白芍一钱半　　川芎一钱　　煨天麻八分　　稽豆皮三钱　　制香附三钱　　省头草三钱　　东瓜子三钱　　丝通草一钱半　　丹参三钱　　沉香曲一钱半　　绿萼梅一钱半

　　清下，三帖。

▌604▌

　　谢　血虚气滞木旺，癸水后期，来时胸胁胀闷，脉弦，上出鱼际，肥气作痛，舌厚微黄，胃钝头痛。宜越鞠丸法加减治之。午月十八日

　　焦神曲三钱　　川芎一钱　　香附三钱　　炒小川连七分　　白芷八分　　抱木茯神四钱（辰砂染）　　炒谷芽四钱　　炒白蒺藜三钱（去刺）　　煨天麻八分　　紫苏梗一钱半　　苦丁茶一钱半　　佛手花八分

　　三帖。

▌605▌

　　宋　咯血已除，呛咳便泻，脉细左弦，舌灰黄，喉有血腥，月事仍闭，脘闷。宜防成蛊。七月十四日

　　泽兰一钱半　　川贝一钱半　　橘络一钱半　　粉丹皮二钱　　茯苓三钱　　制香附一钱半　　紫菀一钱半　　扁豆壳三钱　　丹参三钱　　降香七分　　谷芽四钱　　（引）藕节三个

　　四帖。

▌606▌

　　某　气阻经隧，癸来成块，腹中疠痛，脉涩左细，舌厚腻，胃钝头痛，倏热乍寒。尤宜防崩。元月廿二日

　　当归二钱　　炒白芍一钱半　　蕲艾五分　　炒黄芩一钱半　　广木香七分　　山楂三钱　　制香附三钱　　川芎一钱　　广藿香一钱半　　延胡一钱半　　佛手花八分　　（引）藕节三个

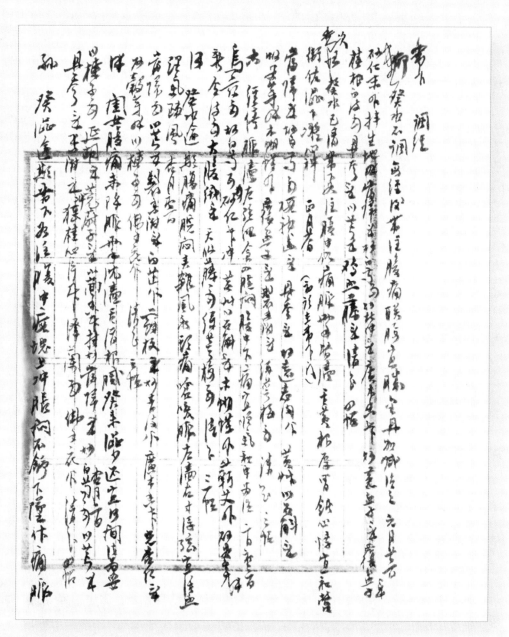

图 200　史介生手稿 / 调经（2）❶

❶　本图中第 1 案为已标示的重复医案，第 2、4 案为未标示的重复医案。释文见 598～600 案。

二帖。

▌607▐

某　闺女癸水不调，呛咳面浮，已曾失血，右脉浮滑，舌微黄。宜清降调经为治。午月八日

金沸花三钱（包下）　川贝一钱半（不杵）　光杏仁三钱　苏子一钱半（杵）　泽兰一钱半　香附二钱　紫菀一钱半　广橘红一钱　丹皮一钱半　白前一钱半　小蓟草三钱　（引）鲜枇杷叶五片（去毛）

三帖。

▌608▐

某氏　和中理气，脘闷稍和，脉涩气口大，舌色稍薄，知饥少纳。宜养胃、理气、调经为主。六月八日

黄草川石斛三钱　香附三钱　佩兰三钱　丹参三钱　谷芽四钱　沉香曲一钱半　蔻壳一钱半　藿梗二钱　新会皮一钱半　通草一钱半　大腹绒三钱

清煎，三帖。

▌609▐

某　血虚气滞，癸不及期，来时腰腹联痛，脉左涩，右沉弦，舌微白。宜养血、理气、调经。午月初三日

当归二钱　杜仲三钱　延胡一钱半　蔻壳一钱半　炒白芍一钱半　覆盆子三钱　炒茺蔚子三钱　厚朴一钱半　川芎一钱　制香附三钱　丹参三钱

清煎，三帖。

▌610▐

孙　中痞气滞，食入胀闷，脉涩细，癸水不调，咳痰色灰，腹中疠痛。宜防膜胀。午月廿九日

生香附三钱　川贝一钱半（不杵）　广橘红一钱　炒青皮八分　沉香曲一钱半　延胡一钱半　省头草三钱　广郁金三钱　炒谷芽四钱　丝通草一钱半　光杏仁三钱

清煎，三帖。（注：610案的手稿见图192，第4案）

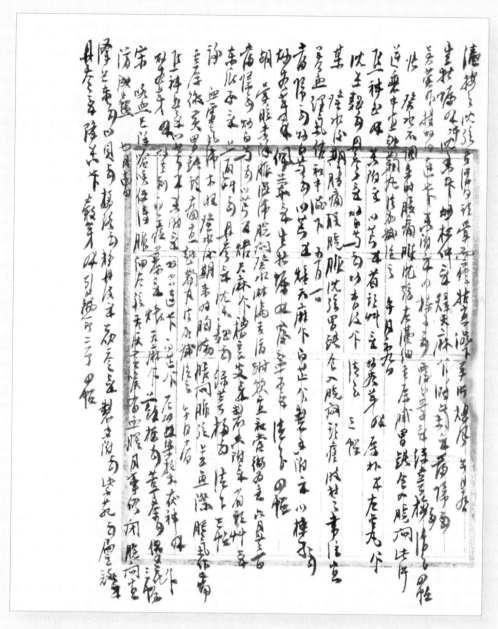

图 201　史介生手稿 / 调经（3）❶

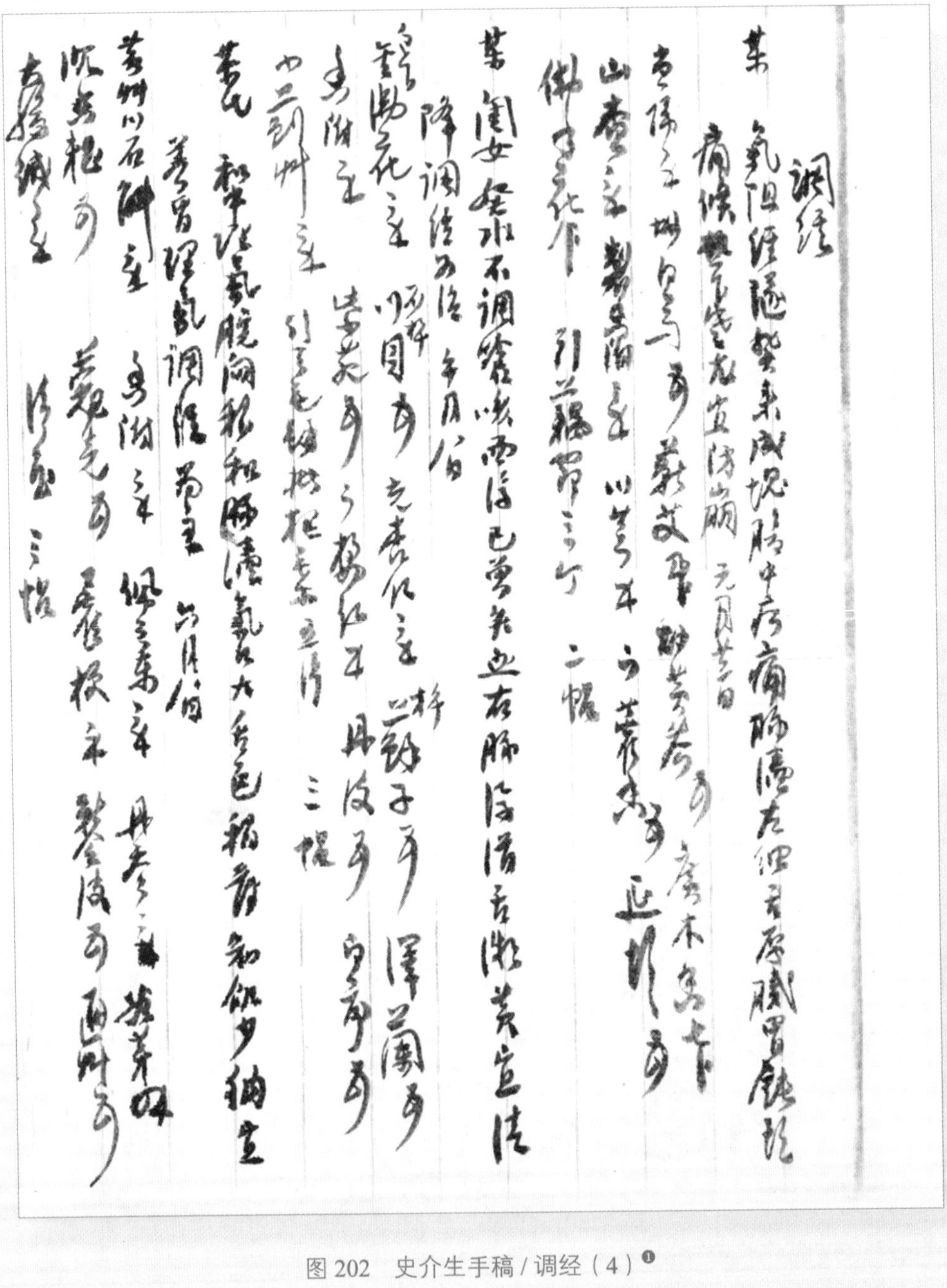

图 202　史介生手稿 / 调经（4）[1]

[1] 本图释文见 606 ～ 608 案。

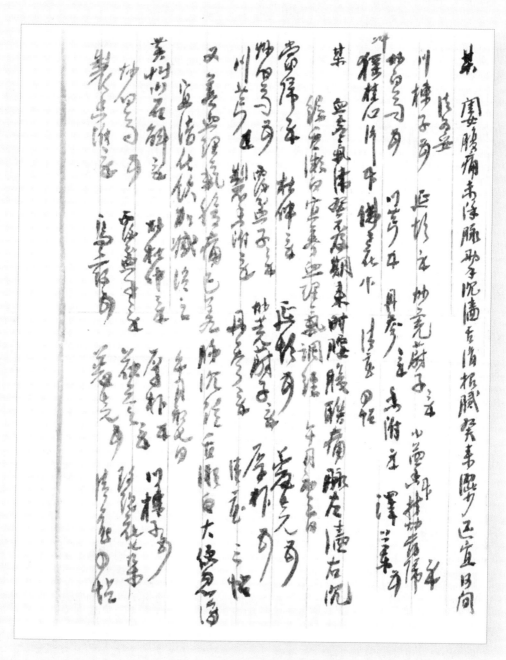

图 203　史介生手稿/调经（5）❶

---

❶ 本图中第 1、3 案为未标示的重复医案。释文见 609 案。

六　带下（611～623）

▮611▮

马　冲任内隙，带注，腰背板掣，脉涩细，脘胁胀闷，产后癸水未至，痰多。藉苍沙导痰丸法加减治之。午月十八日

仙半夏一钱半　制香附三钱　广橘红一钱　生牡蛎四钱　川断三钱　炒杜仲三钱　鸡血藤一钱半　覆盆子三钱　丹参三钱　炒狗脊三钱（去毛）　化龙骨三钱

清煎，四帖。

▮612▮

金　腰疼不已，带下如注，脉涩右细，头晕而疼，心悸如悬，舌色仍属微黄。宜镇摄、熄风、柔肝。午月初四

桑寄生三钱　化龙骨一钱半　抱木茯神四钱　煨天麻八分　稆豆皮三钱　左金丸八分　起码霍斛三钱　川断三钱　覆盆子三钱　炒谷芽四钱　丹参三钱　绿萼梅一钱半

清下，七帖。

▮613▮

徐　冲任仍属不固，顷脉左涩，右弦细，晕眩带注，舌尖红，苔滑微黄。仍遵前法加减再进。午月初五

桑螵蛸一钱半　炒杜仲三钱　生牡蛎四钱　化龙骨一钱半　覆盆子三钱　炒驴胶一钱半　黄草川石斛三钱　新会皮一钱半　炒枣仁三钱　炒远志肉八分　绿萼梅一钱半

五帖。

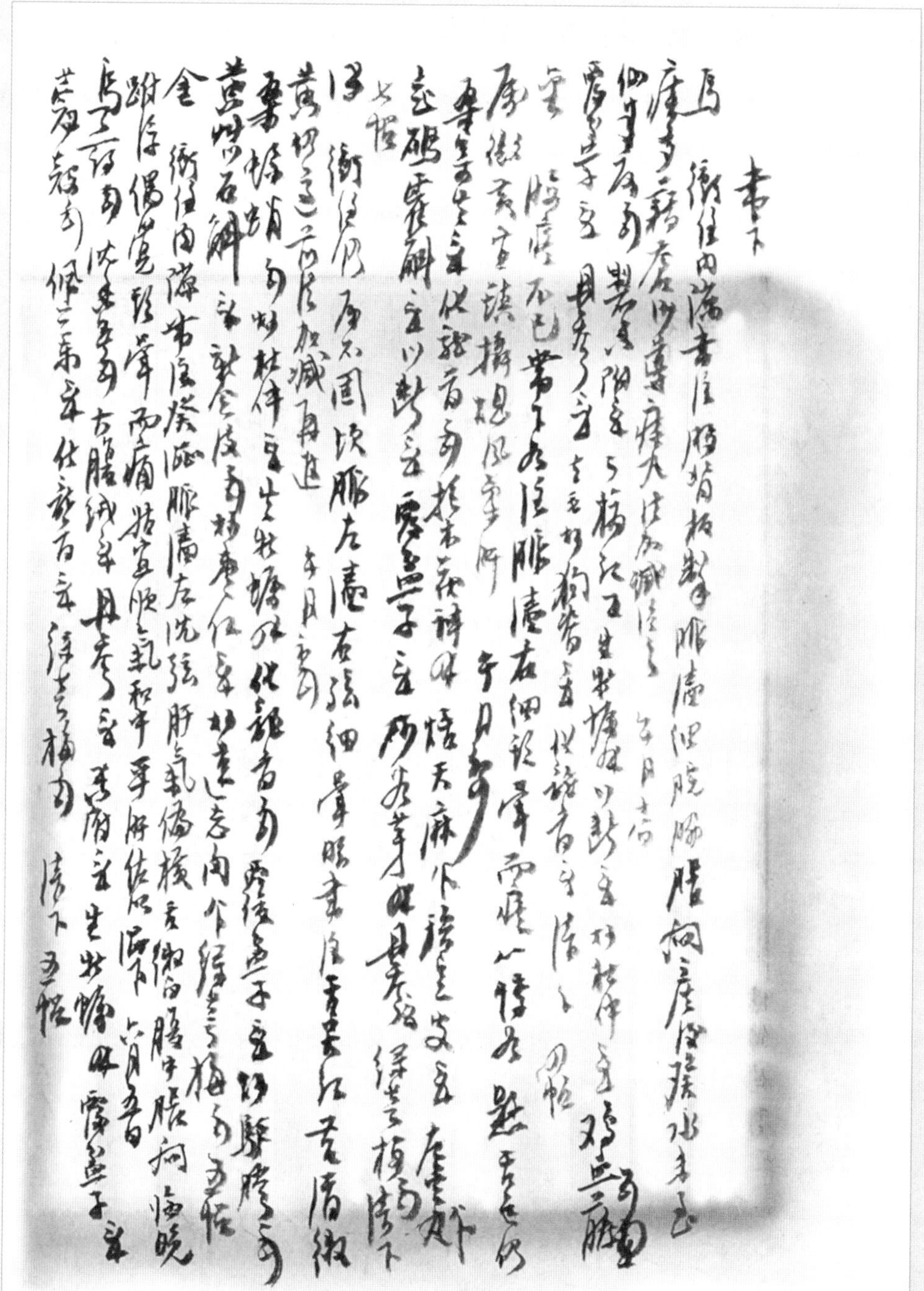

图 204　史介生手稿 / 带下（1）[1]

❶ 本图释文见第 611 ～ 614-1 案。

▋614-1▋

金　冲任内隙，带注癸涩，脉涩，左沉弦，肝气偏横，舌微白，腹中胀闷，临晚跗浮，偶觉头晕而痛。姑宜顺气、和中、平肝，佐以涩下。六月五日

乌药一钱半　沉香曲一钱半　大腹绒三钱　丹参三钱　香附三钱　生牡蛎四钱　覆盆子三钱　蔻壳一钱半　佩兰三钱　化龙骨三钱　绿萼梅一钱半

清下，五帖。

▋614-2▋

又　带注未除，癸水逾期，脉沉弦，舌微黄，腹中还觉胀闷。宜养血利气，佐和中涩下。六月十二日

归身一钱半　炒白芍一钱半　炒青皮七分　大腹绒三钱　蔻壳一钱半　覆盆子三钱　化龙骨三钱　远志肉八分　川断三钱　川楝子一钱半　绿萼梅一钱半

清煎，五帖。

▋615▋

陈　据述头晕未除，白带仍注，腰犹痛。仍遵前法加减再进。六月十七

桑寄生三钱　杜仲三钱　生牡蛎四钱　煨天麻八分　稽豆皮三钱　苦丁茶一钱半　黄草川石斛三钱　扁豆壳三钱　覆盆子三钱　沉香曲一钱半　绿萼梅一钱半

清下，七帖。

▋616▋

蒋　血虚肝横，夹杂秽湿，脉寸关弦，舌厚黄滑，胃钝恶心，带注，腰腹联痛。宜疏肝和中。六月五日

川楝子一钱半　延胡二钱　左金丸八分　广藿香二钱　木蝴蝶四分　制香附三钱　省头草三钱　覆盆子三钱　川断三钱　椿根白皮一钱半　绿萼梅一钱半

清煎，四帖。

▋617▋

华　癸水先后不一，脉涩细右滑，咳逆腹痛，带下如注，舌滑白。姑宜四物桔梗汤加减治之。七月廿九日

当归一钱半　生地四钱　川芎一钱　炒白芍一钱半　炙甘草五分　桔梗一钱半　广橘红

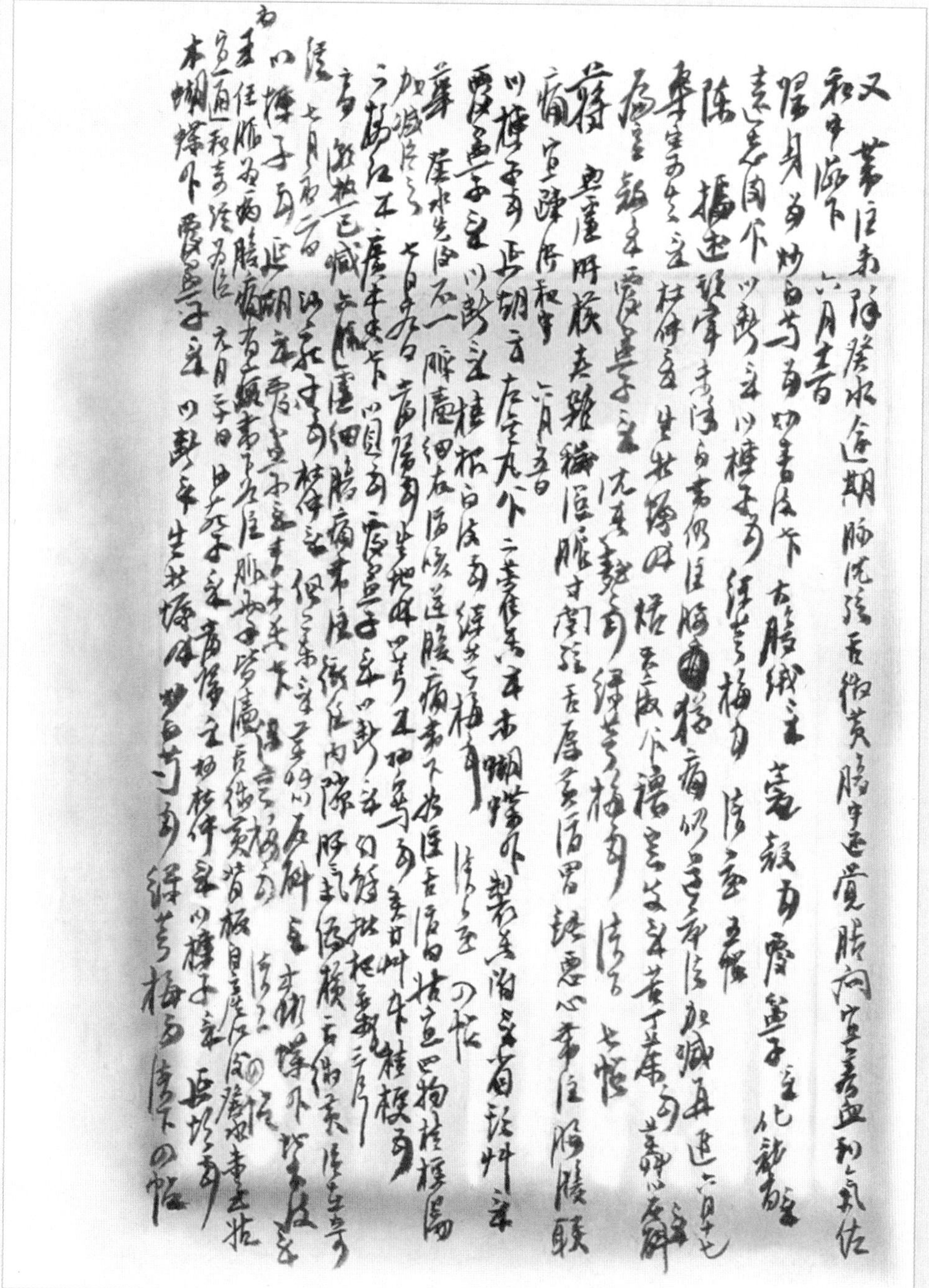

图 205　史介生手稿 / 带下〔2〕❶

---

❶　本图中第 6 案为未标示的重复医案。释文见第 614-2 ～ 618 案。

一钱　广木香七分　川贝一钱半　覆盆子三钱　川断三钱　（引）鲜枇杷叶三片（去毛）

▌618▌

高　潮热已减，六脉虚细，腹痛带注，冲任内隙，肝气偏横，舌微黄。治在奇经。七月初二日

沙苑子一钱半　杜仲三钱　佩兰三钱　黄草川石斛三钱　木蝴蝶四分　地骨皮三钱　川楝子一钱半　延胡二钱　覆盆子三钱　青木香七分　绿萼梅一钱半

清下，四帖。

▌619▌

王　癸水已清，带下如注，腹中仍痛，脉两手皆涩，舌黄根厚，胃钝心悸。宜和营卫，佐涩下、凝心神。正月廿八日

当归二钱　炒白芍一钱半　煅龙齿三钱　丹参三钱　炒远志肉八分　黄草川石斛三钱　炒谷芽四钱　木蝴蝶四分　覆盆子三钱　制香附三钱　绿萼梅一钱半

清下，三帖。

▌620▌

漓渚曹　腹满稍和，带下腰酸，脉涩细，呛咳，舌腻且干，头晕。宜涩下调经为主。九月十七日

当归一钱半　钗斛三钱　鸡血藤一钱半　生玉竹一钱半　川芎一钱　炒杜仲三钱　石决明六钱（生，杵）　绿萼梅一钱半　丹皮三钱　覆盆子三钱　丹参三钱

清煎，七帖。

▌621▌

郁　癸水不调，每经后带注，腹痛联腰。宜胜金丹加减治之。元月廿二日

生地炭四钱（砂仁末四分拌）　炒杜仲三钱　覆盆子三钱　川芎一钱　当归二钱　广木香七分　椿根白皮一钱半　鸡血藤三钱　炒白芍一钱半　炒菟丝子三钱　丹参三钱

清煎，四帖。

▌622▌

徐　崩漏稍差，脉虚细，头晕带注。肝风内扰，冲任不固。不易之症。四月廿五日

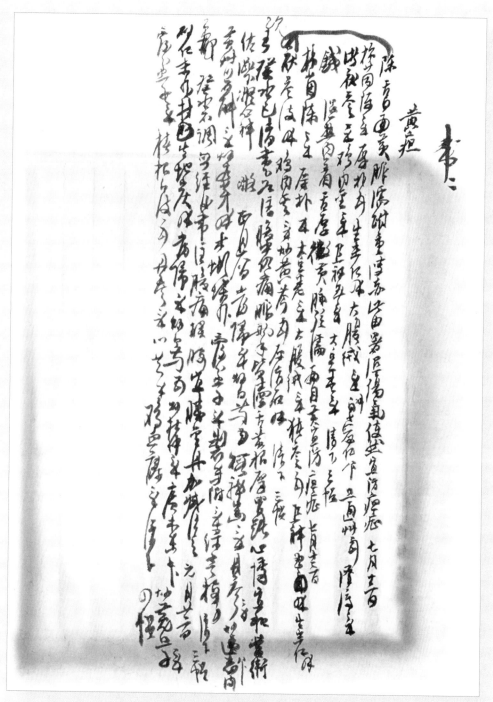

图 206　史介生手稿 / 带下（3）[1]

---

❶　本图中第 1、2 案为未标示的重复医案，第 4 案为已标示的重复医案。释文见第 619 案。

桑螵蛸一钱半　当归一钱半　煨天麻八分　穞豆皮三钱　煅龙齿一钱半　杜仲三钱　炒
白芍一钱半　滁菊二钱　驴珠一钱半　川石斛三钱　覆盆子三钱

清煎，四帖。

▌623▐

某　冲任不固，带注腰痛，脉涩左细，脘闷，晕眩目昏。宜柔肝、熄风、和中。
五月初七日

桑螵蛸一钱半　煨天麻八分　覆盆子三钱　豨莶草三钱　杜仲三钱　滁菊二钱　川断三钱
绿萼梅一钱半　生牡蛎四钱　炒远志肉八分　制香附一钱半

清煎，五帖。

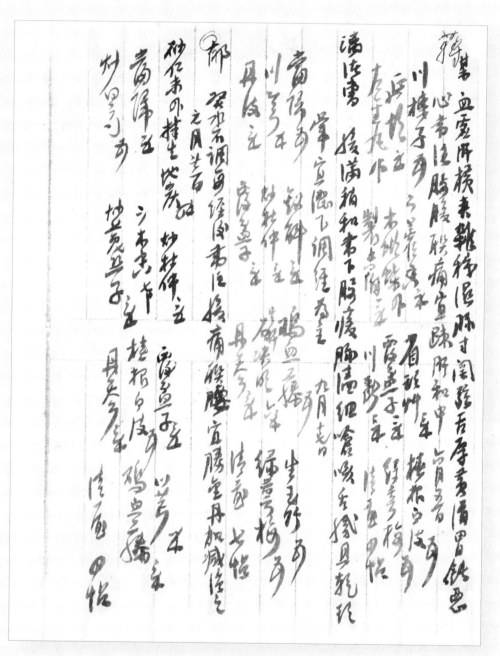

图 207　史介生手稿/带下（4）❶

❶　本图中第 1 案为未标示的重复医案。释文见第 620、621 案。

381 ▶

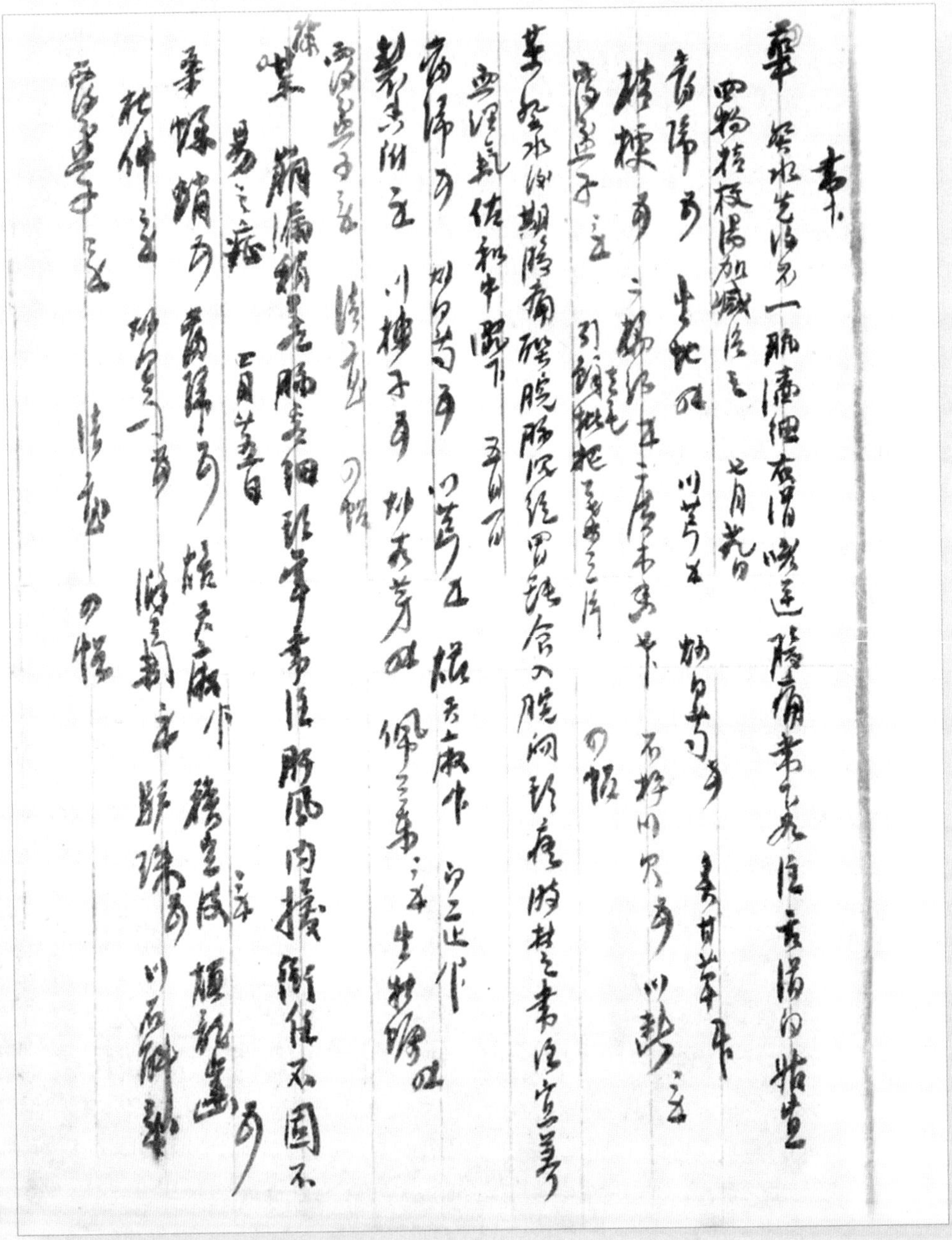

图 208　史介生手稿 / 带下（5）[1]

[1] 本图中第 1、2 案为未标示的重复医案。释文见第 622 案。

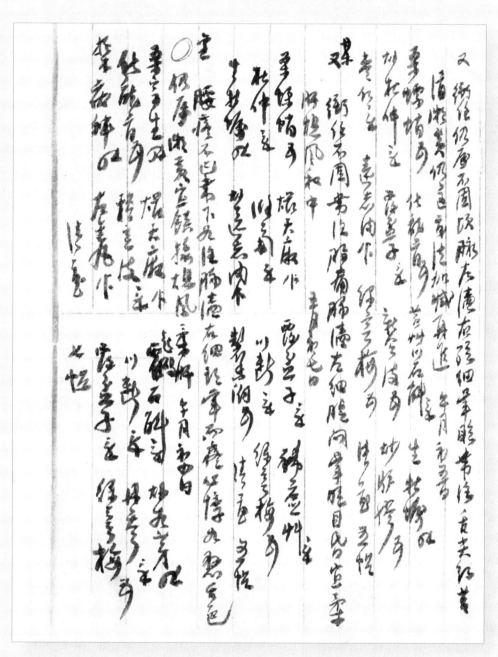

图 209　史介生手稿／带下（6）❶

❶　本图中第 1、3 案为未标示的重复医案。释文见第 623 案。

383

七 胎前（624～636）

┃624┃

徐 经停，腹痛有形，左脉涩，右滑，腹形不大，恐有萎胎，舌微黄。宜养血和肝为治。元月二十日

归身_{二钱} 炒白芍_{一钱半} 川楝子_{一钱半} 大腹绒_{三钱} 木蝴蝶_{四分} 广木香_{七分} 炒青皮_{八分} 砂壳_{一钱半} 天仙藤_{三钱} 杜仲_{三钱} 绿萼梅_{一钱半}

清煎，四帖。

┃625┃

王 胎元已萎，脉弦细，右濡滑，便泻稀水，脘格心泛，咳逆。此由寒暄不调所致，宜正气散加减治之。元月十八日

藿梗_{二钱} 厚朴_{一钱半} 桔梗_{一钱半} 大腹绒_{三钱} 苏梗_{一钱半} 砂仁_{七分（冲）} 炒江西术_{一钱} 木瓜_{一钱半} 扁豆皮_{三钱} 陈皮_{一钱半} 炒谷芽_{四钱}

清煎，三帖。

┃626┃

王 始膏发热，投辛凉清解已效，左脉细数，右弦滑，舌黄，肝风内动，头晕肢掣，心泛。仍遵前法加减为治。七月初十日

薄荷_{八分} 连翘_{三钱} 钩钩_{三钱（后下）} 桑寄生_{三钱} 甘菊_{二钱} 炒条芩_{一钱半} 桔梗_{一钱半} 苏梗_{一钱半} 广橘红_{一钱} 藿香_{二钱} 冬桑叶_{三钱} （引）鲜竹肉_{一丸}

二帖。

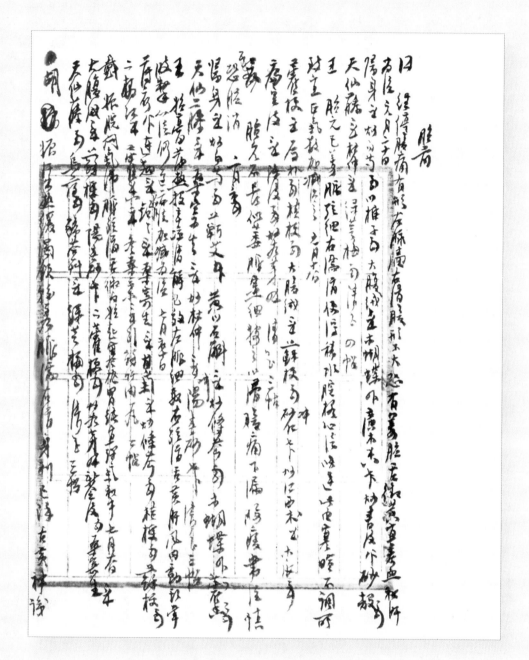

图 210　史介生手稿／胎前（1）[1]

❶　本图中第 3 案为已标示的重复医案。释文见第 624～628 案。

▎627▎

戴　娠，脘闷气滞，脉弦滑，舌微白，始起寒热，胃钝。宜理气和中。七月廿八日

大腹绒三钱　苏梗一钱半　阳春砂七分　广藿梗一钱半　炒谷芽四钱　新会皮一钱半　桑寄生三钱　天仙藤一钱半　乌药一钱半　豨莶草三钱　绿萼梅一钱半

清煎，三帖。

▎628▎

胡　娠，汗出热缓，渴饮较差，脉濡右滑，身利已除，舌黄，神识恍惚，脘闷。宜清热安胎。八月初十日

桑寄生三钱　炒远志肉八分　苦丁茶一钱半　炒川连六分　苏梗二钱　银花一钱半　焦神曲三钱　扁豆衣三钱　大豆卷三钱　广藿香一钱半　炒栀子三钱　（引）活水芦根五钱

二帖。

▎629▎

袁　娠，据述头疼已减，热犹不解，四肢仍属麻木，呛咳，左腋痛，口干燥。宜清燥安胎为治。八月望日

冬桑叶三钱　甘菊二钱　光杏仁三钱　炒条芩二钱　苏梗一钱半　橘络一钱半　马斗铃一钱　象贝三钱　焦栀子三钱　天花粉三钱　前胡一钱半　（引）鲜枇杷叶三片（去毛）

两帖。

▎630▎

孙　秋感化燥，头疼发热，呛咳身痛，脉滑数，舌黄燥。宜清燥安胎为妥。八月十八日

冬桑叶三钱　连翘三钱　薄荷一钱半　前胡一钱半　炒条芩二钱　象贝三钱　银花一钱半　广橘红一钱　桔梗一钱半　光杏仁三钱　栀子炭三钱　竹肉一九

二帖。

▎631▎

项　子瘤发热，神识如蒙，脉左劲，右寸关弦滑，舌焦口燥，此由燥风袭肺使然，呛咳便结，手足牵强。症属重险，藉羚羊角散加减，候政之。

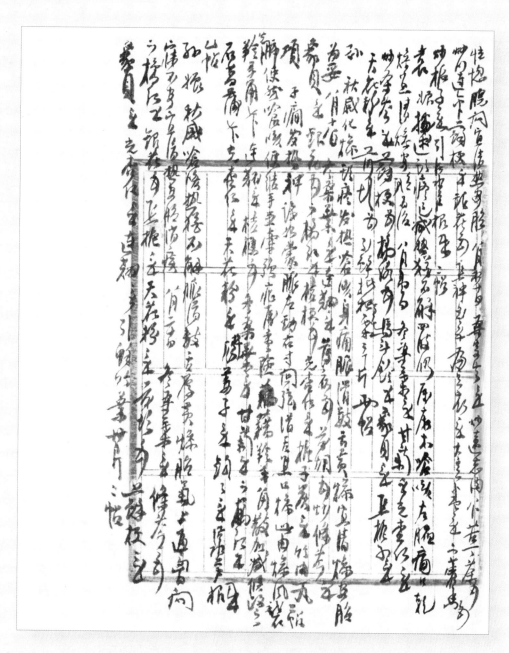

图 211　史介生手稿/胎前（2）❶

❶　本图释文见第 629 ～ 632 案。

羚羊角七分（先下）　连翘三钱　桔梗一钱半　冬桑叶三钱　甘菊二钱　广橘红一钱　石菖蒲七分　光杏仁三钱　天花粉三钱　瓜蒌子三钱（杵）　钩钩三钱　活水芦根五钱

乙帖。

632

孙　娠，秋感呛咳，热犹不解，脉滑数，舌厚黄燥，胎气上逼，胸闷，寐不安。宜清热、安胎、消痰。八月二十日

冬桑叶三钱　条芩一钱半　广橘红一钱　银花一钱半　焦栀三钱　天花粉三钱　前胡一钱半　苏梗三钱　象贝三钱　光杏仁三钱　连翘三钱　（引）鲜竹叶卅片

二帖。

633

吴氏　清肺、疏风、安胎获效，顷左脉弦右滑，呛咳未除，周身脉络不舒，便红已减，带注腹痛，舌滑心悸。藉参苏饮加减治之。十二月二十日

南沙参三钱　桔梗一钱半　桑寄生三钱　白前一钱半　橘红一钱　苏梗二钱　川贝一钱半　川断三钱　炒条芩一钱半　生款冬花三钱　天仙藤一钱半　忍冬藤三钱　（引）鲜竹肉三钱

四帖。

634

夏　胎元不长似萎，脉虚细，按之小滑，腹痛下漏，腰酸带注。慎恐胎滑。二月初五日

归身二钱　黄草川石斛三钱　广藿香一钱半　炒杜仲三钱　炒白芍一钱半　炒条芩一钱半　天仙藤三钱　阳春砂七分（冲）　蕲艾五分　木蝴蝶四分　桑寄生三钱

清煎，三帖。

635

金　恶心未除，胃馁，带注经停，舌微白。还防始膏。十一月初十日

北沙参三钱　归身一钱半　炒杜仲三钱　炒谷芽四钱　苏梗一钱半　炒白芍一钱半　覆盆子三钱　绿萼梅一钱半　黄草川石斛三钱　新会皮一钱半　川断三钱

清煎，五帖。

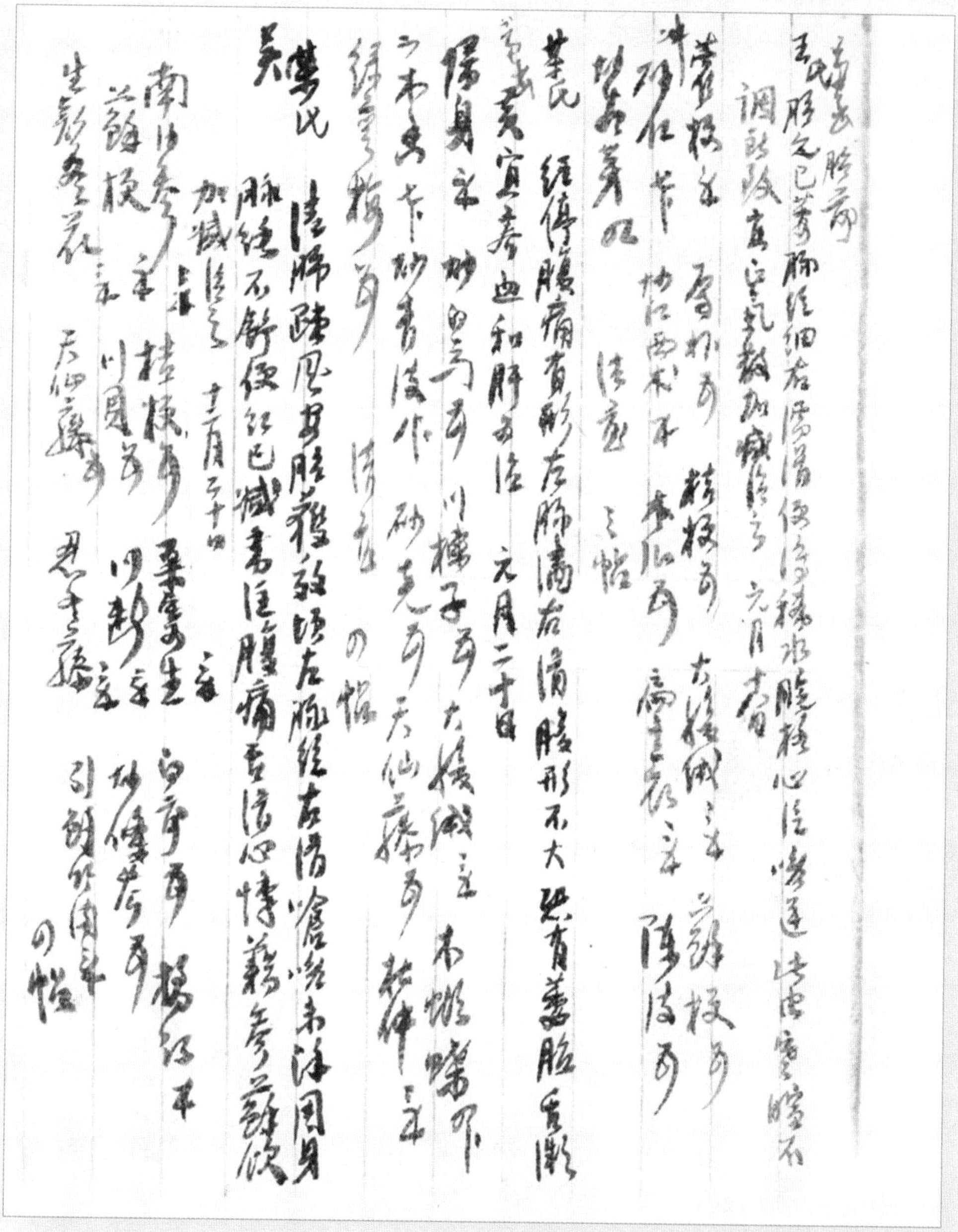

图 212　史介生手稿 / 胎前（3）[1]

[1] 本图中第 1、2 案为已标示的重复医案。释文见第 633 案。

636

陆　娠，咽痛未除，身热稍缓，脉滑数，呛咳，胸闷欲呕。仍遵前法加减再进。八月望日

薄荷一钱半　连翘三钱　射干一钱　马勃一钱半　广橘红一钱　银花一钱半　象贝三钱前胡一钱半　炒条芩一钱半　桑叶三钱　炒栀子三钱　（引）活水芦根五钱

二帖。

八　产后（637～649）

637

王　任脉为病，腹痛有瘕，带下如注，脉两手皆涩，舌微黄，背板，自产以后癸水未至。姑宜通和奇经为治。元月二十日

沙苑子三钱　当归二钱　炒杜仲三钱　川楝子三钱　延胡一钱半　木蝴蝶四分　覆盆子三钱　川断三钱　生牡蛎四钱　炒白芍一钱半　绿萼梅一钱半

清下，四帖。

638

周　产后血虚，脉络失荣，周身骨骱酸痛，脉虚，舌尖红，带注黄白，潮热。宜和补脉络为治。二月初五

鲜生地四钱　清炙芪一钱半　当归二钱　地骨皮三钱　抱木茯神四钱　远志肉八分黄草川石斛三钱　新会皮一钱半　覆盆子三钱　桑寄生三钱　炒杜仲三钱

清煎，三帖。

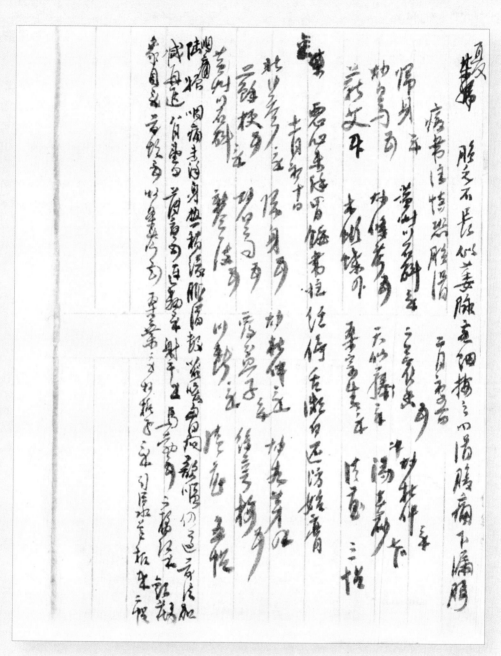

图 213 史介生手稿 / 胎前（4）[1]

❶ 本图释文见第 634～636 案。

▌639▐

某　产后，湿热寒热，舌白滑，头晕，脉涩滞，左弦濡，脘中窒闷。姑宜和中清利。午月十二日

藿梗二钱　厚朴一钱半　大腹绒三钱　大豆卷三钱　蔻壳一钱半　仙半夏一钱半　通草一钱半　炒黄芩一钱半　赤苓三钱　生香附二钱　白芷八分

清煎，二帖。

▌640▐

袁　产后腹满，面跗浮，脉濡细，舌微白，腹痛，食入尤甚，带注溺少。宜养胃和中。八月初二日

炒元党一钱半　厚朴一钱半　广藿香一钱半　炒菔子二钱　赤苓四钱　大腹绒三钱　生牡蛎四钱　广木香七分　泽泻二钱　丝通草一钱半　佛手花八分

清下，三帖。

▌641-1▐

盛　产后阳维为病，寒热交作，右脉濡数，左滑，舌黄咳逆。宜防蓐劳。午月廿四日

秦艽一钱半　地骨皮三钱　仙半夏一钱半　酒炒柴胡七分　炙鳖甲三钱（杵）　广橘红一钱　炙甘草五分　炒谷芽四钱　青蒿八分　老山仁记参一钱　紫菀一钱半

清煎，四帖。

▌641-2▐

又　产后潮热，状若骨蒸，左脉涩，气口滑，舌腻呛咳。非轻藐之候。六月八日

胡黄连四分　银胡一钱　紫菀一钱半　粉丹皮一钱半　炙鳖甲四钱（杵）　地骨皮三钱　光杏仁三钱　生牡蛎四钱　青蒿梗一钱半　橘络一钱半　谷芽四钱　（引）枇杷叶三片（去毛）

三帖。

▌642-1▐

施　产后便泻较差，肝气作痛，脉弦，舌滑白，呛咳未除，癸水未至。姑宜清气和中，佐以疏肝。四月廿二日

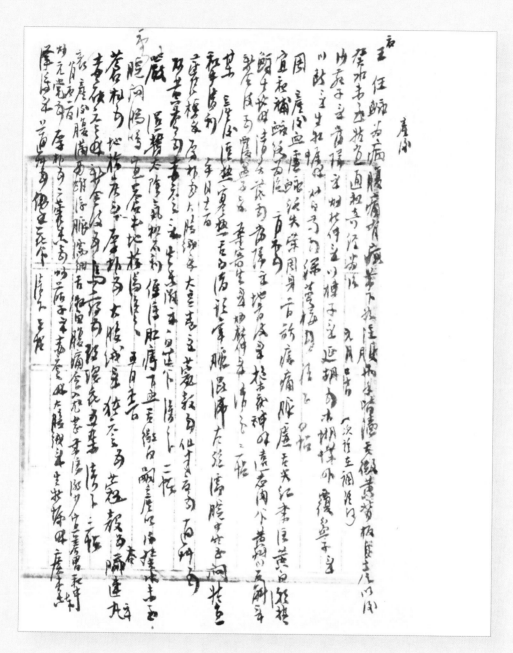

图 214　史介生手稿 / 产后（1）❶

❶ 本图中第 4 案为已标示的重复医案。释文见第 637～640 案。

广藿梗二钱　左金丸八分　桔梗一钱半　砂仁八分（冲）　新会皮一钱半　川贝一钱半（不杵）　扁豆衣三钱　木蝴蝶四分　炒白芍一钱半　广木香七分　绿萼梅一钱半

清煎，四帖。

642-2

又　产后泻已减，脉弦长，肝木犹横，脘痛未除，舌滑，呛咳较差。仍宜和中、气[1]、疏风。五月初二日

广藿梗二钱　草蔻一钱　炒谷芽四钱　砂仁七分（冲）　川贝一钱半（不杵）　扁豆壳三钱　木蝴蝶四分　川楝子一钱半　佩兰叶三钱　左金丸八分　玫瑰花七朵

清煎，四帖。

643

某　产后瘕泻，肝气偏横，脉沉弦，左涩数，嘈杂少谷，脘闷肠鸣。姑宜止泻、和中、平肝。十一月初五日

禹余粮三钱（包煎）　丹参三钱　炒谷芽四钱　新会皮一钱半　赤石脂三钱（包煎）　左金丸八分　扁豆衣三钱　玫瑰花七朵　抱木茯神四钱　木蝴蝶四分　乌药一钱半

清煎，四帖。

644

某　产后便利已减，加之感冒，呛咳，倏寒忽热，左脉浮滑，右弦细，舌滑。仍遵前法加减再进。十一月初四日

禹余粮三钱（包下）　桔梗一钱半　丝通草一钱半　仙半夏一钱半　赤石脂三钱（包下）　香附二钱　生米仁四钱　川贝一钱半（不杵）　大腹绒三钱　苏梗三钱　炒谷芽四钱

清煎，三帖。

645

某　产后月余，惊触动肝，神识乍清乍愦若痴，脉寸弦滑，舌色微黄，夜不安寐。宜镇摄消痰，清心理心为治，防狂。午月初九日

原西琥珀八分　炒远志肉八分　炒小川连五分　广郁金三钱（原，杵）　沉香五分（冲）　石菖蒲五分　广橘红一钱　煅龙齿一钱半　陈胆星八分　象贝三钱　丹参三钱　（引）灯心七支

三帖。

---

[1]　气：参阅上案，此前漏"清"字。

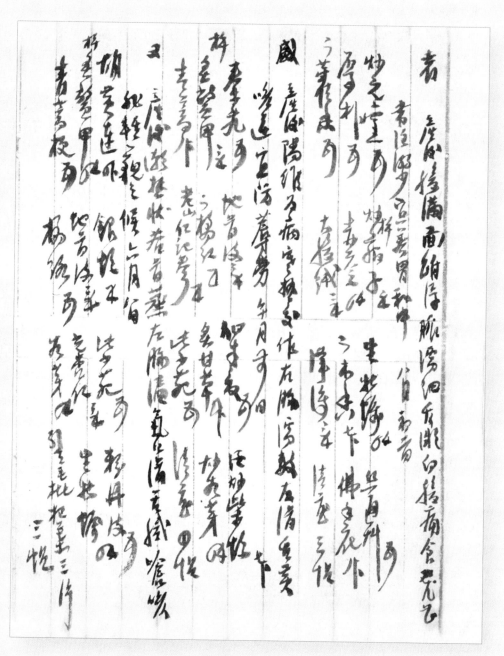

图 215　史介生手稿／产后（2）[1]

① 本图中第 1 案为未标示的重复医案。释文见第 641-1、641-2 案。

395

646

某　产后八脉内怯，脉涩，舌色透明，督背掣，带注，子宫下脱。宜补中益气汤加减治之。元月廿二日

炒元党一钱半　升麻七分　炒杜仲三钱　鹿角霜一钱半　当归三钱　椿根白皮一钱半　桑螵蛸三钱　炒江西术一钱　新会皮一钱半　覆盆子三钱　炒远志肉八分　（引）红枣三个

四帖。

647

某妇　产后，脾泄腹痛，脉右濡细，舌微黄。宜青娥丸法加减治之。十月十九日

破故纸一钱半　杜仲三钱　豨莶草三钱　乌药一钱半　大腹绒三钱　广木香七分　新会皮一钱半　茯苓三钱　椿根白皮三钱　藿梗一钱半　玫瑰花七朵

清煎，四帖。

648-1

某　产后洞泻，小溲不利，舌微白，口渴脘闷，腹中偶痛，恶露已清。藉参苓白术生化汤加减治之。十一月十七日

炒元党一钱半　茯苓三钱　炒江西术一钱　川芎一钱　石莲子三钱　煨诃子肉一钱半　炒米仁四钱　延胡二钱　省头草三钱　厚朴一钱　丝通草一钱半

清煎，三帖。

648-2

又　产生洞泻未除，舌微黄，口渴溺少，腹鸣偶痛。水湿并归阳明，仍宜参苓白术散加减治之。十一月二十日

炒元党一钱半　茯苓三钱　炒江西术一钱　扁豆衣三钱　新会皮一钱半　石莲子三钱　怀山药三钱　炒米仁四钱　省头草三钱　禹余粮三钱（包下）　赤石脂三钱（包下）

清煎，三帖。

649

某妇　半产后，气燥呛咳，舌心微黄，腹痛胃馁。宜清燥、利气、化痰。十一月十八日

冬桑叶三钱　杏仁三钱　桔梗一钱半　谷芽四钱　川贝一钱半（不杵）　广郁金三钱（原，

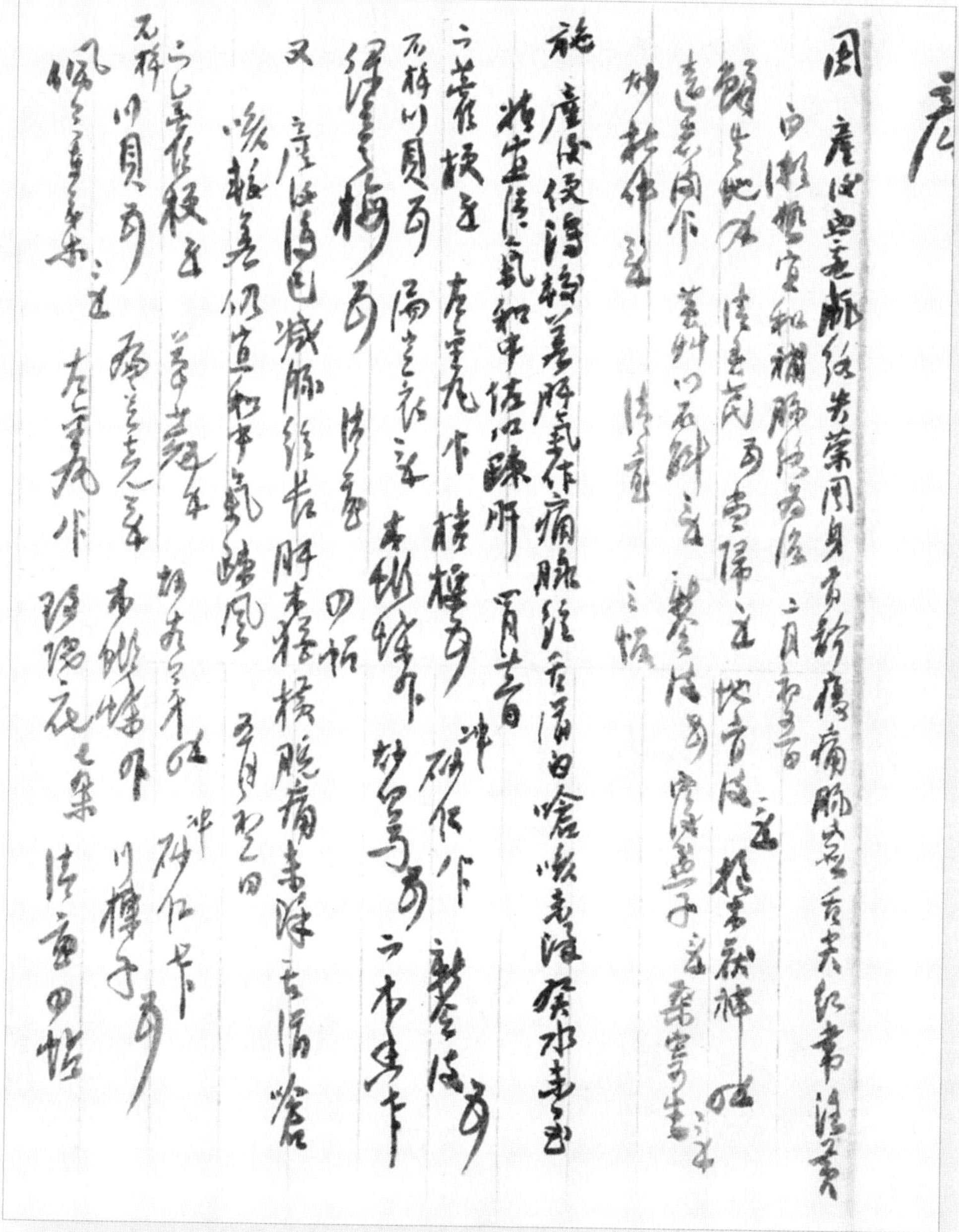

图 216　史介生手稿 / 产后（3）❶

---

❶　本图中第 1 案为未标示的重复医案。释文见第 642-1、642-2 案。

397 ▶

杵）　炙草五分　生款冬花三钱　广橘红一钱　枳壳一钱半　南沙参三钱　（引）枇杷叶五片

（毛刷净）

三帖。（注：649案的手稿见图070，第1案）

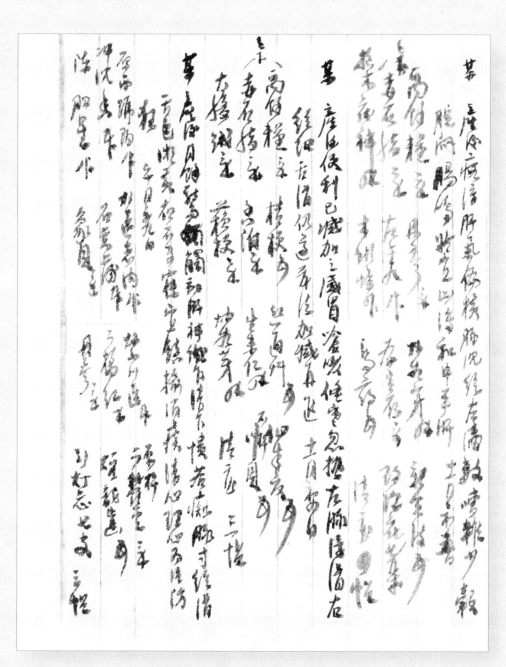

图 217　史介生手稿 / 产后（4）❶

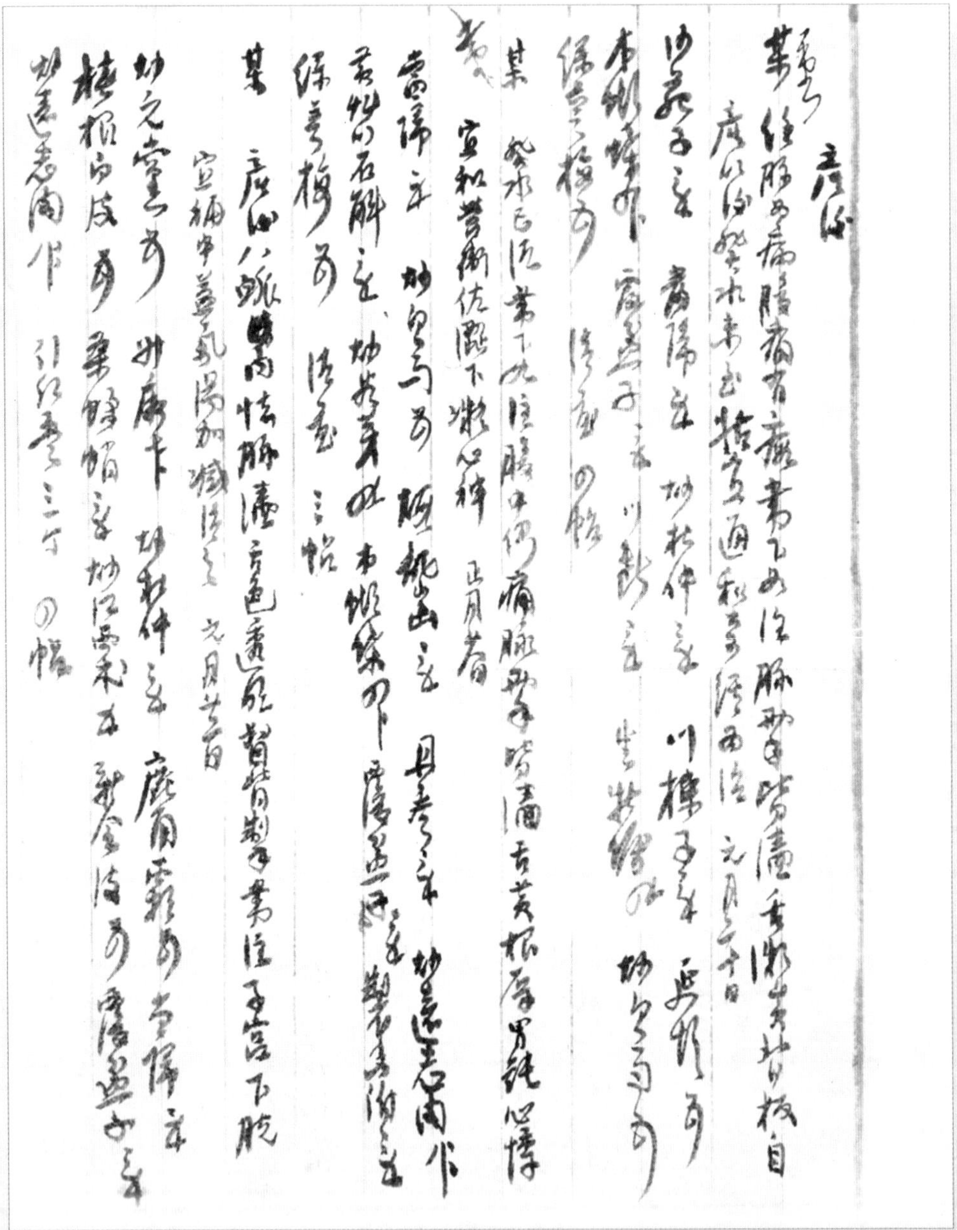

图 218 史介生手稿 / 产后（5）[1]

[1] 本图中第 1 案已标示的重复医案，第 2 案为未标示的重复医案。释文见第 646 案。

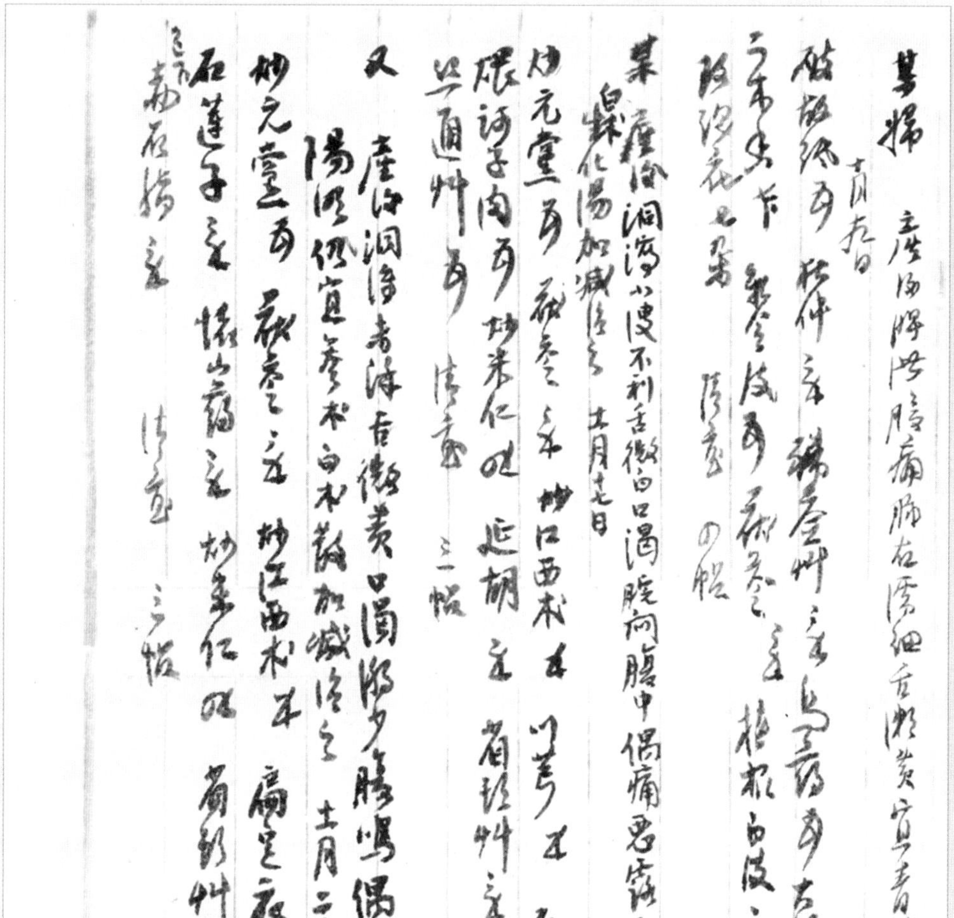

图 219　史介生手稿 / 产后（6）❶

❶ 本图释文见第 647、648-1、648-2 案。

附录一 文字律正对照

本书的整理遵循尊重原作的原则，对手稿中文字尽量不作修改，书中不直接进行律正。为帮助理解原文，特对部分名词文意对照。

1. 非药物名称类

手稿中的写法	含义	手稿中的写法	含义
元月、正月	一月	卅	三十
杏月	二月	廿	二十
午月	五月	乙	一
桂月	八月	包下	包煎
小春	十月	清煎、清下、煎	清水煎
望日	十五日		

2. 药物名称类

规范药名（按拼音字头排序）	手稿中的写法	规范药名（按拼音字头排序）	手稿中的写法
白蒺藜	白蒺利、白芀莉、刺蒺藜	草豆蔻	草蔻
白术	江西术	蝉蜕	蝉衣
扁豆衣	扁豆皮、扁豆壳	车前子	车前
补骨脂	破故纸	陈皮	橘皮、新会皮
苍术	茅术	赤茯苓	赤苓

续表

规范药名（按拼音字头排序）	手稿中的写法	规范药名（按拼音字头排序）	手稿中的写法
大腹皮	大腹绒	僵蚕	姜蚕
（制）大黄	制锦纹、制军	金荞麦	金锁匙
胆南星	胆星	荆芥	荆芥穗
淡豆豉	淡豉	橘红	广橘红、赖橘红（化橘红的一种）
当归身	归身	莱菔子	菔子
党参	元党	鹿衔草	鹿含草、鹿啣草
灯心草	灯芯	稆豆衣	稆豆皮
冬瓜（子、皮）	东瓜子、东瓜皮	马兜铃	马斗铃、兜铃子
豆蔻壳	蔻壳	佩兰	佩兰叶
阿胶	驴胶	茜草根	茜根
阿胶珠	驴珠	全蝎	蝎梢
莪术	蓬术	人参	仁记参、东洋参
范志曲	范曲	桑白皮	桑皮
浮海石	海石	桑枝	桑梗
甘草（生、炙）	生甘、生甘梢、炙草	砂仁壳	砂壳
高良姜	良姜	山楂	山查、查肉、查炭
钩藤	钩钩、钩勾	山茱萸	萸肉
瓜蒌（皮、子）	栝蒌皮、栝蒌子	神曲（焦）	焦曲
滑石	原滑石	（金钗）石斛	遍钗斛、扁钗斛、扁金钗、钗斛
胡芦巴	葫芦巴	（川）石斛	黄草川石斛、黄草石斛、黄草斛
怀山药	怀药	（霍）石斛	起码霍石斛、起码霍斛、霍斛
黄芩	淡芩、条芩	酸枣仁	枣仁
藿香	藿梗	天花粉	瓜蒌根

规范药名 （按拼音字头排序）	手稿中的写法	规范药名 （按拼音字头排序）	手稿中的写法
通草	丝通草	益智	益智仁
潼蒺藜	潼芰莉、潼芰莉、 沙苑子	茵陈	棉茵陈
吴茱萸	吴萸	银柴胡	银胡
西瓜翠衣	西瓜翠	郁金	一金
杏仁	光杏仁	枣槟榔	枣槟
香薷	香茹	栀子、焦栀子	山栀、焦栀、焦枝
小茴香	小茴	竹茹	竹肉
玄明粉	元明粉	枳椇子	鸡距子
玄参	元参	紫苏梗	苏梗
旋覆花	旋复花、金沸花	紫菀	紫苑
延胡索	延胡		

附录二　邵兰荪学术思想探讨

邵兰荪（1864-1922），浙江绍兴人，清末民初著名临床医家。邵兰荪先生熟读《黄帝内经》《难经》《伤寒杂病论》等经典著作，服膺叶天士《临证指南》、程国彭《医学心悟》，并结合绍地疾病特点，形成独有的临证思想。

先生一生忙于诊务，无暇著书，好在有有识之士、有心之人搜集其医案并编辑成册，以传后世，使得先生思想经验不被淹没于岁月。现邵兰荪医案共有三种正式出版物，以及数种尚未整理出版之册（详见前言，不再赘述），各类邵兰荪诊病、用药相关文献、研究报道均出于其中。本文即是对其进行一个小结，将邵兰荪先生的诊治特色、用药经验作一集中阐述，旨在使读者以较短的时间、较少的精力，即能快速了解邵兰荪先生之学术成就。

一、疾病诊治特色

（一）温病 [1]

1. 重视少阳相火在温病范畴内的病理变化：邵兰荪先生治温病，能破除伤寒、温病的门户之见。如以叶天士的温病学说而论，温邪上受，首先犯肺，逆传心包，顺传阳明，对于少阳相火在温病发病过程中劫液化燥的证治却略而不提。但无论从理论上或临床上看，这类证治是客观存在的——非必伏气温病发自少阳。证之临床，有些温病患者一开始就可出现相火劫液之症：舌色鲜红起刺，脉息强滑盛躁，面赤如朱，壮热烦渴，口苦干呕，胸腹按之灼手，溲短便秘等。如拘泥于清气泄热之说，或硬套清营泄热之法，似难击中要害。应如绍兴的伤寒学派，如先生善用青蒿鳖甲汤加减或投以青蒿、条芩之属，以清解胆火之郁、救胃液之燥。

2. 善法银翘散、桑菊饮治风温：邵兰荪先生治风温，善法银翘散、桑菊饮之意，而不死守银翘散、桑菊饮之方。银翘散被称为"辛凉平剂"、桑菊饮被称为"辛凉轻剂"，以其均配伍连翘、桔梗、甘草、薄荷、芦根五药，功能辛凉解表，可治温病初起。先生常用上述五药作为底方加减，常用薄荷、连翘、桔梗、广郁金、通草、天花粉、蝉蜕、象贝、橘红、前胡、银花、竹茹等，旨在以银翘清热，薄荷、蝉蜕解表，郁金、通草等通泻热邪。

3. 治疗湿温有新意：邵兰荪先生的湿温治案有二大特色。一是善用茵陈。自《伤寒》《金匮》将茵陈用治黄疸后，后世医家莫不遵奉此旨。茵陈固为治疸要药，而其善治湿温之功同样不容忽视。曹炳章收录邵兰荪先生湿温医案多则，皆有茵陈。第二个特点是善用桂苓甘露饮治湿热互结、脾阳被遏之患者。此方出自《宣明论》，即五苓散加滑石、石膏、寒水石、甘草。刘河间用治中暑受湿、引饮过多头痛烦渴、湿热便秘者。先生因时因地因人制宜，将其中猪苓、茯苓、泽泻、桂枝、滑石多保留不动，白术或易苍术，寒水石或用或不用，石膏多不用，另加入黄芩、藿香、大豆卷，使清热利湿、芳香化湿之意更加完备。

此外，在选方上，邵兰荪先生也有其独到之处，如湿温便血，一般首选犀角地黄汤，但犀角地黄汤用于血分燔热则可，若阴虚火旺，外感湿温而便血者用之，常嫌药力过猛，故先生选用黄连阿胶汤凉血滋阴。又如湿温之邪恋气分，三焦升降失司，先生以越鞠丸合藿香正气散加减以宣散表邪，畅达气机。

（二）咳嗽[2]

1. 外风客肺致咳，宣泄止咳为主，疏风解表为辅：因肺为娇脏，最易耗气伤津，邵兰荪先生对外感风邪，咳嗽不止，表证不显，肺卫症状为主者，不赞成单用解表药，主张用程氏"温润和平，不寒不热"之止嗽散为主。方用百部、紫菀润肺下气止咳；桔梗宣肺祛痰利咽；白前降气祛痰止咳，四药调整肺气的升降出入；荆芥散风解表足以除邪，使咳嗽自止。

2. 燥邪浸淫致咳，宜分寒热温凉：邵兰荪先生对《内经》的"秋伤于湿，冬生咳嗽"有所质疑，提出了秋燥的观点。燥胜则干，咳嗽以干咳少痰为主，口鼻咽干燥或痰中带血丝，咯痰不爽。又根据初秋与深秋，分为温燥与凉燥之不同。温燥兼见咽痛或胸痛，舌红苔薄黄，脉细数，常选用南北沙参、杏仁、桑叶、桔梗、人中白、炙草、川贝、兜铃子、橘红、白前、枇杷叶、栀子等；凉燥以咽痒为主，兼见头痛，舌苔薄，脉细数，常用药物紫苏、前胡、杏仁、桔梗、半夏、枳壳、紫菀、橘红、荆芥、川贝、川石斛、射干、金果榄等。

3. 温邪上受致咳，宜防传变，直须清热解毒：外感温热时病，发热恶寒，咳嗽咽痛，神昏，舌红苔黄，脉浮数。邵兰荪先生认为叶氏的"温邪上受，首先犯肺，逆传心包"颇合病机，在治疗上，必须以清热解毒为要务，常用银花、连翘、玄参、竹叶、玉枢丹、焦山栀等清热解毒凉血；薄荷、桑叶、蝉蜕疏风透热解表，前胡、象贝清热宣肺化痰。

4. 痰壅气阻致咳，宽胸豁痰为要：咳嗽日久或脾虚生痰，痰浊内阻，阻遏气机，出现咳嗽、胸闷、气急痰多、舌滑白、脉弦滑等症。邵兰荪先生认为，痰浊阻胸，肺失宣降，气机不畅，治当宽胸豁痰为要，常以瓜蒌薤白半夏汤为主，药用瓜蒌皮、薤白、半夏、金沸花、杏仁、橘红、新绛、白前、苏子、浮海石、蛤壳、枇杷叶等。

5. 肝木犯肺致咳，平肝润肺合用：肝气宜升，肺气肃降，一升一降，共同调畅气机。如若肝木偏旺，上犯于肺，则症见咳嗽少痰，胸闷隐痛，舌尖边红，脉弦等。邵兰荪先生认为肝木犯肺，并非独肝火一端，而肝气、肝阳同样能上乘于肺。他主张平肝与润肺合用，才能达到肝舒肺顺之功，常用药物有石决明、白石英、炒驴胶、桑叶、丹皮、栀子、枳壳、瓜蒌皮，或配以养阴润肺药如沙参、天麦冬、鲜石斛、玄参、川贝母，或配以辛甘润之品，如杏仁、紫菀、前胡、白前、桔梗等。

6.久嗽不止，收敛扶正并举：邵兰荪先生认为久病咳嗽，屡治不效，多属正虚，以伤及肺、脾、肾三脏为主，或脾肾阳虚，或肺肾阴虚，或元气耗损。治则当以扶正与收敛并举，或用六君子汤加炙紫菀、杏仁、淡秋石、川贝，以补脾化痰；或用百合固金汤补益肺肾之阴，或用黄芪（当归）建中汤加杏仁、橘红、阿胶、小橘饼、白石英以温中止咳；或用四物桔梗汤选加川贝、杏仁、紫菀、沙参、麦冬等以养血润肺止咳；或用金匮肾气丸加减以补肾阳以纳气。

（三）呕吐[3]

1.呕恶不甚，气顺为要：呕吐之病情较轻者，常表现为脘中痞闷，恶心欲呕，呕不甚者。缘因气机运行失常，上冲中脘所致。邵兰荪先生针对引起气机失常的各种原因，总以顺气为主要治疗目的，治以温中燥湿、顺气和中，药用乌药、阳春砂温中行气，半夏、藿香、紫苏梗行气燥湿，佛手花、绿萼梅、香附疏肝理气，炒谷芽和中。

2.脘格作吐，通降为先：呕吐之病情较重者，或脘格呕恶，或隔气作吐，对饮食已有所影响，常引起食饮难下，或入胃易呕等症状。邵兰荪先生治以肝胃同治，以苦辛通降为法。先生喜用吴萸拌炒黄连，取左金丸之意，以疏泄肝胃气机，降泄肝胃逆气，两药用量随病情而定；还擅用刺猬皮治疗胃气上逆。

（四）脘痛[3]

1.湿热阻滞，清热利气：绍人喜酒，酒性大热，多饮之人体内多有湿热，湿滞胃脘，热郁中焦，导致胃失和降，气机不利，不通则痛。邵兰荪先生治以清热祛湿，行气导滞。常用冬瓜子、大腹皮、通草、省头草等清热利湿，导湿热之邪从小便而出。待湿去热清，气机通利，再施以焦谷芽、神曲等品和中护胃安脘。倘若中焦湿热阻滞气机，妨碍气行，易致肝气受阻，疏泄不利，横逆犯胃，导致脘腹疼痛。在治疗此证时，常以枳椇子解酒为先，断除根源；继则以川楝子、厚朴、青皮、乌药、降香疏肝行气解郁，或辅以瓦楞子制酸止痛，延胡索行气止痛，玫瑰花行气解郁，以增分消利气之力。

2.同居中焦，同治为法：肝为藏血之脏，与胃同居中焦，其以血为体，以气为用，一旦营血亏虚，涵养不足，肝气就易过亢，横克胃土，影响到胃之通降，引起胃脘疼痛。邵兰荪先生主张"醒胃必先制肝"，常治以养血平肝之法，主以当归补养营血，金铃子散平肝止痛，台乌药行气止痛，玫瑰花疏肝理气，生牡蛎平肝潜阳，云茯苓健脾养血。

（五）泄泻[4]

1.先当芳化渗利：邵兰荪先生治疗外邪所致的泄泻，秉承了绍派先贤的学术思想，认为凡泄泻之病，多由水谷不分，故以利水为上策。以芳香化浊、淡渗利湿为要。邵兰荪先生还强调了利与不利的原则，暴注下利新病者可利，身体强壮者可利，酒湿内蕴、饮食不节者可利，实热内阻者可利，小腹胀痛小便急痛者可利，湿热交结者可利；而久病体虚者不可利，阴液不足者不可利，气血不足者不可利，虚寒之下不可利。常用方药有猪苓汤或自拟方药：藿香、佩兰、木香、通草、蔻仁、陈皮、炒苦参、赤苓、猪苓、泽泻、山楂、车前子等。湿热重加茵陈、大血藤；腹痛较甚，选加大腹皮、川朴、乌药、青皮、枳壳；肝木侮土加川楝子、香附、玫瑰花、绿萼梅；积滞者选加炒二芽、神曲、鸡内金、木蝴蝶；暑湿重加省头草、荷叶、扁豆衣、六一散；寒湿在表加用午时茶等。

2. 创风药治急下：邵兰荪先生循《内经》之旨，"春伤于风，邪气留连，乃为洞泄""清气在下，则生飧泄"，对于急性泄泻、暴注下利、腹痛缠绵、里急后重、水样便伴气体泡沫者，邵兰荪先生在治泻法中首创应用风药。其认为风药一则可祛风除湿，二则可轻宣清气。风药分清热疏表的葛根、蒿梗、银花、连翘、柴胡、豆卷；疏风散寒的桂枝、紫苏梗、独活、贯仲、午时茶；性平的防风、白芷，升提作用的升麻、桔梗、白前，随证选用。

3. 肝脾相调为要：邵兰荪先生对泄泻的病因强调湿胜，在病机上重视肝脾的作用，认为泄泻首用芳化渗利或祛风止泻而效不显著者，实因肝木乘土病而横逆犯侮，必须清肝（疏肝）和中与分清等并用。而在泄泻的病机中，始终存在着木侮土的情况，所以，他在治泄泻中每多配入清肝和中之法。药物选用左金丸、木蝴蝶、绿萼梅、玫瑰花、茉莉花、川楝子、生白芍、甘松等。

4. 涩补清利合用：久病体虚，脾肾亏损，阳气衰微，火不暖土，易致脱泄。邵兰荪先生治疗脱泄不止，并不一定要见肾阳不足之证而用固涩补虚之药，只要久泻不止，或屡投方药不效者，皆采用固涩补虚合用，常用赤石脂、禹余粮、乌贼骨、乌梅、诃子炭、骨碎补固涩补虚止泻。配合清利和中或清利平肝之法，常用米仁、茯苓健脾利湿；香附、厚朴、木香理气运脾。

（六）疟疾[5]

1. 和中清邪法：疟疾初起，疟见寒热往来，发有定时，饮食不振，肢倦乏力，舌苔厚腻，脉浮弦濡等，邵兰荪先生认为此病因暑天而发者为多，由疟邪疫毒瘴气所致，病位多在脾胃。因此他指出治疟必须时时顾及中焦，胃气得保，病有转机。治疗上主张和中清邪，常用青皮、厚朴、酒炒柴胡、黄芩、半夏和解表里以劫邪，威灵仙、老姜、槟榔截疟除邪，茵陈、滑石、通草清热利湿，山楂、麦芽健脾和胃。

2. 截邪祛湿法：疟疾邪在少阳，寒热交替，头重如裹，四肢困重，饮食无味，溲赤而短，舌苔厚腻，脉弦、滑、数、洪，病势较重者，适用此法。邵兰荪先生认为疟邪在绍地多为挟湿夹暑，治疗上必须以景岳、天士的截邪论与"绍派伤寒"的芳化渗利法相结合，提出截疟祛湿的方法，常选威灵仙、草果、老姜、青果、槟榔、川朴、苦参、柴胡、黄芩等以截邪，佐以通草、猪苓、滑石、豆卷、茵陈、荷叶、省头草等芳香渗利之品，随证选用。

3. 柔肝息风法：疟热伤阴或热极生风，常见低热不退，手足心热，乏力，手足蠕动抽掣，舌苔花剥或红绛而干，脉细数等症。邵兰荪先生认为必须及早投用柔肝息风之品，以防病变，常选用白芍、阿胶养阴柔肝；桑叶、菊花、天麻、石决明平肝息风；牡丹皮、地骨皮清热凉血；石斛、苏仁养阴清热。

4. 扶正祛邪法：劳疟或疟疾经久不愈或瘥后复发，常见寒热时作，面色不华，乏力神疲，舌淡脉弱等症，邵兰荪先生认为此属正气不足，疟邪留恋，法用扶正祛邪（补中益气为主），方常用补中益气汤，以甘温除热而寒热得瘥，常用药物如东洋参、江西术、炙黄芪、当归、茯苓、首乌、威灵仙、柴胡、秦艽、炒芩等。

（七）遗精[6]

1. 因人因地，芳香化湿：邵兰荪先生认为遗精一证，虽然有虚有实，或虚实夹杂，但离不开一个"湿"。因绍地卑湿，气候多雨，人嗜酒茶，因地因人均有湿邪为患。故在治疗中，皆配有芳香化湿之品，常用茵陈、泽泻等。

2. 风邪犯肺，清肺疏风：邵兰荪先生认为，风为百病之长，风邪犯肺，肺失宣降，气机失调，是为遗滑。法当清肺疏风为先，常用桔梗、杏仁、橘红、金沸花、紫苏梗等。

3. 肝失疏泄，滋水平肝：邵兰荪先生认为"肝为百病之贼"，肝失疏泄，精关的开合、精液的疏泄就会失司。故尔他在治疗遗精时强调平肝（包括疏肝、柔肝、清肝等），配合滋阴。常用潼蒺藜、延胡索、左金丸、川楝子、佛手花、牡蛎、木蝴蝶等。

4. 水火不济，交泰心肾：邵兰荪先生认为凡用心太过或房欲过度，而火亢于上，水亏于下，心肾不交，精关失司，法宜交潜心肾，水火相济，以固肾元。常用丹参、远志、龙齿、琥珀、首乌藤、芡实、杜仲、熟地等。

（八）经带病[7、8、9]

1. 月经未至，调理气血，活任养冲：邵兰荪先生在治疗月经后期或数月不至时，强调调整气血最为关键，以活任脉、养冲脉为治则，药用当归、白芍、郁金养血活血，调畅任脉。冲脉与足阳明胃经关系密切，冲脉有赖胃土之充养，胃纳不旺，冲脉失养，血海渐枯，则月经后期甚则不至，故邵兰荪先生治以养胃养冲，胃纳如常则生化有源，血海充盈，经水自调。

2. 带下之病，固任涩带，温肾调经：邵兰荪先生认为带下病缘于带脉失于约束，在治疗时，常以固任脉、涩带脉为要。在用药上，固任涩带常取沙苑子、覆盆子、生牡蛎、杜仲、川断等益肾固涩之品。随证选用当归、制香附、川芎、延胡索等以行气活血止痛，或生地、丹参、胡麻、石斛、穭豆皮等以补血养阴和营。若遇黄赤带下，认为此证主要病机是血热郁结，湿毒壅滞胞宫所致。故以清热利湿、凉血解毒为主，常用生地、白鲜皮、地肤子、炒川柏、椿皮等品。遇带下病屡治不效者，先生多责之于肾与冲任，他主张温肾涩经，在固涩之品外加鹿角霜、杜仲、狗脊等药以温阳补肾。

3. 痛经

（1）血虚内热：对于治疗血虚内热之痛经，邵兰荪先生选用益母胜金丹加减，在四物汤基础上加入丹参活血化瘀，茺蔚子、香附行气调经，白术培补后天以生气血。若临床症见血热者，则加丹皮、生地，意在养血清热，兼顾活血祛瘀，行气止痛。

（2）血虚肝风：对于血虚肝风类痛经，邵兰荪先生提倡风药配合固涩之品，以疏配涩，常用天麻、钩藤、石决明、生龙牡镇肝息风，配以稆豆皮、白芍、阿胶、当归、酸枣仁、桑寄生等滋阴柔肝、养血固涩。

（3）水结血瘀：邵兰荪先生对于癸来腹痛，有瘀水互结血实者，常选用五苓散为主，配以行气活血之类，从血、水、气三方面来治疗痛经。取以五苓散温阳化气、利水渗湿，玫瑰花、丹参等活血化瘀，延胡索、厚朴、木香、香附等行气止痛。

（4）气血阻滞：邵兰荪先生治疗行经前痛经，责之气阻血滞，治疗重点在于理气活血行瘀。其喜用香附、乌药、佩兰、延胡索等疏肝解郁理气、调经止痛，当归、川芎、丹参、茺蔚子、鸡血藤等活血行瘀导滞。

（九）胎前

1. 妊娠泄泻[4]：孕妇泄泻，证颇棘手，清利有碍于胎气，虽有"有故无殒亦无殒"之训，但毕竟有影响胎儿的健康发育，甚至引起坠胎的危险。有鉴于此，邵兰荪先生治疗妊娠泄泻，采用和中与保胎并举，既治泻又保胎，药用川断、杜仲、桑寄生补肾保胎；白术、白芍、阿胶、当归补益气血以保胎；阳春砂、藿香、紫苏梗行气保胎；黄芩、苎麻根清热保胎。随辨证施治时加用上述药品。

2. 子疟[5]：妊娠期间患疟疾，称曰"子疟"，用药最为棘手，既要截疟逐邪，恐又伤及胎气，如时时顾及胎气，恐又闭门留邪。邵兰荪先生针对其特殊情况，提出截邪与保胎并举，常选药物青皮、川朴、天仙藤、草果、大腹皮、紫苏梗、阳春砂、白术、炒芩、桑寄生等。

（十）产后[7]

产后为女子的特殊生理时期，若养护不当，恢复欠佳，易致疾病产生。常见的产后病有产后腹痛、产后痉证、产后发热、产后身痛、恶露不绝、产后小便不通等，虽症状表现不一，但均与产后虚损有着密切联系。邵兰荪先生认同叶天士所言，"奇经八脉为产后第一要领"，认为产后之病应从奇经入手治疗。其在产后医案中提到"冲任不固""冲任内损"等，强调产后之虚损，宜以调冲补任为主。调理冲脉，多从阳明胃土入手；补养任脉，常以滋肝益肾为主。

（十一）瘕聚[7]

邵兰荪先生在治疗妇人腹中有瘕，兼有呛咳或呕恶时，常以理任脉、镇冲脉为法，调理任脉常以茺蔚子、香附、玫瑰花、炒白芍、橘红等理气活血之品，镇逆冲脉则配生牡蛎、白石英等重镇降逆之属，同时辅以紫菀、川贝、甜杏仁、枇杷叶等敛降肺气之药，使任脉和冲脉之气各行其道，运行如常，则病可愈。

二、诊断特色

（一）人迎气口脉法

人迎气口脉法在《内经》中被多次提到并用于疾病的诊断，但《内经》并未说明人迎和气口的具体位置，这在历史上造成了一定的混乱，也限制了该脉法的应用。历代医家对《内经》人迎、气口诊脉位置的理解主要分为三种：一种是人迎在颈，气口在腕，即"人迎在人迎穴，气口在手太阴脉动点"；一种是人迎在颈，气口在足，即"人迎在人迎穴，气口在跌阳脉动点"；还有一种是人迎、气口均在腕，人迎在左，气口在右，即"人迎、气口分别在左、右手太阴脉动点"。

王叔和的《脉经》最早明确提出"左为人迎，右为气口"，具体位置在"关前一分"，很多医家认为，该定位更符合《内经》本意，运用左人迎右气口脉法可以指导临床针灸及用药。[10]

在近现代医案中，鲜见有广泛应用和翔实记录人迎脉、气口脉的。而在邵兰荪医案中，这种现象却颇为普遍，但其具体诊脉位置仍缺乏明确证据，在此不敢妄断。本书医案中，收载人迎脉 3 例、气口脉 33 例。另外，据初步统计，已经出版的《邵兰荪医案》[11]、《邵氏医案》[12]分别收载气口脉 3 例、4 例；内部刊行的《邵兰荪累验医案》[13]收载人迎脉 5 例、气口脉 55 例；《周辑邵氏医案评议》[14]收载人迎脉 4 例、气口脉 6 例。

（二）小儿脉纹诊法

"小儿指纹"是指小儿食指掌侧靠拇指侧浅表络脉的形与色，观察其变化，可用来替代寸口脉诊察小儿病情。该诊法为王超《仙人水镜图诀》首提，由《灵枢·经脉》手鱼际络脉诊法演变而来。[15]

陈复正在《幼幼集成》中对小儿指纹的论述颇为精到，其"三关测轻重""浮沉分表里""红紫辨寒热""淡滞定虚实"的指纹辨证方法，对儿科辨证有实际指导意义。[16]

邵兰荪先生非常重视小儿指纹诊法的应用。除了仔细观察指纹颜色外（本书医案中，收载关纹青紫、淡红各 3 例，微红、色青各 1 例），对指纹形状尤为关注。在续集医案中，收载不同形状指纹的患儿共 10 例，其中如针 3 例、如鱼骨 2 例、如水字 1 例，如弓反外 2 例，如来蛇形、脉纹入掌各 1 例。《周辑邵氏医案评议》[14]"下卷幼科"，也收载不同形状指纹的患儿共 8 例，其中脉纹入掌 3 例，如鱼骨、如水字各 2 例，如弓反外 1 例。

三、用药特色

（一）治疗时病用药特色[17]

1. 用药轻灵：邵兰荪先生治疗时病时，药物用量小，质地轻，多为芳香宣发上浮之品，注重拨动气机、保护胃气，且方药改变随证加减灵活，圆机活法，不拘泥于固定方药。用药之分量大多集中在一钱至四钱之间，仅用数分之药亦是屡见不鲜。

如解表类的桂枝常用 5～7 分，升麻常用 7 分，薄荷常用 8 分等；清热类的川黄连常用 4～8 分，青蒿常用 8 分等；祛湿类的车前子常用 3 分，豆蔻常用 8 分，砂仁常用 8 分等；行气类的佛手花常用 8 分，广木香常用 5～7 分，沉香常用 5 分等；温里类的干姜常用 2 分，淡附片常用 8 分，肉桂常用 5 分等。

2. 善于化湿：绍兴地区多湿，邵兰荪先生治疗四时感证，秉承了绍派伤寒医家辨证重湿，施治主化的特点，在所有医案中运用祛湿化湿药的几乎占了一半，其治法或辛散、或清透、或芳化、或淡渗。只要辨证有湿，处方用药必佐渗利之品，常用药物有白豆蔻、藿香、佩兰、滑石、通草、茯苓、泽泻等。

3. 重视炮制与产地：邵兰荪先生十分重视药物的炮制，讲究通过药物炮制或配伍等手段以充分发挥药力。常见的炮制药物如酒炒柴胡，酒性升散，可助柴胡升阳之功；酒炒川黄连，一则可降低其苦寒之性，以防败胃，二则酒性升散，可用于上焦热证；姜汁炙川黄连，增强其清胃止呕之功；熟地黄炒炭后，既可补血又能止血，可用于崩漏或虚损性出血；朱砂拌茯神即辰茯神，可增强宁心安神之功；煨天麻药性和缓，养阴而息风；炒驴胶，可克服阿胶滋腻碍胃的副作用；莱菔子炒后性缓，有香气，可避免生品内服而导致恶心的副作用，长于消食；砂仁拌熟地黄，既免除了熟地黄滋腻害胃之弊，又能引熟地黄归肾，可谓一举两得；吴茱萸拌川黄连，两药相配本是左金丸的组成，寒热平调，辛开苦降，泻火而不致凉遏，温降而不助火邪，可清肝泻火，降逆止呕；仙半夏又名仙露半夏，为生半夏用甘草、五味子、青陈皮、枳壳、枳实、川芎、沉香等 14 味中药煎汁浸泡，待药汁吸干，再烘干入药者，仙半夏毒性降低，理气化痰作用增强。此外，邵兰荪先生还非常重视道地药材的使用，以确保药材的质量，处方常见道地用药如陈皮用新会陈皮；橘红用化州橘红；白术用江西术；山药用怀山药；木香用广木香；菊花用滁菊；肉桂用瑶桂心；砂仁用阳春砂；郁金用广郁金；石斛用川石斛或金钗石斛；牛膝用怀牛膝或川牛膝；萆薢用川萆薢；黄连用川黄连等。

4. 喜用鲜品：因鲜品汁多凉润、味醇芳香、不易碍胃等特点，邵兰荪先生临证时常取用一味或数味合入方中，如鲜芦根既可清热生津，开胃止呕，又可清肺祛痰、排脓利尿；鲜竹沥有清热化痰之功；鲜竹叶可清心利尿；鲜竹茹既可清热化痰，又能除烦止呕；鲜石斛益胃生津、滋阴清热；鲜生地黄则较干地黄而言，清热凉血之功更甚；鲜佩兰、鲜藿香等取其芳香之性，有解暑、醒脾、化湿之功；鲜荷叶可解暑清热利湿，且能升发脾胃清阳之气。

（二）引药

"引药"也称"药引"，是具有引导药物发挥疗效、扩大方药应用范围，或兼有解毒、调和脾胃的功能，虽然其不在君、臣、佐、使的组方原则之中，在临床应用时以相辅的成份出现在方剂中，但在使用时往往能起到事半功倍的效果，是中医学用药的独特之处。[18]邵兰荪先生特别善用药引，是其医案一大特色。

1. 引药使用概况：在邵兰荪的医案里，经统计共 33 个药引，分别为植物类 28 个、动物类 4 个、矿物类 1 个。从下表可知，本书中有药引 25 个，应用频率 368 次，是各医案书中应用频次最高的。

表 1　邵兰荪的医案中药引统计　（单位：次）

药物		统计来源				合计
品种	药名	邵兰荪医案[11]	增补医案[19]	邵氏医案[12]	本书	
植物	藕节	1		1	5	7
	荷叶	14		3	102	119
	荷蒂				10	10
	荷梗				1	1
	丝瓜藤		1		5	6
	丝瓜叶				11	11
	丝瓜皮				1	1
	竹叶	6		1	25	32
	竹茹	6	10	14	66	96
	稻穗				1	1
	陈淘米泔水	3				3
	苇茎				1	1
	活水芦根	3	2	1	18	24
	桑枝	2		3	27	32
	老姜	1	1	2	3	7
	白茅根	1				1
	灯心草	5		3	11	19

药物		统计来源				合计
品种	药名	邵兰荪医案[11]	增补医案[19]	邵氏医案[12]	本书	
植物	枇杷叶	23		12	32	67
	香橼叶		1		1	2
	菊叶				1	1
	勒人藤（约为当今葎草）				21	21
	马齿苋				7	7
	瓦松			1		1
	路路通	11		2	8	21
	雅梨	1				1
	红枣、南枣	3		2	4	9
	西瓜翠衣				5	5
	陈葫芦壳				1	1
动物	海蜇			1		1
	淡菜				1	1
	两头尖	2				2
	鸡子壳	1				1
矿物	青铅（黑锡）	1	4			5
合计		84	18	47	368	517

2. 具体应用举隅[20]

（1）植物类：根茎类，如藕节、丝瓜藤、活水芦根等。邵兰荪先生用根茎类引药必以一药多用，易之不可。如藕节，味甘涩性平，端细中通，偏于消瘀止血。邵兰荪先生用藕节为引，治疗肺痨咯血，可助诸药凉血止血，散瘀生新。丝瓜藤，味苦，性微寒，舒筋活血，止咳化痰，补中健脾。邵兰荪先生以之为引治疗湿热咳嗽，意在取其苦微寒以清虚热，健中焦以除湿邪，和血脉以止腰肢痛酸，止咳化痰以疗肺逆。

枝叶类，如荷叶、枇杷叶、竹叶、桑枝等。邵兰荪先生治疗中上焦病症多投以辛散宣透之品，以开达上焦利华盖，芳香化湿运中焦。例如邵兰荪先生以荷叶为引治疗暑湿，一取其轻清解暑之功，能增强处方疗效；二取其与暑相应之性，可引药直清暑邪。邵兰荪先生以枇杷叶为引治疗咳嗽，一取其入肺经，可以引药直达病所；二取其清肺止咳之功，能够加强处方之药力。

果实类，如路路通。邵兰荪先生认同叶天士"初病在经，久痛入络"之言，于治疗胃脘疼痛时，不论病之初久，常用路路通一味作为引药。其一曰通，本品球形似蜂窝，满布孔窍，体轻质硬，可上可下，大能通十二经穴，经通络活则不痛；其二曰和，即调气以和血，调血以和气，疏肝解郁，理气和中，使筋脉得养，气血调和则痛消。

又如陈淘米泔水。邵兰荪先生以陈淘米泔水为引，治疗膀胱湿热所致遗尿及浊淋。用其清热利小便之功效，助脾健、和胃气、防寒凉阻遏中气，佐利湿而不伤阴。

全草类，如瓦松。邵兰荪先生以之为引疗腹痛便血。瓦松具有止血作用，现代药理研究认为，瓦松还具有较强的镇痛作用。

（2）动物类：血肉有情之品，如海蜇。对于肝郁化火和肺肾阴虚，以致损伤肺络产生的咳血，邵兰荪先生常以陈海蜇为引，清热平肝，滋阴化痰。海蜇味咸性平，入肝、肾经，其本身具"清热消痰，行瘀除烦"之功，且又为沿海地区居民常见食品，易于患者接受，对提高处方的治疗效果大有裨益。

又如两头尖。《中药大辞典》载为雄性褐家鼠或黄胸鼠等的干燥粪便，又名牡鼠粪。功能清热通瘀，导浊行滞。两头尖性苦咸，入厥阴经以除热解疝，取其质沉以浊导浊，通利疗淋之功。邵兰荪先生以其为引治疗湿热蕴结之淋浊、肝郁化火之疝气。

（3）矿物类：如青铅（黑锡）。本品味甘性寒，有毒，禀先天壬癸之气以生，阴极之精，体重实，性濡滑，色黑，内通于肾，有坠痰平喘，镇心安神，杀虫明目之功。邵兰荪先生以之为引治疗虚喘，配合众药，以清降之中佐以重镇，正所谓重坠之剂，有反正之功。

3. 几个特殊的引药

（1）竹肉：在邵兰荪医案的所有引药中，使用频率仅次于荷叶的竹肉，在文献研究中被选择性回避了，个中缘由，或是因非绍籍人士无法理解"竹肉"究为何物吧。

据唐·段成式《酉阳杂俎·草篇》记载："江淮有竹肉，生竹节上，如弹丸，味如白鸡。"明代李时珍《本草纲目·菜五·竹蓐》也有记载："藏器曰：竹肉生苦竹枝上，如鸡子，似肉脔，有大毒。……此即竹菰也。生朽竹根节上。状如木耳，红色。"竹肉即竹菰，但竹菰有大毒，鲜见入药，因此医案中此竹肉非彼竹肉，而是另有他物。

民间也称竹笋为竹肉。《本草从新》记载：竹笋，"甘微寒，利膈下气，化热爽胃，消痰。竹能损气，虚人食笋，多致疾也。小儿尤不宜食，最难化，冬笋、鞭笋较胜"。竹笋为多地常用特色食材，但鲜有入药。

为此，我们专门请教了震元堂老药工孟关林师傅。据孟师傅介绍，绍兴本地原来习称竹茹为竹肉，因其取材于竹青皮之下而得名。早年处方中还有竹肉出现，近些年因规范处方的正名正字，逐渐就看不到竹肉了。按震元堂配方规则，处方如有竹肉，即付竹茹。可见邵兰苏医案中常见的引药竹肉，是竹茹，而非竹菰、竹笋。

在邵兰荪医案中，竹肉、竹茹可以分别出现在不同医案，但绝无一张处方同时出现，如本书图 004 第三案"（引）鲜竹肉一丸"、图 029 第二案"（引）鲜竹肉三钱"、图 007 第五案"（引）鲜竹茹三钱"，例证很多，可证案中竹肉、竹茹实为同一药物。

竹茹为禾本科植物青秆竹、大头典竹或淡竹的茎秆的干燥中间层。全年均可采制，取新鲜茎，除去外皮，将稍带绿色的中间层刮成丝条，或削成薄片。绍兴多用卷曲成团的不规则丝条状竹茹，因此医案中计量单位有用"一丸"的，有用"三钱"的，两者大抵相当。

竹茹味甘，性微寒。功能清热化痰、清胃止呕、清热安胎，归肺、胃、心、胆经，作为引药，可助药力直达病位，再以本身药性药力，增加方药清热之疗效。

（2）勒人藤：邵兰荪医案有一常用引药，即勒人藤，未能查询到相关记载，请教浙江中医药大学、绍兴市食品药品检验研究院、震元堂等多位专家教授，均不能确证为何物。笔者经反复查阅研究，认为勒人藤可能系葎草。

葎草，为桑科植物葎草 Humulus scandens（Lour.）Merr. 的干燥地上部分，浙江省及全国大部分地区有分布。其味甘、苦，性寒。功能清热解毒，利尿，退虚热。用于肺热咳嗽，小便不利，肺痨咳嗽，午后潮热，皮肤湿疹，蛇虫咬伤，疮疡痈肿。[21]

葎草的茎、枝、叶柄均具倒钩刺，容易割伤人手，故有别名勒草、割人藤、拉拉藤、拉拉秧等，各地称谓不一。勒人藤与上述别名并不完全重合，但其意义非常相近。

据《唐本草》记载，葎草"主五淋，利小便，止水痢，除疟，虚热渴，煮汁及生汁服之"，提示葎草可用于泄泻痢疾。

本书共 21 则医案有引药"勒人藤"，其中暑证 3 则、燥证 1 则、痉厥 2 则、泄泻 7 则、痢疾 8 则，均有大便下利症状。如果是葎草，倒也符合其药性。

按方药证治相合原则，编者认为是葎草的可能性很大。为谨慎计，标注为"约为当今葎草"。

四、结语

邵兰荪医案是一座富矿，虽不敢说是字字珠玑，但里面珠玉其间、异彩纷呈也是不争的事实。作为绍派伤寒杰出代表，邵兰荪先生在临床诊治中充分体现了绍派伤寒的独有思想。绍地多湿，邵兰荪先生每每都考虑湿邪对于病症的影响，有湿则化，无湿则防，多用轻药，兼顾护胃。同时擅察风证之机，内风则息，外风则疏；重视中焦，擅调肝、胆、脾、胃，以一脏一腑而论，则擅疏肝养肝、利胆清热、健脾利湿、护胃和中，以脏腑关系而言，则以"抑木扶土"为主，防肝气不舒横乘脾胃；深识药性，擅用炮制之品、道地之药，擅辨鲜干之分、引药之效。

邵兰荪先生的医案，患者集中于绍兴萧山一带，地域相对局限，对其研究的也多为江浙医者，容易使人误解，以为先生经验限于一时一地。其实绍派伤寒之精华，正在于一般性疾病规律与特异性地域特点紧密结合，真正体现了辨证论治的要旨。从这一点说，邵兰荪医案，对全省、全国的中医界，同样具有十分突出的启发和指导意义。

擅长治疗危重险症，是邵兰荪医案一大特点。医案中，"不易之症""症非轻藐""症属重险""慎恐变端""防惊风""防柔痉""防厥闭""防血溢""候正"等用语随处可见，既反映出过去与当代在中医治疗的疾病谱方面大相径庭，又很好地体现了邵兰荪先生诊断上提前预判危重险症传变转归、治疗上有效扭转截断病势的杰出医术，可惜这方面研究涉及不多，或可为下一步医案研究的重点之一。

大量应用引药，是邵兰荪医案的另一特点，同样与当代少有引药应用的现状差异颇大。引药之于全方，是画龙点睛？还是画蛇添足？理论研究和临床研究，两者缺一不可，可作为专题研究的一个重点。

邵兰荪医案的学习、研究、应用，目前呈现出自发性、碎片化的特点，缺乏整体性、系统性、实用性。希望能够在有关专家指导下，有序、有效地开展以下工作：一是更加深入、细致、全面地分析总结邵兰荪先生学术思想；二是各病种或相关专题（如引药）的临床验证，整理归纳可复制的临床成果；三是推广应用研究成果，切实帮助提高中医中药疗效。

参考文献

[1] 沈敏之 . 邵兰荪温病治验初探 [J]. 浙江中医学院学报，1987，14（3）：33-34.

[2] 陆晓东，施大木，郑恺 . 邵兰荪止嗽经验探幽 [J]. 天津中医学院学报，1991（1）：21-23，27.

[3] 马凤岐，白钰 . 邵兰荪脾胃病证治经验初探 [J]. 浙江中医杂志，2018，53（8）：605-606.

[4] 陆晓东，施大木 . 邵兰荪治泄泻经验选 [J]. 浙江中医学院学报，1990，14（1）：24-26.

[5] 陆晓东，蒋新新 . 邵兰荪疟疾治疗大法初探 [J]. 浙江中医学院学报，1991，15（6）：34-35.

[6] 陆晓东 . 邵兰荪疗遗精心法钩玄 [J]. 黑龙江中医药，1990（5）：6-7.

[7] 马凤岐，杨益萍，陈永灿 . 基于医案的邵兰荪妇科病奇经治法探微 [J]. 浙江中医药大学学报，2021，45（4）：367-369，374.

[8] 陆晓东，蒋新新 . 邵兰荪诊治经带经验述要 [J]. 浙江中医学院学报，1992，16（5）：30-31.

[9] 张瑜，杨益萍，陈永灿 . 《邵氏医案》从血辨治痛经浅析 [J]. 浙江中医药大学学报，2019，43（1）：51-53.

[10] 耿晨，等 . 浅谈左人迎右气口脉法 [J]. 河南中医，2022，42（2）：186-189.

[11] 邵兰荪 . 邵兰荪医案 [M]// 曹炳章原编，裘沛然总审定 . 中国医学大成（三十七）. 上海：上海科学技术出版社，1990.

[12] 邵兰生 . 邵氏医案 [M]// 裘吉生原编，王玉润等审订 . 珍本医书集成（十三）. 上海：上海科学技术出版社，1986.

[13] 潘国贤.邵兰荪累验医案 [M].浙江省中医进修学校，年份不详.

[14] 周明道，沈敏之.周辑邵氏医案评议 [M].中华全国中医学会浙江省萧山市分会，1988.

[15] 申力，刘寨华，张华敏.小儿指纹名词源流考 [J].中华中医药杂志，2017，32（4）：1637-1639.

[16] 李晨，申秉炎.《幼幼集成》小儿指纹诊法及其现代临床应用 [J].北京中医药，2021，40（11）：1241-1244.

[17] 严瑶琦，苗丽丽，谢志军.绍派伤寒名医邵兰荪治疗时病用药特色探析 [J].新中医，2018，50（10）：269-271.

[18] 王明喜.中药"引经药"与"药引" [J].中医药学刊，2006，24（6）：1143.

[19] 邵兰荪原著，曹炳章辑，王静波增补校订.重订邵兰荪医案 [M].北京：中国中医药出版社，2019：107-119.

[20] 彭田芳.试探邵兰荪运用引药的特点 [J].国医论坛，2016，31（2）：13-15.

[21] 浙江省食品药品监督管理局.浙江省中药炮制规范（2015 年版）[M].北京：中国医药科技出版社，2016.

（执笔：何之霆）

附录三　中药剂量的传统记录方式简析

　　研究地方性中医流派，历史上散佚民间的中医古方以及浩如烟海的文献抄本，无疑是一座不可忽视的富矿。从 1979 年 1 月 1 日起，全国中医处方停用传统两、钱、分等计量单位，全部改用以克为单位的公制，随着时间的推移，现代中医对中药剂量的传统记录方式越来越陌生，给中医古方和文献抄本的学习和传承带来了一定的困难。《震元良方》[1]、《中国古今名医处方真迹集珍》[2] 及本书手稿，对中药剂量的传统记录方式有较为全面的呈现，结合其他途径收集到的老处方，兹整理如下，或可为我们准确学习、研究中医古处方和文献抄本，提供一些有益的帮助。

　　一、数字的传统记录方式

　　绝大部分还是与目前的数字记录方式一致，即一二三四五六七八九十，或壹贰叁……捌玖拾。

　　有时候，数字前后写法可能不一致，如"一"，下次出现可能变成了"乙"。

　　有的数字是汉字的变体或书法体，如"六"可以少了上面的一点，"五"可以少了上面的一横，"四"字写作の（"四"字的草体）。

　　有的数字采用花码，见下表。

数字	一	二	三	四	五	六	七	八	九	十
花码	丨	丨丨	丨丨丨	Ⅹ	8	亠	亖	亖	文	十

　　二、数量与计量单位结合的传统记录方式

　　1. 斤：有的写作"斤"，有的写作"觔"（觔为斤的异体字），但更常见的是写成一长竖。如下表所示。

标准写法	四十斤	十斤	一斤		二斤	三斤
处方写法示例	烧酒卌	锦纹拾觔	茱叶丨	姜汁个	谷芽二	白蜜三

标准写法	四斤	六斤	七斤	十六斤	二十四斤	三十斤	三十六斤
处方写法示例	冰糖四丨	冰糖六丨	麻油七丨	老酒十六丨	蕲艾廿四丨	烧酒卅丨	尖槟卅六丨

2. 两：有的写作"两"，有的写作"刃"（"两"字草体的简略写法）。如下表所示。

标准写法	一两	二两	三两	四两	五两	
处方写法示例	桔梗一两	肉桂一两	灯草炭二两	夜参三两	淮药四两	蒲黄五两	瓜子五两

标准写法	六两	七两	八两	九两	十两	十二两
处方写法示例	焦术六两	熟地七两	当归八两	生地九两	夜参十两	淮药十二两

标准写法	十五两	十六两	二十两	二十四两	三十二两	四十两	
处方写法示例	川朴十五两	薄荷十六两	大香二十两	铅粉二十四两	向日葵三十二两	香苏四十两	

3.钱：有的写作"钱"，有的写得像"个"。如下表所示。

标准写法	一钱	二钱	三钱	四钱	五钱	六钱	七钱
处方写法示例							
标准写法	八钱			一钱	二钱	三钱	
处方写法示例							
备注				此写法相当于前者的草书体			

有的写得像"4"，如下表所示。

标准写法	一钱	二钱	三钱	四钱	五钱	六钱	七钱
处方写法示例							
标准写法	八钱	九钱		一钱	二钱	三钱	
处方写法示例							
备注				此写法相当于前者的草书体			

有的甚至略作一短横（这是"4"字的简略写法），如下表所示。

标准写法	一钱	二钱	三钱	四钱		五钱	六钱
处方写法示例							

4. 分：有的写作"分"，有的写得像"卜"（"分"字草体的简略写法），如下表所示。

标准写法	一分	二分	三分	四分	五分	六分	七分
处方写法示例							

标准写法	八分	九分
处方写法示例		

5. 多级计量单位的组合：计量单位二级组合，如"×斤×两""×两×钱""×钱×分""×分×厘"；三级组合，如"×钱×分×厘"，各有不同的呈现方式。

其中，尤以钱分组合中的一钱五分（一钱半、钱半），因不同医生书写习惯不一，呈现方式显得更为丰富多变。

标准写法	一钱五分（一钱半、钱半）					
处方写法示例						

其他组合，见下表。

标准写法	一钱六分	二钱五分	三钱五分		七钱五分		八钱四分
处方写法示例							
备注	钱分组合						

续表

标准写法	一斤四两	一两二钱	一两五钱	二两五钱	三两五钱	四两五钱	六两四钱
处方写法示例							
备注	斤两组合	两钱组合					

标准写法	七分五厘	一分二厘	一分五厘	一钱二分五厘	一钱七分五厘		
处方写法示例							
备注	分厘组合			钱分厘组合			

参考文献

[1] 吴海明 . 震元良方 [M]. 北京：科学技术文献出版社，2022.

[2] 林乾良 . 中国古今名医处方真迹集珍 [M]. 杭州：西泠印社出版社，2009.

后 记

邵兰荪先生是绍派伤寒的杰出代表、名闻遐迩的临床大家，一生忙于诊务，无暇著述，其散落民间的医案显得尤为珍贵。正式出版或油印内部刊行的邵兰荪医案有多个版本，唯有史介生评注的《邵兰荪医案》(收载于曹炳章《中国医学大成》)，因其分类清晰、评注准确而成为同类标杆。史介生编辑的《邵兰荪医案续集》，分类一脉相承，收集医案 700 则，弥足珍贵。

一、稿本真迹的保护与利用

为了避免长时间、反复接触稿本，尽量减少对手稿真迹的损害，我们首先对稿本进行了高清扫描。令人欣喜的是，高清扫描图能够随意放大、反复观察仔细研究，在减少稿本真迹接触的同时，还极大地提高了整理效率。

为了更好地体现史介生先生的研究成果，我们希望以图文对照的形式，对稿本进行影印出版，随着编辑工作的深入，发现困难着实不小。因为稿本系未定稿，部分医案分类欠妥，部分医案重复或不完整，而且有些文字影印呈现效果也不太理想，所以在剔除部分整页均为重复医案的图片后，重点做好图片标注，尽量保持图片的原汁原味，供大家研究学习。

二、原文解析

稿本系手抄本，作者具有扎实的书法功底，一手漂亮的行草，读来令人赏心悦目。由于誊抄工作量巨大且时间跨度很大，部分文稿稍嫌潦草，书写不甚规范，因此文字的准确识读具有一定难度。

稿本用纸，部分是新笺纸，部分是利用已经抄录过的旧笺纸背面，导致一些文字浸润重叠，也给识读带来一些困难。

所幸绍兴是书法之乡，研习书法蔚然成风，书法名家众多，我们就近求教可谓占尽天时地利人和。承蒙冯建荣、金百富、陈伟锋、沈钦荣、陈荣祥诸君热心指点，结合已经出版的邵兰荪医案遣字用句的特点，上下文参悟，基本上能够扫清文字方面的障碍。但仍有个别文字无法确认，书中以"□"代替，如第 309 案"□新绛一钱"（图 102）。

三、邵兰荪先生像

查遍已经出版的邵兰荪医案，居然没有一张邵兰荪先生像，无疑是一件很遗憾的事情。

我们首先找到了邵先生家乡绍兴市柯桥区杨汛桥镇，2012年该镇曾编辑出版《杨汛桥镇志》，其中有专门篇章介绍邵兰荪，但未刊载邵兰荪像。据《杨汛桥镇志》的作者孙长耕介绍，编志时未曾征集到邵先生像。

邵先生后人中，其女婿孙懿人、外甥孙耀先承其衣钵，曾在杨汛桥镇上开设延生堂，一边行医一边卖药，该店在孙耀先20岁左右肺结核病亡故后关闭。据了解，如今还有一曾孙在杭州，但姓名、地址、职业均不明，因此从其后人处寻求邵先生像亦无果。

然后我们找到了《邵兰荪医案》总编撰曹炳章先生的嫡孙曹鸣凯，得知早些年曹先生珍藏已经全部捐赠给上海中医药大学等单位，追踪寻访，很遗憾仍未发现邵先生像。

我们把目光转向民国时期的绍兴报刊和收藏家手里的民国照片，从中能够找到当时绍兴县同善局施医临诊医士职员的合影，发现了曹炳章、裘吉生、何廉臣及胡宝书等越医先贤的照片，就是没有邵兰荪。可能邵先生偏居杨汛桥，离绍兴古城三十多公里，加之诊务繁忙，往返参加相关活动多有不便吧。

最后，在绍兴市博物馆何鸣雷先生锲而不舍的追寻之下，通过绍兴收藏家吕刚强先生的牵线，复旦大学有关专家提供的消息，找到了魏治平、谢恬主编的《医林翰墨》（上海科学技术出版社，2016年），在该书介绍邵兰荪先生的专文中，终于找到了邵兰荪先生像，真有"众里寻他千百度，蓦然回首，那人却在灯火阑珊处"的感觉。《医林翰墨》搜集了三百多位近、现代名老中医的亲笔书法、丹青字画、处方脉案等文化作品，并为他们的生平和学术造诣立传。主编魏治平，家学渊源，其父为原浙江省中医院业务院长、著名老中医魏长春先生。魏老带领后学历经三十余载，增删考证，字斟句酌，书中内容翔实可信。更加可喜的是，邵兰荪先生像画面清晰，面容慈祥，令人肃然起敬！

四、缺憾与希冀

从出版时间看，裘吉生主编的《邵氏医案》，是最早整理出版的邵兰荪医案，但传播最广、影响最大、反响最为强烈的，却是曹炳章主编的《邵兰荪医案》。后者的最大特点，是系统完整的分类和精彩的评注，史介生居功至伟。能够在邵兰荪先生逝世一百周年的时候，有机会发现并抢救性整理、出版史介生编辑的续集，真是一种无可言说的机缘。只是非常可惜的是，这个稿本是未完成稿，最大的遗憾是里面没能继续看到史介生的评注。

虽然说，我们可以把曹炳章主编的《邵兰荪医案》与本续集前后对照进行研读，借助史介生在前书中的评注，进一步参悟、体会邵兰荪的学术思想和用药特色，但依然不能改变续集中没有史介生精彩评注的缺憾。为了弥补这一缺憾，我们专门对邵兰荪医案研究成果进行回顾和梳理，结合自己的学习心得，特整理、撰写《邵兰荪学术思想探讨》一文收入附录。

百年前的医案，时代相隔，有些文字我们已经不甚了了，只能原文照录，以求教方家了。如本书第189案"汗出咦噉"，请教了不少专家，也查阅了不少资料，只知道咦噉二字均系冷僻字，其中咦音 yì，是呭、詍的异体字，《康熙字典》解释为"语多也"，即话语多的意思；噉音 dàn，是啖的异体字，吃的意思。咦噉，有认为释义汗多的，有认为释义多吃的，总觉得不是非常妥帖。

整理并抢救性出版《邵兰荪医案续集》，致敬越医大家邵兰荪先生的同时，我们希望能够为越医研究和发扬添砖加瓦，但限于编者学识水平，书中肯定有许多不足之处，敬请读者不吝批评指正。

五、特别感谢

本书能够顺利整理出版，离不开各方的大力支持和帮助。感谢浙江省中医药学会会长范永升教授在百忙之中对整理出版工作提供权威性专业指导并为本书作序；感谢浙江省绍兴市文史研究馆馆长冯建荣先生、全国名中医郑淳理先生为本书题辞；感谢绍兴市博物馆馆长何鸣雷先生组织手稿鉴定，对呈现书稿文献价值提供专业意见；感谢绍兴市科协提供项目资助和专业指导。在此，对所有为本书整理、编辑、考证、出版提供指导、支持和帮助的专家、老师一并表示衷心感谢！

编者

2024 年 3 月